解建国难顽重症思辨录

本书由大连市人民政府资助出版

解建国 编著

李思潮　王媛媛　尚　东
曹　鹏　张丹丹　王宝成　整理

人民卫生出版社
·北京·

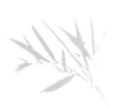

版权所有，侵权必究！

图书在版编目（CIP）数据

解建国难顽重症思辨录 / 解建国编著 . —北京：
人民卫生出版社，2023.6

ISBN 978-7-117-34870-6

Ⅰ．①解… Ⅱ．①解… Ⅲ．①疑难病 – 中医治疗法
Ⅳ．①R242

中国国家版本馆 CIP 数据核字（2023）第 098486 号

| 人卫智网 | www.ipmph.com | 医学教育、学术、考试、健康，购书智慧智能综合服务平台 |
| 人卫官网 | www.pmph.com | 人卫官方资讯发布平台 |

解建国难顽重症思辨录
Xie Jianguo Nanwanzhongzheng Sibianlu

编　　著：解建国
出版发行：人民卫生出版社（中继线 010-59780011）
地　　址：北京市朝阳区潘家园南里 19 号
邮　　编：100021
E - mail：pmph @ pmph.com
购书热线：010-59787592　010-59787584　010-65264830
印　　刷：鸿博睿特（天津）印刷科技有限公司
经　　销：新华书店
开　　本：710×1000　1/16　印张：20　插页：4
字　　数：338 千字
版　　次：2023 年 6 月第 1 版
印　　次：2023 年 7 月第 1 次印刷
标准书号：ISBN 978-7-117-34870-6
定　　价：88.00 元

打击盗版举报电话：**010-59787491**　E-mail：WQ @ pmph.com
质量问题联系电话：**010-59787234**　E-mail：zhiliang @ pmph.com
数字融合服务电话：**4001118166**　E-mail：zengzhi @ pmph.com

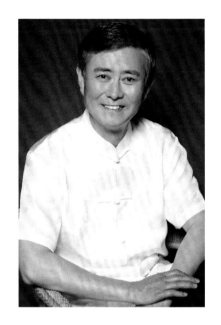

  解建国,大连医科大学附属第一医院主任医师、二级教授,博士研究生导师、博士后合作导师,首批"辽宁省名中医",全国老中医药专家学术经验继承工作指导老师,国家级重点学科带头人,享受国务院政府特殊津贴,从事中医临床工作近50年。

  现任大连市中医药研究院副院长、大连市中科中医研究院名誉院长、中国民族医药学会方药量效研究分会副会长、大连市中医药学会常务副会长、大连市中医药职称晋升高级评审委员会副主任委员、教育部学位中心评审专家等职,出版《疑难顽怪病论治》《解建国疑难顽怪病临证秘录》《中医微观辨证学临证要略》《中医证候实验动物学研究》等15部著作,在国内外高水平学术期刊发表论文150余篇,获得省、市级科技奖励16项,其中一等奖5项。

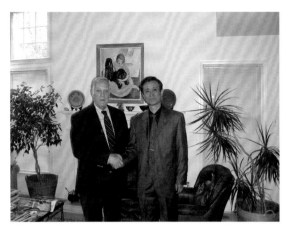

◀访问美国约翰斯·霍普金斯大学医学院与爱德华教授合影

访问美国国▶
家红十字会

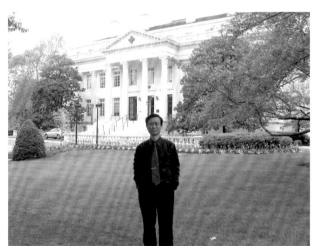

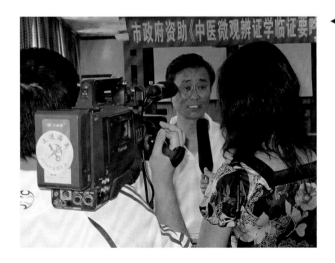

◀《中医微观辨证学临证要略》出版新闻发布会接受记者采访

2020年9月在拜 ▶
师大会上与弟子
合影

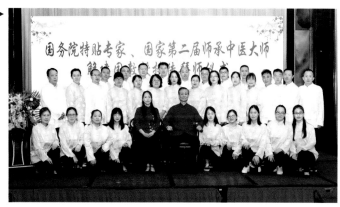

◀ 指导弟子诊
治疑难病

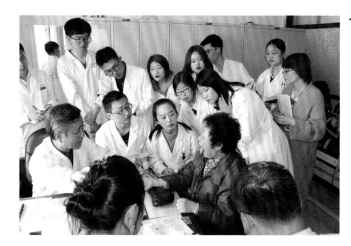

率领中国中医关怀团 ▶
访问莫斯科、维也纳中
医中心、孔子学院
（图为在莫斯科中医中
心与师生在一起）

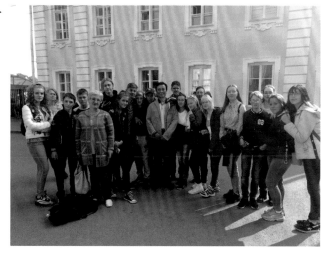

张　序

　　弟子解建国，幼承家学，敏而多才，灵心悟道，潜心医学，救人活命，著作等身，常有新论，终成大业。建国是辽宁省首届名中医、国家老中医药专家学术经验继承工作指导老师，享受国务院政府特殊津贴，行医四十余载，学验丰富，桃李满庭，为中医事业作出了不小的贡献。

　　先贤章次公先生曾说："中医的形成是科学的，内容是哲学的。"建国读书不局限于医学经典，常于地理、历史、哲学著作中寻找灵感，同时吸收现代科学知识，不断探索创新。

　　建国诊病有术，治病有方，辨证精审，善于应对多病一体、多证交错的"难顽重症"，不拘泥于表象，"见痰不治痰""见血不治血"，至虚盛候之时不避参、芪、鹿茸等大补之品，大实羸状之际擅用硝、黄、附子等峻猛之药。用药如用兵，每出奇谋，且借鉴西医，病证合参，胆大心小，智圆行方，游刃有余，屡起沉疴。

　　本书是建国数十年析难解疑的心血结晶，医案翔实，医论明晰，突出反映了建国临证顾护脾胃、攻邪不忘扶正、寒热并投、善用猛药毒药、用量精准的学术特色以及治疗脾胃系、心系、肝系等多科顽怪杂病的独到见解，可谓是精华之大成，希望出版以后能为读者朋友们提供借鉴。

张学文

2018年12月28日于咸阳

前　言

　　我从事中医工作将满50年了,有许多来诊者所患都是令当地西医大夫束手无策的现代难治病,诸如病毒性疾病、遗传学疾病、免疫性疾病、内分泌及神经系统疾病等,它们的共同特点是大多数病因不明,而又往往涉及多个重要脏器,这些都给以病原学为主的内科和以手术切除为主的外科带来了困难,而以辨证论治为特点的中医学恰恰在这方面有独特的优势。我之所以能成功治疗一些疑难病及医书中很少记载的顽怪病,并不是我的医术比别人高多少,更不是什么"神医",关键是我对待疾病时,思路和理念有别于常规,切入点有别,疗效也就有别。医生临证如临阵,用药如用兵! 对待疾病有了正确的认识和思路,也就有了正确的治疗方法。

　　我在近50年的难顽重症辨治方面积累了一些临床经验,形成了相对独特的难重病辨治体系,创制了难顽重症、肿瘤病系列经验方。难顽重危之症,临床多以虚损为本,且多因虚致实、虚实夹杂,脏腑、经络多瘀多痰多阻多毒,常为虚实夹杂、本虚标实之病,而肾气、肾阳为五脏六腑之本,故我在治疗疑难顽重病、癌肿时应用补元阳益肾气、扶助正气、涤痰散结、化湿排毒、活血化瘀、疏通经络等法。在用药特色上,对于临床中多种疾病集于一身、多种证型交织在一起的难顽重危复杂之病,尤重个性化、特色化用药,精妙用量,掌握拿捏好病症与用药之量效关系,决定疾病的转归。倡导大病难顽重症用大方重药起沉疴! 用药之猛如猛虎下山、不拘泥常法,如附子、石膏、黄芪等,用之大者达120g之多;临床也常妙用天冬、麦冬、玄参、生地、熟地等,量可高达90g,滋阴治病而不腻胃;但用药之妙,以蜻蜓点水、四两拨千斤之势,也屡见有之,如蝉蜕、黄芩、柴胡、降香之属,用之小者常在3～5g。辨证精准、用药精妙是我治好病的法宝,我开创了中医长安张(学文)氏流派旁支——滨解元阳流派,现有弟子2 000余人,嫡传弟子150余人,再传弟子50余人。我在长期的临床经验中,不断领悟中医各历史流派治疗特色,并结合现代人节奏快、压力大等特点提出了时代病,深刻地感悟到肝气郁结是目前各种疾病中普遍存在的病理基础,治疗各种难顽重症,此不可不知,否则,难奏全效。

　　取之于民,用之于民,为了更好地回馈广大患者,回馈社会,我编著了疑难顽怪病证系列图书,将我历年来的典型病案收录其中,出版以后受到读者的普遍欢迎,吾深感欣慰。回顾过往,高兴之余,又稍感不足,相对而言,在以往图书中,学术思想部分不够系统,也不够全面,病案部分不够完善,为了传承中医学术思想,促进交流,我与部分弟子经过十数年的努力,再撰《解建国难顽重症思辨录》一书。此书可视为《解建国疑难顽怪病临证秘录》(中国中医药出版社2011年版)的姊妹篇,介绍了我的学术观点、辨证思路、典型病案、用药特色、疑难病症切入点、顽重病种独特见解等,以期促进学术交流,能为广大读者提供一些临床参考。

　　人不可有傲气,但决不可无傲骨! 研岐黄,克顽疾,悬壶济世救众患,善哉乐哉! 喜山乐水结良贤,逍遥剔透也神仙! 著作未敢等其身,成就师徒医道"剩闲书"。滚滚长江东逝水,浪花淘尽英雄,浪得虚名多少事,都付笑谈中! 岁月冲刷多少浪得虚名的风流人物,而江山依旧在。著作与青山同在,大爱洒人间,几度夕阳红。

解建国

2020年12月1日

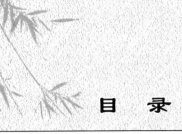

目　录

下　篇

上 篇

第一章 学术思想述要

第一节 辨 证 方 略

一、二相思维辨证法

二相思维方法说来普通,但用好不易,若能用活、用至极致,则更属不易。二相思维辨证法是阴阳学说在中医临床的应用,它从相对的两个方向辨析患者临床症脉属性。八纲辨证就是最典型的二相思维辨证法,认为疾病的病位不表即里,病性不寒即热,正邪双方力量的对比非虚即实,进而在疾病的阴阳属性上则非阴即阳。这一方法总能在总体上把握病证的本质、主流和趋向,使临床诊治疾病不为局部的、枝节的、片面的假象所误导,是中医临床系统思维、有机辨证的科学体现,是中医临床思维方法的精华之一。历代中医名家都是科学应用这一思维方法的精英。

案:心力衰竭案

患者,右心心力衰竭Ⅲ级,前医曾予益气活血中药治疗,不效,西药亦不效。3年里反复多次住院治疗,症见:胸闷喘憋,气短而促,自汗,口唇青紫,食欲不振、恶心、呕吐,下肢水肿、按之如泥,肝颈静脉回流征(＋),腹水,小便量少,24小时尿量800ml,大便尚可,舌质瘀暗。患者烦躁不安,脉数,似有心火亢盛。但经细查,患者虽烦躁不安却虚烦无力,脉数却虚而无力,兼见面色㿠白,神倦怯寒,舌虽瘀暗但质淡边有齿痕,苔薄白,辨证诊断为心阳虚衰、脉络瘀滞型心衰。治以温振心阳,方中重用参附,其中附片120g。7剂大效,诸症皆消,肝颈静脉回流征(－),24小时尿量增至1 800ml,后随症加减服中药50剂,随访1年未复发。

二相思维中的阴阳辨识法是最简捷、最基本的辨证思维方法,是辨证方法中最终端的辨证思维方法。因为中医学对人体生理最基本的认识是"阴平阳秘",疾病发生的根本原因是阴阳失衡。所以确定病证阴阳属性是辨证时最低的要求,这样在治疗时可避免方向和路线上的错误。

二、层次思维辨证法

层次思维辨证法,根据临床所要分析病症的内在规律,由表入里,层层深入,揭示出病症内在本质。在临床具体应用时,一般先从病位切入,再及病性、邪正虚实,辨明病证之虚实寒热及夹杂,从而指导立法、选方、遣药。其思维过程要系统有机严密而完整,切不可片面机械、形而上学,犯瞎子摸象之错。这是针对疑难复杂疾病较常采用的思辨方法。

案1:急性肾衰竭案

患者因进食不洁海鲜恶心、呕吐、腹泻1天,随后无尿(24小时尿量少于100ml),伴胸闷、气短、咳痰带血,端坐体位、不能平卧,西医诊断:急性肾衰竭、急性胃肠炎、急性左心衰竭、肺内感染。多方求医无效,特慕名来诊。患者无尿,眼睑水肿,胸闷气喘,呼吸困难,2个月内体重骤降15kg,生活不能自理,家人搀扶来诊。望之面白困倦,细询伴头疼,偶有咳嗽,少痰,痰清色白,有明显之外感病因。再询得知2个月前食海物呕恶,现纳差畏寒,恶心腹胀,泛酸,大便稀溏,日2次,睡眠欠安;舌淡、苔白稍厚腻,明显的脾胃阳虚,升降失调,浊湿中阻。再查获知患者自觉双上肢肿胀不适,腰痛,下肢沉重如灌铅,双侧尺部脉沉细涩。心悸困倦动则加重,周身畏寒喜温,手足冰凉,明显的肾中阳气虚衰之症。病在肺、脾、肾三脏(上、中、下三焦)。证属脾肾阳虚,气不化水,治以温肾补脾,降浊利水,佐以提壶揭盖。患者服药7剂,诸症明显缓解,尿量由每日100ml增加到2 000ml左右,生活已基本自理,心脏彩超示:射血分数由38%升高至48%;胸片示:肺内斑片影消失。随症加减服中药20剂后,复查:血肌酐由96μmol/L降至76μmol/L,尿素氮5.4mmol/L;心脏大小正常,双侧胸腔积液消失,心脏彩超示:射血分数68%。患者已恢复正常生活和工作,嘱其再服中药半月以增固疗效。随访1年未复发。本案运用层次思维辨证法,先从病位切入,由外而内,由表及里,由浅入深,由大的轮廓认识逐渐深入分析其本质,思维过程系统完整。

案2:过敏性紫癜性肾炎案

患者14岁时无明显诱因下全身皮肤出现瘀点瘀斑,十余年间每因疲劳过度诱发复作,严重影响学习工作和生活,十多年来经各大医院中西医治疗,还是反复发作,未见明显好转。1周前因疲劳过度,又感冒发热,诱发旧疾复作且加重,于某医院皮肤科、泌尿内科、血液科就诊,服用至灵胶囊及抗凝药物未见明显疗效,故而慕名来诊。症见:全身遍布高出皮肤的淡紫色丘疹,大小不一,呈对称性分布,压之不退色,下肢伸侧尤甚,且瘙痒难忍,甚而睡中惊醒,患者十分痛苦。细查:伴见腰酸胀痛,尿频尿急,形体消瘦,面色苍白,疲劳乏力,双下肢轻度水肿,月经色黑有块,提示肾气亏虚。再查:腹痛泄泻便溏,日行2～3次,心慌气短,无柏油样黑便,恶心干呕,纳少无味,腰腹畏寒,提示脾气亏虚。再查:兼见咽喉不适,口干欲饮,咳嗽痰多,膝关节疼痛,舌边尖红,苔薄白,脉浮滑,右寸及左关部尤涩甚,提示外感肺失宣降。尿常规示:尿蛋白0.5mg/dl,潜血(+++),白细胞25.3个/μl,细菌869.4个/μl。中医辨证属脾肾两虚,肺失宣发,气不摄血型血证(紫斑、尿血),治以健脾补肾、益气宣肺、凉血摄血。服药7剂后,患者气力有所增加,面色萎黄而稍显血色,瘀点瘀斑、瘙痒明显消退缓解,尿频尿急显著改善,恶心干呕消失,腹部及膝关节疼痛明显缓解,大便基本黄软成形,睡眠质量也显著改善,尿潜血(－)。后随症加减,共服中药30剂痊愈,随诊1年未复发。

三、多端性思维辨证法

多端性思维辨证法,就是在问题的一个平面上以不同角度、不同层次来思考,揭示事物内在的有机必然联系。思维的方向是朝相联系的多个方面进行辨析,非二相思维的对立两个方向思考。五行学说以五行的生、克、乘、侮说明了人体五脏六腑间的内在联系,并以五行比类取象说明各脏腑器官及人与自然现象间的相互联系,并将之运用于中医临床,是多端思维的最好例证。多端思维常常从一个点或一个方面切入,而向多个方向延伸,为医生在临床中开阔视野、科学辨证、有机切入、精准把握复杂病症提供了思路。

案:精神分裂症案

患者姐姐代诉:患者自幼聪颖,入学后一直成绩优秀,名列前茅。因学习十分省力,所以把大部分时间用于看小说等课外书籍,偶被老师批评。半年前开始患者性情一反常态,精神抑郁,呆滞不语,自杀两次未遂。平时目内眦白睛满布血丝,时或突然烦躁,两目怒视,面红目赤,甚则毁物发痴。同时学习成绩骤降,已停学半年。曾先后于多家知名医院求治,多项生化、影像检查均未见异常,诊断为"青春型精神分裂症",服用奋乃静、盐酸苯海索、氯氮平等,病情未能改善,且服药后整日昏睡。中医曾以养心安神、宁心定志等治疗不效。为此特陪同来诊。当时患者症见:面色苍白,精神抑郁,呆滞不语,两目直视,时欲寻死,其姐代诉大便黄软,日行一次,小便清长。再询之自幼遇事谨小慎微,胆小。痛哭流涕,抑郁呆滞,脉弦细无力,常偏头痛,为肝郁之症。细查之虽呆滞不语但时或躁动嬉笑,自觉口辣,泛吐清涎,腹胀纳呆,舌淡边有齿痕,苔白腻,一派虚火扰心、痰气阻窍之象。中医诊断为郁证,证属肝气郁结、虚火扰心、痰气阻窍,治以疏肝解郁,清心定志,涤痰开窍。患者服药30剂,精神爽快,性情开朗,语言行为如常人,舌质淡红,苔薄白,脉和缓有力,病情痊愈。再带药10剂返家。次年8月,姐妹二人专来告知,其已考入北京大学,并告知近1年来病情稳定无复发,后随访5年未复发。

四、类比思维辨证法

类比思维辨证法,在中医临床的辨证与论治中也是较常应用的,尤其适用于一些难顽病症的复杂现象的解释与推演。如对于脑血栓及颈内动脉斑块形成的认识及辨证,多责之久病多瘀、瘀久生毒,疑难顽怪之病尤为如此!对此种疾病的认识,我们绝不能狭隘地只认为是局部瘀阻,被局部检查所误导,此症犹如河流泥沙堆积抬高河床,绝不是局部个段,而是整个河道泥沙堵塞、河床抬高。颈内动脉斑块形成、脂肪肝等疾病皆如此。

五、排他思维辨证法

排他思维辨证法,是对患者常常可能出现的证候或既往治疗后的反馈信息进行排查,如用寒凉方药效果不佳,或者病情反而加重者,则应考虑用药不当或排除热证的可能。同样,若用泻剂后病情反而加重者,则考虑用消泻法不当或者可以排除实证。但用排他思维获得的诊断,未必有脉症支持,单靠此则可能片面,所以还必须结合其他多种辨证法进行判断。

案:难治性癥瘕案

患者2个月前曾经便秘,4～5日行大便1次。2个月前无明显诱因开始大便频数,食少纳呆,食后即腹胀腹泻,自觉胃脘部痞块肿大,左右游走,大时如拳头,小时如鸡蛋,食油腻之品则便色深褐。家属代诉2年前始现左下腹包块,昼轻夜重,曾先后在大连市多家医院求诊。西医曾诊断疑似肠癌,建议做肠镜,因患者年高体弱,家属拒绝。长期中西药治疗不效,既往所住医院已无他法,患者病情日重,故特邀余出诊。时症见:患者腹部痞块肿大,触之可及,但揉按可变,大时如拳头,小时如鸡蛋,游走不定,边缘清楚,表面尚光滑;兼见大便频数,日行20余次;食少纳呆,胃脘喜温喜按,食后腹胀加重,痞块肿大。前医曾先后以健脾和胃、止泻除瘕、活血化瘀、理气散结等治疗不效,病情日重。运用排他思维辨证法对前医既往治疗后的反馈信息进行排查,健脾和胃止泻不效,故脾胃气虚、痰湿阻滞所致癥瘕排除;活血化瘀、理气散结也不效,故排除单纯气滞血瘀、痰瘀阻滞所致癥瘕。又细查患者精神恍惚,形体消瘦,面色㿠白,肌肉萎缩,皮肤松弛,生活不能自理,一派衰疲之象。深查之,患者腰膝酸软,呻吟,脐上部如腰带一圈,自觉发热,夜半燥热盗汗,目干耳鸣,口干欲饮,舌质偏红少苔,伴有唇焦,大便坚硬难解如羊屎样粪蛋,一派肾阴亏虚之征。再审细而察之,患者腰以下畏寒,尿频量少色淡,遗尿,气喘乏力,嘴唇轻度紫暗,脉沉细而弱,大便虽坚硬难解如羊屎样粪蛋但日行20余次,一派肾阳亏虚之征。中医诊断为癥瘕,虚劳;证属肾气虚衰,阴阳失调,痰气阻络;治以调节阴阳,补肾健脾,消导通络。家属喜述,患者服药1剂后,曾出现浑身瘙痒针刺感;服药2剂后,自觉腹胀明显减轻,大便减少为日十五六次,精神明显好转,可在屋内走动;服药10剂后,生活基本自理,饮食香甜,腹部柔软,腹部包块已缩小至如鹌鹑蛋大小,矢气量多,大便次数已减少为日十余次。后随症加减,继续服用,上方调服60余剂,腹部包块已消,矢气量多,大便日行2～3次,黄色软便,患者痊愈,精神爽快,纳食香甜,生活完全自理,且每日能在户外活动锻炼3～5小时,体重增加5.5kg,后行腹部B超及CT扫描复查,提示完全正常,随访2年未复发。

六、迂回寻微辨证法

在抓住主症的大前提下,细寻细节准确判定病性、全息分析精准确定切入点,出奇方,使治疗柳暗花明。对一些久治不愈或久治不效的难顽患者,临证中抓住易被忽略的细节及次要点,认真寻因,细查兼症,顺藤摸瓜,最终找到病机切入点,精准辨证、精准用药,则药到病除,效如桴鼓。

案1:频发性晕厥案

患者自诉3年来无明显原因突发晕厥,后自行苏醒,患者精神紧张或情绪激动就会出现双手麻木,周身冷汗,先后奔波于国内各大医院中西医治疗,中医曾治以补肾益气、填精健脑、益气养血、补益肝肾等,均疗效欠佳,患者终日生活在担忧和恐惧中。近2个月来频繁发作,甚时1周发作4次,多次送医院急诊,相关检查均未发现异常,予对症治疗后出院。2日前患者因复习考试精神紧张,又突然晕厥,面色苍白,口唇无华,四肢厥冷,不能言语,伴心悸胸闷,双手麻木。慕名前来求诊。症见:眩晕,神色焦虑,坐立不安,心慌。细查面唇无华,四肢怕冷,言语微弱,健忘,再进一步诊察,患者虽面唇无华,但细观之面色深显晦暗,头重如裹并伴胸闷,双手麻木,四肢酸重,纳差食少,大便黏腻不爽,脉弦滑,苔垢腻。辨证当属痰湿中阻、上蒙清阳型晕厥,治以燥湿化浊、涤痰通窍。服中药7剂后,患者精神转好,双手麻木减轻,心慌胸闷、头晕健忘、面色晦暗、四肢酸重等明显减轻,纳食增加,大便黄软,脉弦滑,苔薄白稍腻。病情减轻,效不更法,又服中药21剂,精神爽快,手麻、心慌胸闷、头晕健忘、面色晦暗、四肢酸重等基本消失,纳食香甜,大便黄软,脉和缓有力,苔薄白。21天来晕厥未发作,效不更法,方药同前。后随症加减,共服中药42剂而痊愈,生活如常人。后随访3年未复发。此案患者发病时眩晕,神色焦虑,坐立不安,心慌。细查面唇无华,四肢怕冷,双手麻木,言语微弱,健忘,似有阳虚血亏之象,但进一步诊察,患者虽面唇无华但细观之面色深显晦暗,头重如裹并伴胸闷,四肢酸重,纳差食少,大便黏腻不爽,脉弦滑,苔垢腻。故辨为痰湿中阻、上蒙清阳之证。而前医未洞察病机,治疗不效也属必然。

案2:顽固性痤疮案

患者3年来无明显原因而发痤疮,初起时面部粉刺,继而遍及胸背部等处。3年来曾先后于多家医院中西医治疗,均无效。患者极度痛苦,故来诊。症见:粉刺黑头白头密布,顶端为黑色,用手可挤出1mm左右的乳白色脂栓,兼有针尖大小的灰白色小丘疹,不易挤出脂栓,尚见炎症性丘疹、脓疱、结节、脓肿、囊肿和瘢痕。伴见口渴心烦,舌质偏红,苔薄黄;再询知患者食欲不振,月经紊乱也已半年,情绪烦躁不宁,喜怒无常,紧张焦虑,喜悲伤欲哭,时作欠伸,健忘,乍寒乍热,面部阵发性潮红,汗多,手颤肢麻,失眠多梦,头痛眩晕,胸闷心悸,大便黄软,日行1次。询问得知,3年前因遇事不遂一直耿耿于怀,查:心电图、脑电图检查均正常;血和尿中卵泡刺激素及黄体生成素明显升高。中医辨证属肝郁气滞、湿热痰瘀,治以疏肝解郁,滋阴清热,排毒散结。服药第3剂始,患者排出大量质硬黝黑粪团及黄油样宿便,颇感惊异,但患者无不适,反自觉舒心,故继服中药,并于第5天晨起突见痤疮消退。服中药1周,面部及胸背部等处粉刺、炎性丘疹、脓疱结节或囊肿等基本痊愈,患者心情愉悦,容光焕发,已显秀美。随症加减,又服药14剂后,痤疮痊愈,患者精神爽快,面色红润清秀,与初诊时判若两人,增固疗效,随访2年未复发。

本案前医曾先后以清热凉血解毒、清泄肺胃、解毒散结、调理冲任、活血散瘀等多法治疗,均不效,何故?初看治疗,总的原则固然不错,然细问之下,得知患者3年前因遇事不遂,一直耿耿于怀,肝藏血主疏泄,肝郁日久,肝阴不

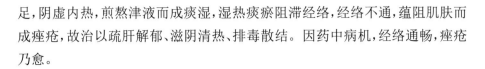

足,阴虚内热,煎熬津液而成痰湿,湿热痰瘀阻滞经络,经络不通,蕴阻肌肤而成痤疮,故治以疏肝解郁、滋阴清热、排毒散结。因药中病机,经络通畅,痤疮乃愈。

七、"无症可辨"的辨证

疾病发生和变化的隐匿性常使得临床"无症可辨"。如慢性乙型肝炎、慢性丙型肝炎、慢性肾炎、中晚期癌肿等,常常是体检时才被发现,而患者却无任何自觉症状。另有一些患者,经过治疗症状已完全消失,但其生化检查却无好转,如慢性肾小球肾炎,患者自觉已无不适,而尿蛋白、尿潜血却未改善,提示肾脏损害依然存在,病情仍在不断发展。因此,临床症状消失并不能认为疾病痊愈。在此,可从以下几点入手寻找切入点。

1. 详查四诊,寻微知著　中医学认为"有诸内,必形诸外",病邪侵入人体引起病理性变化,就一定会造成人体气血阴阳的失调,虽然暂未出现症状,但定会在某一方面出现异常表现,如神、气、色、舌、脉等的变化。临床上只要我们细心寻觅,不放过可能有利于诊断的每一个细节,详查四诊,疾病的蛛丝马迹就会显露在敏锐的医生面前。好的医生就犹如优秀的猎户,总可窥见端倪,寻微而知著,了解疾病的早期变化,指导辨证用药,这即是不治已病治未病!我多年来正是从此处入手诊治了不少疑难病症。如舌体的胖瘦齿痕、舌质的淡紫老嫩瘀暗、舌苔的黄白厚薄腻浊、脉象的虚实滑数、面部的色泽荣枯及瘀斑色痣、局部压痛点的经络所属等,都能从一个侧面反映病情的变化,如能运用自如,自可弥补"无症可辨"之缺憾。

2. 以有测无,反向思维　临床上有"无症之病",但毕竟是少见现象,多数仍是有症状者。诊病时可以借鉴常规有症状患者的辨证施治规律对"无症可辨"者采取反向思维方式,来推测无症状者的病机及病证,这样治法方药亦可随之而出。在有症状与无症状患者之间寻求对应,寻求相似之处,以有测无,从而找准诊病切入点。以慢性肾小球肾炎为例,可用有蛋白尿指征、有症状表现患者的常见证型的有效治法方药,治疗有蛋白尿而无症状表现的患者;又如慢性乙型肝炎,以乙肝病毒"大三阳"有症状表现患者常见证型的有效治法方药,治疗相应无症状表现的乙肝病毒"大三阳"患者等,临床中往往可收到相同的治疗效果。在目前条件下采取这样的辨证思维方法,是解决"无症可辨"临床疾病较有效的手段。

3. 辨病施治,以病代证　在无症状可辨的情况下,可根据临床生化检验结果和西医诊断,对疾病定性定位进行中医有效辨治,也可参考实验室和临床研究成果,将有专项作用的药物加入处方中进行治疗。如对乙型肝炎患者单项谷丙转氨酶升高者,可予以木贼草、白茅根、茵陈、五味子等清热利湿以降酶;若乙肝病原学检查异常者,可用黄芪、枸杞子、贯众、板蓝根、虎杖等以提高机体免疫力和抗病毒能力,这样做也不失中医辨证施治的精神。这就要求临床医生不但要掌握中药的性味归经等知识,还要掌握一些药物的现代药理作用和临床应用动态。

上述三法在临床"无症可辨"时既可单独使用,又可相互参照、有机配合,虽不能从根本上解决"无症可辨"的问题,但总可解一时之困,使临床有法可施。

4. 宏观辨证与微观辨证有机结合　随着现代科学技术的发展,通过各种先进的科学仪器等手段,凭借各种检验证据来诊断病情,是中医学与时俱进发展之必然结果,可以使人们越来越直观地去了解病情,例如 CT、MRI、X线、脑电图、心电图、B 超、生化指标及生理病理切片,应用中医学理论——有机整体辨证世界观,重新整合各种数据资源、生化指标及生理病理切片等,使现代先进的科技成果融入中医学理论体系当中。中医微观辨证与宏观辨证的结合,中医学望、闻、问、切与现代的仪器检测有机结合,再对疾病做出更科学的诊断与治疗,将会更进一步提高中医学对疑难病、难治病治疗的效率。

如眩晕阴虚火旺型,临床表现多有眩晕久发不已,视力减退,两目干涩,少寐健忘,心烦口干,耳鸣,神疲乏力,手足心发热,腰膝酸软,舌红苔薄,脉弦细。微观指标可见环腺苷酸(cAMP)、环鸟苷酸(cGMP)升高,cAMP/cGMP 比值降低,前列腺素 E_1(PGE$_1$)、前列腺素 $F_{2\alpha}$(PGF$_{2\alpha}$)增高,血栓素 B_2(TXB$_2$)、心房钠尿肽(ANF)、P 物质降低,同时存在性腺激素水平降低现象。在中医微观辨证方面,有众多学者著书立说,可参考研究。

第二节　辨治方法

一、从瘀着手

中医传统有"久病多瘀"之说,清代叶天士明确提出"初为气结在经,久则血伤入络"等理论。余通过脉证、舌象、二便之干稀色泽气味、病史之长短、病性病位之虚实深浅并结合其微观辨证,参考血液流变学测定、彩超等方法,证实血瘀是许多"怪病"的致病因素之一。在治疗疑难病症的实践中也深深体会到久病顽疾,多有瘀血阻滞,凡疑难病症久治不愈者,应考虑应用活血化瘀之法。正如《普济方》中所说:"人之一身不离乎气血,凡病经多日疗治不痊,须当为之调血。"即使有些疑难病辨证中没有血瘀的特征表现,也不能排除在疾病发展过程中兼夹瘀血的可能。在治疗"久病顽疾"时,要考虑到气血不足的一面,更要注意从瘀着手。

活血化瘀药较多,临床应用时应根据其药力强弱峻缓择优选择。一般依其作用强弱可大致分为三类:第一类为性质平和的养血化瘀药,如丹参、山楂、当归、川牛膝、丹皮、赤芍、益母草、泽兰等;第二类为活血祛瘀之力较强者,如桃仁、红花、三棱、莪术、乳香、没药等;第三类为药力峻猛的破血消癥药,如水蛭、虻虫、䗪虫等。余在几十年临床实践中体会到,丹参、生山楂、怀牛膝等药物,活血化瘀之力可靠,药力平和,常服久服而不伤正气,可广泛应用于各种瘀血之证,用量也可稍大些;三棱、莪术祛瘀又兼止痛之功,前人认为其药力峻猛破血,实则不然,其活血止痛之功甚好,尤其对胃脘痛、胸胁诸痛有较好的疗效;水蛭破血消癥之力较猛,有人多畏其力峻而不敢用,余在处方中常用它研末冲服或水煎服,治疗瘀血阻滞之脑出血、闭经以及血栓性疾病等怪病痼疾收效甚好,未见明显副作用。

二、从痰论治

中医所说的痰,有广义、狭义之分。狭义的痰,咳吐而出,或黄或白,有形质可见,一般称为有形之痰。疑难病的痰多为广义之痰,是指机体气机郁滞,气不化液,津液凝聚,或由阳气衰微,无力蒸化敷布津液,或由火热煎熬,瘀血阻滞、湿浊壅塞,或由淫秽污浊之气积聚,从而阻滞清窍、脉络而生,由于其乃病理产物,外无形征可察,故其有"变幻百端"的特点,症状表现无一定规律,临床辨证用药也颇感棘手。由于无形之痰常随气而行,内而脏腑,外而肌肤,无处不到,难以察觉,因而临床许多疑病、奇病、怪病多可责之于痰,故又有"百病兼痰""怪病多痰"之说,朱丹溪曾言"病似邪鬼,导去滞痰,病乃可安"。临床上,咳喘、呕吐、眩晕、胸痹、中风、积聚、梅核气、痰核、厥证、胃脘痛、原因不明的发热以及某些皮肤病、不孕症、肝癌、肺癌、癫痫等,从痰入手,常有效验。治痰之法很多,正如喻昌所说,"治痰之法,曰驱、曰导、曰涤、曰化、曰理、曰降火、曰行气",可谓治痰法之大要,用之临床,当因人而异,分别选用燥湿化痰、清热化痰、温阳化痰、理气化痰、软坚化痰、搜风化痰、逐瘀化痰等方法。

三、痰瘀同治

中医素有"痰瘀同源""痰瘀同病"之说，二者既是病理产物，又是致病因素，同为津液所化，互生互助，相互影响。痰瘀同见，可见于多种疑难病症，如胸痹、积聚、肿胀、厥证、痉证、中风、眩晕、狂躁、痹证、顽固性疼痛、癫痫、晕厥等。因此，痰瘀同治是针对疑难病症的一条重要途径。如对于关节肿大疼痛、屈伸不利的痹证，在治疗时除按其属性选用药外，还要选用川牛膝、桃仁、红花、当归、路路通、穿山甲等活血通络之品，以及白芥子、南星、全蝎、僵蚕等化痰剔邪之品，三者结合，疗效更好。

四、从虚考虑

疑难病症大多病程较长，缠绵难愈。有的本身发病即由于正气不足，邪气乘虚而入，即所谓"邪之所凑，其气必虚"。邪入以后，由于自身不能抗邪外出，邪气留恋，正虚邪恋，形成慢性病况；有的则因为病程长，正气日耗，加之调养失当、治疗失误等原因，日渐形成正虚邪盛、正邪胶着的复杂局面。在各种疑难病症中，适量恰时运用扶正之法，是非常重要的。

在众多的疑难病症中，或多或少、或主或次地存在着虚证的表现和虚证病理病机，常见的如胸痹、不寐、中风、眩晕、心悸、虚劳、劳淋、阴黄、五更泄泻、消渴、阳痿、臌胀、水肿等病证，大多以虚证为主或虚实夹杂。其临床表现虽各不相同，然其常见症状有面色淡白或萎黄，精神萎靡，神疲乏力，少气懒言，心悸气短，形寒肢冷，大便滑脱，小便失禁，舌淡胖嫩，脉虚弱或沉迟无力等。若与瘀血、痰湿、寒凝、湿热相兼，则除虚证表现外，又可兼见其他证候。如中风病，除偏瘫、麻木、语言謇涩、功能障碍、舌喎神迷、脉涩等症状外，尚见纳差、肢体痿软、倦怠乏力、少气懒言、舌淡脉弱等症，表现为气虚血瘀的症状。我常随症加减重用黄芪，以补气活血利水，常可取得较好疗效。再如肝硬化合并腹水患者，常见神疲气短，形体消瘦，腹大如鼓，腹壁脉络暴露，小便涩少等症，中医辨证多正虚为主，虚实夹杂，气虚兼有血瘀、气滞等症。用西药强力利尿，虽可暂缓一时之急，收一时之效，但往往容易臌胀如故。治此类证候，扶正祛邪是最基本治法。如属气虚证候者，常用西洋参、黄芪、白术补气，佐以活血软坚、利水消癥之品，攻补兼施，疗效理想。

扶正之法在众多疑难病症之中应用十分广泛，人尽皆知。然用补的时机、用补的多少、补药的选择、剂量的大小、攻补的结合、攻补的比例,以及峻补、平补、温补、清补、补消结合、阴阳双补、气血双补的不同应用,均与疗效密切相关,全在医者临床根据实际病情,灵活决定补法的实施。如果补法用得适时、准确,攻补之间关系处理得好,那么不少疑难病症是可以转危为安的。

五、补肾活血

疑难病患者大多患病日久,或素体先天不足,或久病后天失养,或年老肾气先衰,初病在经在腑,久病及脾累肾,故疑难病症久治无效者,不妨从肾立论辨证施治,多可收理想疗效。五脏之伤,穷必及肾,难病无着,肾中求之,在疑难病证治中如早佐补肾之品,先安未受邪之地,或补肾为主,缓图治本,兼顾他邪,每每可振颓起废,喜收殊功。

补肾方药极其丰富,峻补缓补,力强力弱,偏温偏凉,自当临证权衡病情而仔细斟酌。除危急重症需大剂峻补外,疑难病症中慢性病居多,选药多侧重于性平力缓、不过于温凉之中庸之品,如山萸肉、枸杞子、菟丝子、杜仲、桑寄生、牛膝、覆盆子、沙苑子等;组方多重用阴阳水火互济之剂,如杞菊地黄丸、金匮肾气丸、济生肾气丸等,以图守方徐图,日久见功。肾虚是疑难病症常见病机,而久病难病重危之证又多损及肾阳致元阳虚衰,血瘀也常伴之而生,余认为肾虚阳衰血瘀是众多疑难重病病机关键所在。肾虚脾弱,阳衰阴凝,气滞血瘀,湿阻痰生,均可导致重危之证。

六、运用反治

即所谓"热因热用""寒因寒用""塞因塞用""通因通用"等。如内伤发热用温补法,呕逆用利水法,闭经、便秘用补益气血法,崩漏用活血化瘀药等,皆余临证中常用之法。正所谓治病求本,疾病的临床表现不尽相同,有表里如一,也有表里不一,甚至互为相反者,如若被表象迷惑,则不仅不能医人,反会铸成大错,其关键就在辨证的准确性。审证求因,去伪存真,无论表现或寒或热,或虚或实,找准病因、辨明病机才是关键。

七、注重情志因素

情志可直接致病,继而影响疾病的发展和转归。如癫狂、肝病、耳鸣、奔豚气、胸痹、月经病、脏躁、喉痹、晕厥、呃逆、消渴以及肿瘤等,情志因素的影响尤为显著。临床上要详细观察和了解患者的精神状况,辨证论治时要充分考虑。

此外,治疗疑难病症,还应注意内治外治相结合,重视特效单方验方,顾护后天之本,脾为后天之本,气血生化之源,余在近五十年的临床经验中深刻领悟到,对顽难重症来说,若留得一分后天,便留得一分生机。

第二章　中医思维举要

中医学理论将人体看成一个有机联系的统一整体，认为人体内部各个组成部分及各个组成要素之间是互相制约的、互为作用的，《内经》中将人体生命活动的整体系统与各个部分、各个要素之间的有机联系归结为阴阳的对立统一、五行的生克制化、气机的升降出入三种模式。余对整体思维的临床应用体现在各个方面，从病因病机，到理法方药，借鉴现代诊疗手段，中西医贯通，西为中用，提高了临床水平。

第一节　辨病辨证方随证转

一、辨病毋忘辨证，切忌以病代证

疾病的含义，不论中医、西医，都包含着病因、病理、症状等多方面综合因素，所以临床治疗之时，首当审证求因，分析病变机制，明确属何病，然后有原则、有规律地对症治疗。中医治病首先是通过四诊手段，了解观察病情，然后运用八纲结合脏腑经络、气血津液、六经、三焦、卫气营血等辨证方法分析归纳，进而辨别病位的表里、病性的寒热、正邪的虚实；再结合标本主次，先后缓急，灵活辨证论治。这也是中医临床的根本，活的灵魂。最忌某病用某药、某方治某病等按图索骥的刻板公式，否则必误诊误治，病亦难愈。治病必求其本，勿为假象所惑。所谓本，乃疾病的阴阳属性，当辨证求之。详论之，无非表里、寒热、虚实，故临床若能精详辨证，推求病本而论治，则可应手取效。但屡有医者，囿于常理，弗思灵活辨证，标本不辨，每致舍本逐末，南辕北辙，事与愿违，其失之也泥。

二、久病方随证转，不能一成不变

中医学的基本特点是整体观念和辨证论治，认为人的生理和病理均处于整体的联系和运动变化之中,强调人体的内环境在阴消阳长、阴长阳消的动态变化之中保持着相对的平衡状态。疾病的发生是由于这种平衡状态遭到了破坏,中医治病便是调整阴阳、补偏救弊,达到"阴平阳秘,以平为期"。疾病的阴阳失衡状态也不是一成不变的,在外界环境的影响下、自身调节机制的作用下、药物的干预下,也必然处于动态变化之中。因此,临证论治(特别是病程较长的慢性疾病)必须从运动变化的观点来认识和处理疾病,随着病情的发生、发展及其病理机制,即中医的"证",也必然要发生变化,临证必须在动态中把握"证"的变化,做到法随证变,方随证转,灵活运用,与病机相符,方能确保疾病的顺利治愈。否则,即使在疾病的早期把握住了基本病机,病情得到了暂时的缓解,而在后期的治疗中无视病机的动态变化,一方到底,终不能解决根本问题,而反致病情加重。《内经》所谓:"久而增气,物化之常也,气增而久,夭之由也。"不知方随证转,又导致新的阴阳失调。

第二节　借鉴现代整体把握

一、运用中医思维,灵活借鉴现代诊疗手段

现代科技日新月异,许多高精尖诊疗设备应用于临床,中医诊病也要与时俱进,对现代检查手段不能盲目排斥,泥古不化,应该作为中医四诊的延续。但应注意运用中医理念消化吸收,为中医临床服务。如静脉滴注具有一定程度的补阴作用,补充白蛋白即是补阴补血;如动脉造影发现的狭窄、血栓形成,化验发现的高血脂可作为血瘀证诊断依据,介入溶栓是治疗血瘀证的方法之一。但应注意不能机械对照,还应与患者整体辨证相结合。如冠状动脉造影发现有狭窄,可以认为有血瘀证,运用活血化瘀的方法是确定无疑的,但应注意患者整体气血状况,配合益气养阴药物扶助正气。

二、审证求因,整体把握

治病要辨证思考,整体把握,切忌瞎子摸象,以偏概全,被局部假象所误导,对于疾病认识不够全面,最终在治疗上也是头痛医头、脚痛医脚,轻则延误病情,重则伤害身体,兹通过治疗肝内胆管结石的案例说明如下。

一女性患者,胆囊摘除后出现肝内胆管结石,寒战高热,右上腹胀痛,反复发作,每月至少犯一次,每次都需要输液治疗。平素畏寒,不能凉食,乏力,口

干,脉左弦右软,典型的肝经郁热、脾胃虚寒,应用柴胡、白芍、川芎、当归养肝,干姜、白术、茯苓、炙甘草养脾,陈皮、枳壳通腹理气,黄芩、天花粉泻热,寒热补泻共处一方,服后虽有发作,但无高热,且未用西药即度过急性发作期。但仍时有发作,不易痊愈。很显然,这例患者的生活质量并不强于胆囊摘除术前,而治疗难度要大于术前,由原来的实热证转为现在的寒热夹杂,久病迁延不愈。

余认为,胆结石不能盲目选择切除胆囊的手术,这样没有解除产生结石的原因,胆囊摘除以后,结石会长到肝内胆管而成为肝结石,治疗起来更加棘手。

肝结石之所以形成,必因为胆汁排泄不畅。胆汁之排泄不畅大体有两个原因:肝胆管及胆囊表面欠光滑或狭窄;胆囊收缩无力。其中第一个原因往往是炎性刺激及胆道结石,故需及时服用利胆排石中药,尽早清除之;第二个原因多为胆道急性炎症发作时应用抗生素不规范(最常见的如过量使用),导致出现症状暂时消失,实则正虚邪恋的情况。因此,肝结石虽病痛不如胆结石明显,但预后更差。由以上分析可知,及时应用疏肝利胆的中药,慎用抗生素,更不要轻言手术切除胆囊,这样就可以预防肝内胆管结石了。如果确诊为胆结石,应该首先选择中医治疗,如果确实不能通过中医药的治疗改善,方可考虑手术,决不可盲目手术。胆囊摘除后,胆汁的排泄并不顺利,往往出现消化不良的表现,就是中医脾虚的症状,肝气郁结仍在,而脾气已虚,因此,治疗上比胆囊摘除前更应注意保护脾胃。

五脏在功能上相互联系,病理上相互影响,在脏腑疾病的治疗上更应该有很好的整体观。以肝脏病为例,肝气郁结是临床常见的证候,可以单独出现,更常兼夹于复合证候中出现。肝郁除了肝脏本身的因素,尚有与其他脏腑关系不和的可能。常可见以下六种情况:

①肝脾不和:脾胃为中土,若脾胃虚弱或有湿浊阻滞,则肝气郁于中土,可见腹胀、泛酸、纳差、嗳气,因此,可以应用党参、白术、茯苓、炙甘草等健脾和胃,应用苍术、神曲等化湿消食导滞。②肾气不足:肝肾同源,肾气不足,阴阳虚损,均可影响肝气的疏泄,若出现腰膝酸软,性欲降低,畏寒怕冷,可以应用桑寄生等治疗。若有烘热自汗,盗汗,失眠多梦,尺脉芤等阴精不足表现,则需加用熟地、山萸肉、山药、覆盆子、女贞子、墨旱莲等滋阴药;若以畏寒困倦、腰膝冷痛为主的,需要加用炒杜仲、狗脊、鹿茸,甚至附子、肉桂等温阳药。③肝肺不和:肝属木,肺属金,根据五行生克制化原理,肺金可以制约肝木,防止肝气过盛。如果见有干咳、口干渴等肺阴不足的表现,需要用沙参、麦冬等润降

肺气;另一方面,如果肺气收敛太过,又会妨碍肝木的疏泄,如果见有胸闷咳痰等表现,需加用半夏、瓜蒌等化痰顺气药。如果肺气不足也会影响肝气的疏泄,如许多体重乏力气短的虚弱患者常见抑郁的表现,此时除了常规的疏达肝气,必需加用黄芪、桔梗等药,升提肺气,才能解决肝郁的问题。④心火不降:肝属木,心属火,木能生火,从肝到心是一个从生发到繁荣的渐进过程。肝气郁结出现后,肝气欲自发摆脱这一阻碍,导致肝气上冲,因心肝的同一趋向,心火也随之上冲,出现心神不安、烦躁失眠等症状。此时如果单纯应用辛散药疏肝,则会引动心火,因此,必须合用清降心火、养心安神的药物,如黄连、朱砂、琥珀、夜交藤等。⑤瘀血:肝主藏血,血瘀必然影响肝气的疏泄,所以活血即是另一种形式的疏肝,如桂枝茯苓丸、当归芍药散都可以看作是疏肝方剂。⑥痰饮:气郁产生痰饮,痰饮进一步阻滞气机。疏肝之时应配合半夏、生姜等化痰饮。

　　治肝需要综合疏肝、活血、养血、滋阴、暖肝、化湿、温肾等方法,最终达到肝气得以正常疏泄,并与其他脏腑和谐相处的目的。在实际应用中,根据具体情况,有所侧重,有所加减,灵活应用,可以解决很多疑难杂症。

中　篇

第一章　肺系难顽重症

案1：顽固性咳嗽案

贺某，男，70岁。初诊日期：2012年3月6日。

【主诉】咳嗽伴咳痰2年余，加重1月。

【现病史】患者2年前无明显诱因反复发作咳嗽咳痰，时轻时重，2年来长期服用消炎化痰止咳西药，对症治疗不效，中医也曾以健脾化痰宣肺治疗，效果不佳，病情反复发作。近1个月来咳嗽加重，尤以夜间为甚，伴白痰，痰量多，黏腻难咳出，偶带血丝，严重影响生活。为求系统治疗遂来求诊。现症：咳嗽咳痰，痰白量多，黏腻难咳，偶带血丝，尤以夜间为甚，伴神疲口渴，视物模糊，手腕及膝以下肢体麻木，纳可，食后脘腹胀满，小便偶有烂苹果味，大便无力，眠差，入睡困难，睡后易惊醒，多梦，夜尿频，腰酸膝软，舌体胖大，舌质暗紫，边有齿印，苔根稍厚腻，脉沉细弱。

【辨证要点】

1. 年迈体衰。

2. 久治不愈，咳痰色白量多，黏腻难咳。

3. 腰酸膝软，神疲口渴，大便无力，夜尿频数，舌体胖大，舌质暗紫，边有齿印，苔根厚腻，脉沉细弱。

综上，一派肾元亏虚、肺气失宣之征。

【既往史】糖尿病，糖尿病肾病、糖尿病末梢神经炎、糖尿病眼病、糖尿病酮症酸中毒；高脂血症。25年前体检发现血糖高，查空腹血糖8mmol/L，经降糖药治疗尚正常，近2年来因血糖控制不佳，使用胰岛素治疗1年后自行停止，现血糖控制在空腹8～9mmol/L，餐后11mmol/L。

【中医诊断】肾虚咳嗽。

【中医辨证】气阴两虚，肾不纳气，痰阻肺络。

【治则】益气养阴,温肾化痰,活血通络。

【处方】

西洋参10g	生黄芪80g	白术30g	山药50g
山茱萸30g	白豆蔻20g	紫苏15g	沙参40g
金樱子30g	鹿角霜30g	鸡血藤25g	黄精30g
川牛膝25g	青葙子10g	砂仁5g	茯神30g
远志30g			

7剂,水煎,早晚温服。

二诊:2012年3月27日。自诉服药7剂后,脘腹胀满缓解,咳嗽咳痰、手腕及膝以下肢体麻木等症状减轻,体力有所增加。效不更方,去豆蔻、紫苏、远志,加用枸杞子滋阴明目,处方调整如下:

西洋参10g	生黄芪80g	白术30g	山药50g
山茱萸30g	枸杞子20g	沙参40g	金樱子30g
鹿角霜30g	鸡血藤25g	黄精30g	川牛膝25g
青葙子15g	砂仁5g	茯神30g	

14剂,水煎,早晚温服。

三诊:2012年4月24日。自述服药14剂后,咳嗽消退,痰量明显减少,排便爽快,现唯觉胸部烦闷,口苦。效不更方,继续加强滋阴,加用檀香、丹参活血通络,宽胸除烦,处方调整如下:

西洋参10g	生黄芪80g	白术30g	山药50g
山茱萸30g	枸杞子20g	沙参40g	茯神30g
金樱子30g	鹿角霜30g	鸡血藤25g	黄精30g
川牛膝25g	青葙子15g	檀香10g	丹参30g
天冬30g	玄参30g		

14剂,水煎,早晚温服。

三诊后,咳嗽咳痰诸症悉消,顽疾得除。

【按】本患咳嗽2年余,反复发作、久治不愈,前医曾以健脾化痰宣肺治之,属认证不准,不效实属必然。临证辨为气阴两虚,肾不纳气,痰阻肺络之肾虚咳嗽。患者年迈体衰,肾气渐衰,推动无力,气凝为痰,痰储肺内,肾气虚,肾不纳气,故见咳嗽咳痰,反复发作,缠绵难愈。故从肾虚考虑治疗本例咳嗽,方中用西洋参,同时重用生黄芪,参芪合用,大补肾之元气;辅以山药、山茱萸、黄精、沙参等益气养阴治消渴,鹿角霜补肾填精治其本。"久病多瘀",由于血管损害是糖尿病多种并发症的病理基础,如糖尿病眼底病变、糖尿病末梢神经炎等,其中医病机以血脉涩滞、瘀血痹阻为核心,活血祛瘀通络是防治其并发症的关键。治疗中应当注重活血化瘀,本方加用鸡血藤、牛膝等药物治其标,诸药合用,标本兼治,痰去咳消,诸症悉减。纵观全方,治疗咳嗽未用大量化痰止咳平喘药物,而以益气滋阴、补肾纳气治其本,收获良效。

案2：顽固性咳嗽案

孙某,男,57岁。初诊日期：2012年2月28日。

【主诉】咳嗽、咳痰伴发冷发热1周。

【现病史】患者1周前因着凉出现鼻塞、流涕、咳嗽,咳黄痰,痰中间断带少量新鲜血丝,痰量较多,黏稠不易咳出,伴发冷发热,自测体温38.5℃,自服新癀片体温可降至37.2℃,3～4小时后体温又升至38.0℃以上,同时服用连花清瘟胶囊、阿奇霉素,病情无好转,遂住院治疗。诊断为急性支气管炎,并予静脉注射哌拉西林舒巴坦,口服阿奇霉素、清开灵,治疗不效,体温不降,遂来求诊。

细查：患者面色萎黄,仍有鼻塞、流涕、咳嗽,咳黄色黏痰,无血丝,痰量较多。患者既往高血压病史20年,长期服用氨氯地平及厄贝沙坦,血压控制尚可；7年前确诊退行性心脏瓣膜病,主动脉瓣重度关闭不全,行主动脉瓣置换术,长期服用华法林钠片；半年前确诊升主动脉瘤,主动脉瓣重度关闭不全,行主动脉瘤切除术及升主动脉置换术；5个月前确诊感染性心内膜炎,主动脉赘生物形成,病态窦房结综合征,心律失常,阵发性房扑、房颤,4个月前行右心房赘生物清除术,术后病情稳定；肺栓塞病史4个月,病情尚稳定。患者自觉发冷发热,疲乏无力,少气懒言,咳嗽气短,痰黄色黏,不易咳出,胸闷心悸,动则加重,微微胸痛,便干溲黄,舌体胖,质瘀暗,苔薄黄,脉促。

【辨证要点】

1.患者久病体弱,发冷发热,疲乏无力,少气懒言,咳嗽气短。

2.痰黄色黏,不易咳出,胸闷心悸,动则加重。

3.微微胸痛,便干溲黄,舌体胖,质瘀暗,苔薄黄,脉促。

综上,一派脾肺气虚、痰热内壅、痰瘀互结之象。

【中医诊断】咳嗽、心悸。

【中医辨证】气虚痰热,痰瘀互结。

【治则】清热化痰,益气和中。

【处方】

西洋参10g	生黄芪80g	炒白术30g	鱼腥草10g
金银花10g	大青叶10g	白芥子10g	紫苏子10g
川芎30g	桂枝10g	川楝子10g	醋延胡索10g
槟榔25g	川厚朴10g	瓜蒌仁30g	黄连10g
姜半夏15g			

5剂,水煎,早晚温服。

二诊:2012年3月2日。服药3剂,患者发热消失,咳嗽、咳痰明显减轻,气力增加,精神渐爽,胸不痛,仍有胸闷、气短。舌淡紫苔薄。去延胡索、川楝子等,加用赤芍、丹参、檀香行气活血,处方调整如下:

西洋参10g	生黄芪80g	炒白术30g	赤芍30g
金银花10g	大青叶10g	白芥子10g	紫苏子10g
川芎30g	桂枝10g	丹参30g	檀香10g
槟榔25g	川厚朴10g	瓜蒌仁30g	黄连10g
姜半夏15g			

15剂,水煎,早晚温服。

三诊:2012年3月20日。服药18剂,患者发热、咳嗽等症完全消失,生活自理,神爽面笑。偶有胸闷、气短、乏力。急性支气管炎愈,为巩固治疗,调方继服。

西洋参10g	生黄芪80g	炒白术30g	赤芍30g
三七10g	龙眼肉15g	制黄精30g	紫苏子10g
川芎30g	桂枝10g	丹参30g	檀香10g
槟榔25g	川厚朴10g	瓜蒌仁30g	黄连10g
姜半夏15g			

15剂,水煎,早晚温服。

【按】《景岳全书·咳嗽》说:"咳证虽多,无非肺病。"患者年迈体衰,久病缠身,正气内虚,外感风热之邪,西医予以抗炎治疗,然久治不愈,皆因正气内虚,卫外不固。此案运用层次思维辨证法,先从病位切入,明察病因后,予以西洋参、黄芪、白术益气扶正固其表,鱼腥草、大青叶、金银花等清热解毒清其里,再配合化痰止咳、活血化瘀药治疗胸痹,表里兼顾,标本兼治,三诊而愈。

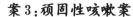

案3：顽固性咳嗽案

曲某,女,58岁。初诊日期:2012年3月9日。

【主诉】反复咳嗽2月余。

【现病史】患者2个月前因外感风寒出现恶寒发热,无汗,头痛身楚,干咳无痰。遂就诊于某院门诊静脉滴注头孢菌素类抗生素5天,症状有所缓解。1周后因复感风寒致病情反复,为求进一步诊治,住院治疗。确诊为慢性支气管炎急性发作,予阿奇霉素抗炎、溴己新祛痰治疗,症状未见缓解,即请中医会诊,前医曾先后以祛风散寒退热、益气扶正、散风解表等治疗不佳,故特来求诊。患者由家属扶入病室,面色萎黄,神情倦怠,反应迟钝,自觉极易感冒,气短懒言。症见咳嗽、痰白,咳痰无力,畏寒自汗,动则气短,汗出如洗,头晕头痛,四肢欠温,酸楚沉重,纳谷不香,夜卧不安,大便如常,夜尿频多。舌淡紫,苔薄白,脉浮无力。

【辨证要点】

1. 患者平素体虚,极易感冒。

2. 咳嗽痰白,咳痰无力,畏寒自汗,动则气短,汗出如洗。

3. 四肢欠温,酸楚沉重,纳谷不香,夜卧不安,夜尿频多。舌淡紫,苔薄白,脉浮无力。

综上,一派阳气不足、肺失卫外之象。

【中医诊断】气虚感冒;自汗。

【中医辨证】肺卫不固。

【西医诊断】慢性支气管炎。

【治则】温阳益气宣肺。

【处方】

炙黄芪100g	炒白术30g	西洋参10g	山萸肉15g
炒山药30g	麻黄根10g	防风10g	五味子10g
金樱子30g	锁阳30g	制黄精30g	炒杜仲30g
枸杞子10g	款冬花15g	炙紫菀15g	紫苏叶10g
鹿角霜30g^{先煎}	煅龙齿30g^{先煎}		

姜、枣为引,7剂,水煎,早晚温服。

二诊:2012年3月16日。患者自诉服中药7剂后咳嗽、咳痰、自汗畏风明显减轻,初诊症状大部消失。精神爽快,气力增加,面色稍红润。仍有畏寒、夜尿频,表证已去,去防风、麻黄根,加附片温阳,处方:

炙黄芪100g	炒白术30g	西洋参10g	山萸肉15g
炒山药30g	五味子10g	制黄精30g	路路通20g
金樱子30g	车前子30g	炒杜仲30g	枸杞子10g
款冬花15g	炙紫菀15g	鹿角霜30g^{先煎}	制附片25g^{先煎}

姜、枣为引,14剂,水煎,早晚温服。

共服药30剂而愈,嘱其避风寒,慎起居。

【按】《明医杂著·论咳嗽证治》:"治法须分新久虚实。新病风寒则散之,火热则清之,湿热则泻之。久病便属虚、属郁,气虚则补气,血虚则补血,兼郁则开郁,滋之、润之、敛之则治虚之法也。"患者久咳未愈,肺气亏虚,卫外不固,详查患者,一派虚象,当从虚治之。然前医虽亦益气扶正、散风解表,但是病重药轻,故处方上加大益气扶正之药量,组方以益气扶正为主,重用西洋参、黄芪,配防风扶正固表祛邪;然久病及肾,气损及阳,肾主纳气,为气之根,肾气充盈则有助于肺气功能正常,故加用黄精、鹿角霜等补肾填精之品,补肾纳气,正合"金水相生"之意;同时加用麻黄根固表止汗。所谓扶正不忘祛邪,祛邪不伤正气,相得益彰,故得良效。

案4:大叶性肺炎案

徐某,男,56岁。初诊日期:2014年11月11日。

【主诉】咳嗽并喘息半年。

【现病史】患者3月份因受风寒咳嗽并喘息,行胸部X线检查显示段或叶性均匀一致的大片状密度增高,确诊为大叶性肺炎,并行青霉素及对症治疗,现仍喘息、咳嗽伴有寒战。患者辗转于大连市各大医院,中医也曾以祛风散寒、止咳定喘治之,均效不佳,遂慕名来诊。现症见:咳嗽,咳声重浊沉闷,无痰,气促鼻煽,并伴有喘息,晚上无法平躺,平躺下自觉加重,近半年常吸入激素类喷雾剂。全身畏寒,神疲乏力,口干不欲饮,盗汗,纳食尚可,夜尿频数,大便稀溏。舌质淡红,苔黄腻,脉滑数。

【辨证要点】

1. 咳嗽重浊沉闷,气促鼻煽,喘不能卧。

2. 畏寒神疲,夜尿频数,大便稀溏。

3. 舌质淡红,苔黄腻,脉滑数。

综上,一派上热下寒之象。病属虚实寒热错杂。

【中医诊断】喘咳。

【中医辨证】痰热壅肺,肾阳亏虚。

【西医诊断】大叶性肺炎。

【治则】宣肺化痰,止咳平喘,温补肾阳。

【处方】

白果15g	麻黄10g	紫苏子10g	当归10g
陈皮10g	白芥子10g	款冬花15g	紫菀15g
降香^{后下}5g	熟地25g	砂仁^{后下}10g	山茱萸15g
补骨脂20g	麦冬15g	五味子10g	西洋参10g
浙贝母25g	鹿茸3g	金樱子25g	

白果15g　　麻黄10g　　紫苏子10g　　当归10g
陈皮10g　　白芥子10g　　款冬花15g　　紫菀15g
降香^{后下}5g　熟地25g　　砂仁^{后下}10g　山茱萸15g
补骨脂20g　麦冬15g　　五味子10g　　西洋参10g
浙贝母25g　鹿茸3g　　金樱子25g

7剂,水煎,早晚温服。

二诊:2014年11月18日。服药7剂,咳喘较前减轻,但仍无法平躺,半夜咳嗽甚,仍觉全身畏寒、口干,便溏。舌质淡红,苔黄腻,脉滑。处方调整如下:

白果20g　　麻黄10g　　紫苏子10g　　当归10g
陈皮10g　　白芥子10g　　款冬花15g　　紫菀15g
降香^{后下}5g　熟地25g　　砂仁^{后下}10g　山茱萸15g
补骨脂20g　麦冬25g　　五味子10g　　西洋参10g
川贝母^{冲服}2g　鹿茸3g　　金樱子25g　　芒硝^{后下}3g
肉桂^{后下}10g

7剂,水煎,早晚温服。

三诊:2014年11月28日。患者自述喘咳明显减轻,无痰转为难咳白黏痰,可平躺。气力增加,畏寒、口干明显减轻,夜尿可,仍便溏,日行2次,舌淡胖,苔黄,脉数。处方调整如下:

白果20g　　麻黄10g　　紫苏子10g　　当归10g
陈皮10g　　白芥子10g　　款冬花15g　　紫菀15g
降香^{后下}5g　熟地25g　　砂仁^{后下}10g　山茱萸15g
补骨脂20g　麦冬25g　　五味子10g　　西洋参5g
川贝母^{冲服}2g　炮姜10g　　金樱子25g　　海浮石30g
肉桂^{后下}10g　姜半夏10g　瓜蒌仁25g

7剂,水煎,早晚温服。

【按】该患前医曾以祛风散寒、止咳定喘治之,属辨证失准,用药自然难效。本案中医辨证为痰热壅肺、肾阳亏虚之喘咳,其病虚实夹杂、寒热并存。方用麻黄宣肺平喘,白果敛肺定喘,一开一收为君;款冬花、紫菀、陈皮、白芥子降气化痰为臣,浙贝母泄肺热。温热之邪,最易耗气伤津,加之久咳伤肺,耗气伤阴,故以西洋参、麦冬、五味子益气养阴生津。患者又有全身畏寒、夜尿频数等肾阳虚之征,故佐入熟地、山茱萸、补骨脂、鹿茸、金樱子补肾助阳。全方始于定喘汤,又有别于定喘汤,清肺化痰、止咳平喘的同时,结合患者肾阳亏虚的体质,加用温肾固本之药,标本兼治。

案5:间质性肺炎案

于某,女,54岁。初诊日期:2014年8月1日。

【主诉】咳嗽咳痰伴咽痒4月。

患者4个月前无明显诱因突发咳嗽,自服多种药物治疗(具体药物不详),觉症状加重,于呼吸内科就诊,确诊为间质性肺炎。4月份以来,一直口服甲泼尼龙,最高至5片,咳嗽虽稍有减轻,但服激素后出现高血压,时感头晕、胸闷,一直未服用降压药物。随后服中药2个月,前医曾拟宣肺化痰、健脾和胃等法,病情虽有改善但效果不佳,苦于疾病困扰,遂慕名来诊。现症见:咳嗽,发热恶寒,体温38.4℃,咽痒,咳吐大量泡沫样痰,黄白相间,胸闷,口渴烦躁,纳可,大便干燥。舌红苔黄,脉滑。患者平素急躁易怒,症状每因情志变化加重。

【辨证要点】

1. 咳嗽胸闷,发热恶寒,痰多黄白相间。

2. 口渴烦躁,舌边尖红苔黄,脉弦而滑。

3. 平素急躁易怒,症状每因情志变化有所加重。

一派肝郁犯肺、郁久化火、痰热壅肺之征。

【中医诊断】咳嗽。

【中医辨证】肝火犯肺,痰热壅肺,肺失宣降。

【西医诊断】间质性肺炎。

【治则】疏肝清肺,清热化痰止咳。

【处方】

西洋参10g	炙麻黄10g	款冬花15g	紫菀15g
紫苏子10g	鱼腥草10g	瓜蒌仁25g	姜半夏10g
黄连15g	陈皮10g	醋白芍25g	柴胡15g
当归10g	鳖甲10g	怀牛膝20g	白芥子10g
茯苓25g	玄参25g	桔梗10g	车前子^{包煎}25g
川贝母^{冲服}3g	芒硝^{冲服}4g		

7剂,水煎,早晚温服。

二诊：2014年8月8日。服药7剂，咽痒、咳嗽减轻，痰量减少，大便干燥明显改善，前无汗现转汗出，现自觉咽中异物感，有痰难咳，仍口干，下肢微肿并畏寒，血压晨起及夜间高，白天正常，眠差。舌淡苔白厚腻。处方调整如下：

炙麻黄10g	款冬花15g	紫苏子10g	鱼腥草10g
瓜蒌仁25g	陈皮10g	醋白芍25g	柴胡15g
当归10g	鳖甲10g	怀牛膝15g	玄参25g
桔梗10g	麦冬25g	五味子10g	沙参25g
射干10g	车前子^{包煎}25g	芒硝^{冲服}4g	

14剂，水煎，早晚温服。

三诊：2014年8月22日。咽痒消退，咳嗽进一步减轻，口干减轻，下肢畏寒减轻，下肢水肿消退，血压控制较为平稳。现仍有痰，黄白相兼，大便黏腻，眠差，入睡困难。处方调整如下：

黄连15g	款冬花15g	紫苏子10g	芒硝^{冲服}5g
瓜蒌仁25g	陈皮10g	醋白芍25g	柴胡15g
当归10g	鳖甲10g	怀牛膝15g	玄参25g
桔梗10g	麦冬25g	五味子10g	沙参25g
射干10g	车前子^{包煎}25g		

14剂，水煎，早晚温服。

四诊：2014年9月5日。服药1月余，气力增加，畏寒消退，口干、口苦明显减轻，睡眠改善，咳嗽明显减轻，但伴有咳喘，痰多，黄白相兼。自诉平素季节交替容易出现口苦，心慌胸闷，大便可。处方调整如下：

鱼腥草10g	款冬花15g	紫苏子10g	炙麻黄10g
薤白25g	陈皮10g	醋白芍25g	柴胡15g
当归10g	降香^{后下}5g	怀牛膝15g	玄参25g
诃子肉10g	麦冬25g	五味子10g	浙贝母20g
射干10g	桑叶10g		

14剂，水煎，早晚温服。

五诊：2014年9月19日。近因感冒，自觉初诊诸症加重，反复咳嗽，痰量多，色黄，咽痒，口干、口苦甚，日饮水约8L，胸闷气短，眠差，大便黏腻。9月17日复查肺CT示：较前片所示右肺下叶病变，现已明显吸收，仅残留小粟粒状及条索状影。处方调整如下：

姜半夏10g	款冬花15g	紫苏子10g	炙麻黄10g

桔梗10g	陈皮10g	醋白芍25g	柴胡15g
当归10g	远志30g	怀牛膝15g	玄参25g
诃子肉10g	麦冬25g	五味子10g	海浮石^{先煎}30g
射干10g	川贝母^{冲服}3g	琥珀^{同煎}10g	

14剂,水煎,早晚温服。

半年后随访,咳嗽咳痰无复发,复查CT无异常。

【按】该患咳嗽日久,久治不愈,前医曾拟宣肺化痰、健脾和胃之法,属恪守常规而不懂知常达变,故难得尽效。本案整体辨证为肝火犯肺、痰热壅肺之咳嗽,治拟疏肝清肺、清热化痰止咳而速获全效也属必然。该患始发外邪侵袭,肺失宣肃而为咳嗽。咳嗽失治或治疗不当,致邪郁而化热,热灼津液而为痰,从而痰热互结,恋肺难愈。故以小陷胸汤、鱼腥草、桔梗、川贝母、芒硝清热化痰为主。"凡痹之客五脏者,肺痹者,烦满喘而呕……淫气喘息,痹聚在肺……其入脏者死。"故以麻黄、紫苏子宣降肺气,紫菀、款冬花、玄参润肺解燥;茯苓健脾渗湿,使湿去脾旺,痰无由生;白芥子味辛,气温,辛能入肺,温能发散,能祛体内壅滞之痰,并可宽胸利气。患者平素急躁易怒,且咳嗽、咽痒每因生气有所加重,按多端性思维辨证法,患者肝气不舒可能在疾病的发生发展中起到关键性作用,故加柴胡、白芍、当归,合四逆散之义,疏肝解郁,柔肝缓急,待肝郁得疏,木不刑金,咳喘自平,可谓本方的点睛之笔。

案6:坠积性肺炎感染性休克案

韩某,男,79岁。初诊日期:2010年10月22日。

【主诉】嗜睡昏迷发热3月。

【现病史】患者3个月前无诱因出现发热,于某院泌尿外科诊断为尿潴留、泌尿系感染、经尿道前列腺切除术(TURP)后。住院行膀胱切开造瘘术,术后出现坠积性肺炎、感染性休克,转入ICU病房,联合应用多种抗生素,病情改善不明显,仍反复低热,40余日体温波动于37~38.5℃,且病情日重,故急请中医会诊。刻下症:咳嗽,痰声辘辘,痰黏难咳,需间断吸痰,嗜睡,浅昏迷,发热38.2℃,意识障碍,不能应答,四肢弛缓性瘫痪,鼻饲流食,下肢疼痛,大便失禁,日行6~7次,大便稀溏,舌红而干,口中遍布污浊黏痰,脉虚大。

【辨证要点】

1. 年迈体衰,发热神昏,四肢弛缓性瘫痪。

2. 痰声辘辘,痰黏难咳,间断吸痰。

3. 便稀失禁,舌红而干,口中黏痰,脉虚大。

综上,为气阴两虚、痰阻气道、上扰清窍之象。

【中医诊断】 昏迷。

【中医辨证】 气阴衰竭,痰闭清窍。

【治则】 益气养阴,涤痰开窍。

【处方】

西洋参10g	炒白术30g	炙黄芪100g	陈皮10g
黄连10g	瓜蒌仁30g	姜半夏10g	炙款冬花15g
炙紫菀15g	焦三仙各30g	麦冬30g	五味子10g
郁金20g	石菖蒲10g	海浮石30g	

2剂,水煎,分6～7次鼻饲。

二诊:2010年10月24日。患者服药2剂后,痰量明显减少,体温恢复正常,神志渐恢复,嗜睡,大便失禁较前改善,舌红而干,苔白腻,脉虚大。处方调整如下:

西洋参10g	炒白术30g	炙黄芪80g	陈皮10g
黄连10g	瓜蒌仁30g	姜半夏10g	焦三仙各30g
麦冬30g	五味子10g	郁金20g	石菖蒲10g
海浮石30g			

7剂,水煎,分6～7次鼻饲。

三诊:2010年10月29日。服药7剂后,嗜睡昏迷症状消除,患者神志清醒,痰声辘辘明显减轻,已不用吸痰,记忆力也明显改善,体力有所恢复,精神状态改善,大便失禁明显缓解,便仍稍频溏。处方调整如下:

西洋参10g	炒白术30g	炙黄芪80g	陈皮10g
黄连10g	瓜蒌仁30g	姜半夏10g	竹沥水20ml
焦山楂30g	麦冬30g	五味子10g	炒扁豆30g
郁金20g	石菖蒲10g	海浮石30g	炒薏苡仁30g
炒鸡内金10g	补骨脂20g		

7剂,水煎,多次频服。

后随症加减,共服中药22剂,身体基本恢复正常,生活自理,康复出院。

【按】 患者年高体弱,多种疾病并存,又经手术、长期应用抗生素,导致机体正气损伤。患者久病不愈,长期卧床,"久卧伤气"致使肺脾气虚。肺虚不能布津,脾虚不能运化水谷精微,津液积聚成痰阻于胸中,相火不得下行而上逆,以致痰热壅实,正所谓"至虚有盛候"。痰浊壅肺,上逆为咳;痰蒙心窍,故见嗜睡,意识障碍,不能应答。肺朝百脉,行气血,痰浊壅肺,瘀血阻滞,痰瘀互结;痰瘀日久化热,灼伤津液,见咳嗽、痰声辘辘、痰黏难咳。"脾为生痰之源,肺为贮痰之器",故治疗不能一味清热化痰,应以补养正气、健脾强肺为主,同时涤痰开窍化瘀,攻补兼施,清气得升,浊气自降,"大气一转,其气乃散"。以西洋参、炒白术,重用炙黄芪至100g,陈皮以健脾益气化痰,具釜底抽薪之效;黄连、瓜蒌仁、姜半夏清热化痰;麦冬、五味子益气养阴,与西洋参配合,为生脉饮之义,气阴同补;石菖蒲、海浮石涤痰开窍;郁金化瘀通窍,脑为神明之府,窍通则脏腑功能有所主,事半功倍。

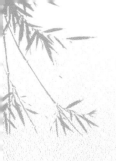

第二章 心系难顽重症

案1：冠心病案

吴某，女，70岁。初诊日期：2010年7月6日。

【主诉】心胸憋闷伴头晕心悸10余年，加重1个月。

【现病史】患者10余年前无明显诱因出现胸闷气短伴有喘憋，到各大医院就诊，给予降压、扩冠改善冠脉供血，抗血小板聚集，保护心功能及对症治疗，10年来症状时有反复。近2个月来，血压控制不佳，波动在180/100mmHg左右，伴头晕心悸，遂住心内科治疗。入院后查：血压150/100mmHg；心脏彩超提示左房大45mm，室间隔及左室后壁厚13mm，主动脉瓣钙化伴轻度反流，二尖瓣、三尖瓣轻度反流；尿蛋白提示以肾小球性蛋白尿为主；动态心电图回报持续ST-T改变，偶发房性期前收缩（早搏），短阵房性心动过速，短阵室性心动过速；冠脉CT示右冠脉粥样硬化伴闭塞，左前降支和左回旋支粥样硬化伴轻度狭窄；胸片示心影大；上腹部彩超示脂肪肝、胆囊息肉、胆囊壁毛糙。西医对症治疗10余天，疗效不佳。近1个月来病情呈进行性加重，故慕名来诊。刻下见：胸闷喘憋，气短而促，面色㿠白，头晕心悸，爪甲干枯，形销骨立，周身乏力，口燥咽干，夜尿频数，畏寒肢冷，舌质暗红，舌下络脉青紫粗长，苔薄白，脉弦细。

【辨证要点】

1. 胸闷喘憋，心悸气短而促。

2. 年迈体衰，神疲乏力，爪甲干枯，形销骨立，形寒肢冷，夜尿频数。

3. 口燥咽干，舌质暗红，舌下络脉青紫粗长，苔薄白，脉弦细。

综上，一派脾肾元气亏虚、阴阳两虚、气滞血瘀、心脉痹阻之象。

【既往史】患者高血压10余年，最高可达220/110mmHg。自服苯磺酸氨氯地平、厄贝沙坦等使血压维持在150/100mmHg左右。未分化结缔组织病10余年，口服醋酸泼尼松龙5mg、日1次控制。4年前行动脉造影示动脉狭窄，具体不详。糖尿病病史3年,服用二甲双胍、阿卡波糖等降血糖。阵发性房颤3年余,具体用药不详。

【中医诊断】胸痹。

【中医辨证】脾肾亏虚,血瘀瘀滞。

【治则】活血化瘀,补肾健脾。

【处方】

牛膝25g	陈皮10g	降香5g	山萸肉20g
狗脊30g	金樱子30g	锁阳30g	鹿角霜30g
天冬30g	枸杞10g	西洋参10g	丹参30g
木香10g	熟地30g	黄芪100g	白芍30g
龙齿30g	炙甘草15g	沙参30g	檀香10g

7剂,水煎,早晚温服。

二诊:服中药7剂,胸闷憋喘、头晕心悸明显减轻,气短,爪甲干枯,形销骨立,周身乏力,夜尿频数,畏寒肢冷,舌质暗红,舌下络脉青紫粗长,脉弦细等如前。血压140/90mmHg。处方调整如下:

牛膝25g	陈皮10g	制附片25g	山萸肉20g
狗脊30g	金樱子30g	锁阳30g	鹿角霜30g
天冬30g	枸杞10g	西洋参10g	丹参30g
木香10g	熟地30g	黄芪100g	白芍30g
龙齿30g	炙甘草15g	檀香10g	川芎25

14剂,水煎,早晚温服。

三诊:服中药21剂,胸闷喘憋、气短而促、头晕心悸等基本消失,面显红晕,自觉体力增加,夜尿明显减少,畏寒肢冷减轻,舌质暗红,脉弦细。血压130/86mmHg。处方调整如下:

牛膝25g	陈皮10g	山萸肉20g	炙甘草15g
狗脊30g	金樱子30g	川芎30g	白芍30g
天冬30g	枸杞10g	西洋参10g	丹参30g
木香10g	熟地30g	黄芪80g	

21剂,水煎,早晚温服。

四诊:服中药42剂,患者精神爽快,面色红润,体力增加,每日漫步2小时,憋闷气喘、头晕心悸、夜尿畏寒等消失,体重增加2.5kg。舌质暗红,脉弦细,重按有力。血压120/80mmHg。处方调整如下:

牛膝 25g	陈皮 10g	山萸肉 20g	炙甘草 15g
狗脊 30g	金樱子 30g	川芎 30g	地龙 30g
天冬 30g	枸杞 10g	西洋参 10g	丹参 30g
木香 10g	熟地 30g	黄芪 80g	白芍 30g

21剂,水煎,早晚温服。

后随症加减,共服中药62剂,复查:血压120/80mmHg;心脏彩超提示左房大15mm,室间隔及左室后壁厚10mm,主动脉瓣钙化伴轻度反流,二尖瓣、三尖瓣轻度反流基本消失;尿蛋白(－);动态心电图回报ST-T无明显改变,偶发房性早搏,短阵房性心动过速、短阵室性心动过速消失;冠脉CT示右冠脉粥样硬化伴闭塞、左前降支和左回旋支粥样硬化明显较前减轻;胸片示心影稍大;上腹彩超示轻度脂肪肝,胆囊息肉,胆囊壁毛糙。后随访半年,患者健康状况良好,未明显复发。

【按】本案着实复杂,患者多种疾病缠身,高血压病史10余年,且血压长期控制不佳,因其病情复杂棘手,西医没有万全之策,故寄希望于中医。胸痹之证最早见于《内经》。余以为胸痹之证,本虚标实,气虚血瘀,因虚致瘀,瘀阻心络,耗伤心血,正气更虚,从虚从瘀立法治之。方中用西洋参、黄芪大补元气,配合炙甘草,补益心气,气足推动有力,复脉通络;川芎、丹参、檀香化瘀行气活血,助心行血通痹;锁阳、鹿角霜、山萸肉温补肾气,使心肾相交、精血得生,以顾护其本;患者消渴日久,天冬、枸杞滋阴润燥,阴液充足,血脉充盈,也有助于心血运行,相得益彰;牛膝引血下行,补益肝肾,又可防止气血上逆犯脑,为点睛之药。治疗时既重视心主血脉,又重视心主神明的功能,加用龙齿镇心安神,以提高疗效。整体选方用药上,治心不忘肾,重视心肾同源、心肾相交、水火相济的生理特性,同时又分清虚实,补泻同用,辨证准确,加减灵活,各有侧重,故能取得良效。

案2:心律失常,期前收缩案

宋某,女,70岁。初诊日期:2008年7月12日。

【主诉】心慌不安3个月。

【现病史】3个月前,患者无明显诱因出现期前收缩(早搏)、二联律现象,时常心慌,有惊恐感。遂住院治疗,予肝功能、肾功能、肌钙蛋白、心肌酶谱等理化检查,及心脏超声、胸片等影像未发现器质性病变,遂对症治疗缓解症状,好转出院。出院后患者仍感心慌,难以自制,进而导致失眠。自服地西泮,效果不佳。经同事介绍,慕名来诊。现症见:心慌不安,善惊痰多,面色不华,神疲乏力,四肢困重,纳呆腹胀,时时泛恶,大便黏腻不爽,头晕目眩,胃脘嘈杂,呕吐反酸,口苦口干,舌质紫暗,苔白腻,偶有飞蚊症,脉弦滑。

【辨证要点】

1. 年迈体衰,心慌不安,面色不华,神疲乏力。

2. 善惊痰多,四肢困重,纳呆腹胀,时时泛恶,大便黏腻不爽,头晕目眩,脉滑。

3. 舌质紫暗。

一派心脾两虚、痰瘀互结、虚实夹杂之象。

【既往史】 糖尿病史16年,高血压病史多年,血压控制在120～130/80～90mmHg 之间。高脂血症,自服血脂康胶囊。

【中医诊断】 怔忡。

【中医辨证】 心脾两虚,痰瘀互结。

【西医诊断】 心律失常,早搏;高脂血症;2型糖尿病;高血压3级(极高危)。

【治则】 益气健脾化痰,化瘀镇惊安神。

【处方】

西洋参10g	炒白术30g	茯苓30g	炙甘草15g
姜半夏15g	天麻10g	滑石30g	紫苏15g
檀香10g	丹参30g	川芎30g	熟地25g
黄连20g	吴茱萸3g	煅龙齿60g	琥珀1g
地龙25g			

10剂,水煎,早晚温服。

二诊:服中药10剂后,自觉惊悸怔忡减轻,面显红晕,纳香,大便可,头晕、恶心有所缓解,飞蚊症消失,舌质暗红,苔薄白稍腻。处方调整如下:

西洋参10g	炒白术30g	茯苓30g	炙甘草10g
姜半夏15g	天麻10g	珍珠母30g	紫苏15g
檀香10g	丹参30g	川芎30g	熟地25g
黄连20g	吴茱萸3g	煅龙齿60g	地龙25g

15剂,水煎,早晚温服。

三诊:服中药25剂,自觉惊悸怔忡明显好转,生活自理,每日户外散步2小

时,面色红润,纳香,大便可,头晕、恶心、飞蚊症等消失,舌质淡红,边尖有轻度瘀斑,苔薄白。处方调整如下:

西洋参10g	炒白术30g	茯苓30g	炙甘草10g
煅牡蛎30g	天麻10g	珍珠母30g	紫苏15g
檀香10g	丹参30g	川芎30g	熟地25g
黄连20g	吴茱萸3g	煅龙齿30g	地龙25g

21剂,水煎,早晚温服。

后随症加减,共服中药60剂病情痊愈,随访1年,病情平稳未复发。

【按】本案患者血脂、血压、血糖皆控制不佳,均是导致冠心病的危险因素。见微知著,患者行各种理化检查,虽未发现器质性病变,但以患者当时的状况来看,心脏受累是迟早之事。本案患者年迈体衰,以气血亏虚为本,痰瘀互结瘀阻心胸为标,虚实夹杂,心脾两虚兼瘀血阻络,治疗宜益气健脾,活血化瘀,理气化痰,镇惊定志。方中以四君子合四物汤,气血双补,扶正固本,益气壮胆,同时能够活血化瘀;辅以半夏、紫苏,理气化痰,檀香、丹参化瘀通络,治其标;患者久病难以成眠,郁火内生,十分痛苦,加重了病情的发展,故辅以左金丸,清泻心火,煅龙齿、琥珀重镇安神。诸药合用,气血旺,血脉通,惊悸自除,顽疾得愈。

案3:冠心病案

李某,女,70岁。初诊日期:2007年3月10日。

【主诉】心胸憋闷、心慌5年,加重20余天。

【现病史】近5年来无明显诱因自觉心悸心慌胸闷,曾先后在多家医院就诊,诊断为房颤、高血压病(极高危),长期间断门诊和住院治疗,但病情时好时坏,且有日趋恶化之势。2005年起反复发生胸闷,每次持续数日,服用硝酸异山梨酯等药物无效;于2005年8月入院,血压140/80mmHg,10日后行冠状动脉造影术,左前降支近端85%狭窄,左回旋支50%狭窄,右冠状动脉不规则病变,于左前降支置入3.5mm×23mm涂层支架。术后服用酒石酸美托洛尔6.25mg,日2次;硝酸异山梨酯5mg,日2次;阿司匹林100mg,日1次;硫酸氢氯吡格雷75mg,日1次;氟伐他汀40mg,日1次。半年后再次出现劳力性心绞痛,每次持续5~10min,休息后好转,于2007年3月9日行第二次造影时LAD支架近端完全闭塞,再次行经皮冠脉介入术(PCI)未成功,后行冠状动脉搭桥术,术后出现室性和房性早搏,并逐渐加重,动态心电图检查示:室性早搏

2 524 次 /24h,房性早搏 12 390 次 /24h,严重影响睡眠和生活质量,反复应用多种抗心律失常药物,也求助于中医药,前医曾以益气活血治疗无效。近 20 天来病情不减,且逐渐加重,虽服用去乙酰毛花苷等病情不减,故于今日家人背其来诊。现症见:心慌心悸,面色不华,神疲乏力,心胸憋闷,口唇发绀,爪甲干枯,形体消瘦,语言低弱,头晕干哕,小便无力,双下肢水肿,大便不爽,日行 1～3 次,生活不能自理,步履不稳。舌体胖,质紫暗,苔白滑,脉沉涩。

【辨证要点】

1. 年迈体衰,心慌心悸,面色不华,神疲乏力,形体消瘦,语言低弱,生活不能自理,步履不稳。

2. 心胸憋闷,口唇发绀,质紫暗,脉沉涩。

3. 头晕干哕,舌体胖,苔白滑。

综上,一派心气大亏、胃浊上逆、痰瘀互结之象。

【中医诊断】 怔忡;胸痹。

【中医辨证】 心气大衰,痰瘀阻闭。

【西医诊断】 冠心病心肌梗死;房颤;心力衰竭;高血压 3 级(极高危)。

【治则】 益气养心宁心,化瘀涤痰降浊。

【处方】

红参 10g	炒白术 20g	茯苓 30g	陈皮 10g
姜半夏 15g	紫苏 15g	檀香 10g	川芎 25g
丹参 30g	公丁香 10g	旋覆花 20g	代赭石 25g
炒鸡内金 10g	龙齿 30g	麦冬 25g	炙甘草 15g

7 剂,水煎,早晚温服。

二诊:2007 年 3 月 18 日。患者诉服药 7 剂之后,心悸、胸闷、气短、头晕、干哕等症明显改善,生活已能自理,但纳食不馨,夜寐欠安,溲便自调。舌体略胖,质紫暗,苔白,脉沉涩。上方加入焦三仙以助消导。处方调整如下:

红参 10g	炒白术 20g	茯苓 30g	陈皮 10g
姜半夏 15g	紫苏 15g	檀香 10g	川芎 30g
丹参 30g	公丁香 10g	旋覆花 20g	代赭石 30g
炒鸡内金 10g	龙齿 50g	炙甘草 15g	麦冬 25g
焦三仙各 15g			

生姜 3 片、红枣 3 枚为引,7 剂,水煎,早晚温服。

三诊:2007 年 3 月 28 日。患者自己步行来诊,自述房颤、心悸、干哕等症状基本消失,气色红润,体力增加,生活自理,二便正常。于2007年4月服用中药近2个月,室性早搏由2 524次/24h减少至27次/24h,房性早搏由12 390次/24h减少至3 957次/24h,室性早搏控制率为99%,房性早搏控制率为68%;患者自觉症状明显改善,无任何不适主诉,随访2年,患者病情平稳未复发,生活工作如常人。

【按】该患前医曾以益气活血治疗无效,而余辨证诊以心气大衰、痰瘀阻闭之胸痹怔忡取效,何然?细辨患者年迈久病,脾胃渐虚,"脾胃为后天之本,气血生化之源",脾气亏虚则不能化生水谷精微,心失所养则心气亏虚,心阳不振则致心胸憋闷、心慌心悸;脾虚失健,饮食不化,聚湿生痰,痰浊凝聚,则清气不升,浊气不降,故见头晕、干哕,痰湿贮留,其气必滞;中医素有"痰瘀同源""痰瘀同病"之说,二者既是病理产物,又是致病因素,同为津液所化,互生互助,相互影响,瘀血痹阻经络,可见心胸憋闷。前医虽亦以益气活血之药物,但效果不佳,恐仍属辨证不精、药不对症、药力不够。追问病史,患者素体脾胃虚弱,治疗应注重脾胃运化,以六君子健脾益气,化痰祛湿,其中红参大补元气、复脉固脱、益气摄血,为点睛之笔。红参适合于老人、久病体虚者,具有火大、劲足、功效强之特点,是阴盛阳虚者的首选补品,临床上治疗虚脱或强补多用红参。炙甘草温阳复脉使心阳大展,紫苏、檀香行气宽中,丁香、代赭石、旋覆花降逆止呕,龙齿镇静安神。丹参一味,功同四物,补血活血,除烦安神,加用川芎可增通脉之力。诸药合用,共奏益气健脾、化瘀涤痰之功,解除顽疾,缓解病患之痛。

案4:冠心病案

王某,女,58岁。初诊日期:2011年5月6日。

【主诉】心前区疼痛2年,加重2天。

【现病史】患者自述自2009年起,教课劳累后,出现从嘴角起向肺部中上段进展的压榨性疼痛,休息后可缓解;后又出现自腹部向上至胸部、口腔的疼痛,疼痛性质如前。疾病以起于上部或下部、逐渐放射发展为特点,此症状先后出现3次,舌下含服复方丹参滴丸有效,可缓解症状。曾行冠脉造影检查,正常。心电图显示心肌缺血,偶发房性、室性早搏,未予治疗。2年间长期间断中西药治疗,前医以活血化瘀治疗,病情时好时坏且有日益加重趋势,发作加重变频。故于今日慕名来诊,自述昨日劳累后,又出现心前区刺痛,固定于左胸部,伴汗出唇绀。平时运动后觉心慌,头涨痛,自汗心悸,声音低微,饮食尚可,面色萎黄,食后胃胀反酸,胃脘部喜暖畏寒,大便干,舌质紫暗,边有齿痕,苔薄白稍腻,脉沉涩。

【辨证要点】

1. 胸部刺痛,固定不移,心悸不宁,舌质紫暗,脉沉涩。

2. 年迈体衰,面色萎黄,自汗心悸,声音低微,边有齿痕。

3. 食后胃胀反酸,胃脘部喜暖畏寒。

综上,一派气虚血瘀、中焦虚寒、心脉痹阻之象。

【既往史】患者于2009年因左乳腺癌行手术治疗,术后化疗,于2010年5月20日结束化疗治疗,现于左锁骨上可触到结节。

【中医诊断】胸痹。

【中医辨证】气虚血瘀,中焦虚寒。

【西医诊断】冠心病心绞痛;左乳腺癌术后。

【中医治则】补气养血,通络止痛,温中散寒。

【处方】

西洋参10g	白术30g	龙眼肉10g	丹参30g
川芎15g	砂仁10g	檀香10g	川楝子10g
醋延胡索10g	高良姜10g	乌贼骨30g	炙甘草15g
麦芽30g	槟榔15g	红花10g	夏枯草15g

14剂,水煎,早晚温服。

二诊:2011年5月20日。服中药14剂,自觉心前区刺痛减轻,汗出唇绀缓解,气力有所增加。处方调整如下:

西洋参10g	白术30g	龙眼肉10g	丹参30g
川芎30g	砂仁10g	檀香10g	乳香2g
没药2g	高良姜10g	乌贼骨30g	炙甘草15g
麦芽30g	槟榔15g	红花10g	

14剂,水煎,早晚温服。

三诊:服中药28剂,自觉心前区刺痛明显减轻,汗出唇绀、运动后觉心慌、胃胀反酸等基本消失,现纳食香甜,面显红晕,二便正常,舌质暗红转淡,边齿痕减轻,苔薄白。处方调整如下:

西洋参5g	白术30g	龙眼肉10g	丹参30g
川芎30g	砂仁10g	檀香10g	高良姜10g
炙甘草15g	九香虫10g	白芥子10g	麦芽30g

红花10g

14剂,水煎,早晚温服。

四诊:服中药42剂,心前区刺痛、汗出唇绀、运动后觉心慌、胃胀反酸等消失,胃寒消失,现纳食香甜,面显红晕,二便正常,舌质淡红,苔薄白。处方调整如下:

炙黄芪80g	白术30g	龙眼肉10g	丹参30g
川芎30g	砂仁10g	檀香10g	炙甘草15g
九香虫10g	白芥子10g	茯苓30g	麦芽30g

红花10g

21剂,水煎,早晚温服。

随症加减,随访1年未复发。

【按】该患心痛日久,长期间断中西药治疗,前医虽以活血化瘀治疗不效且日重,明显是辨证不当,用药难切病机。本案辨证为气虚血瘀、中焦虚寒之胸痹,治拟补气养血、通络止痛、温中散寒,效如桴鼓。本案患者为教师,长期劳心劳力,步入中老年,天癸已竭,又因乳腺癌术后,消耗体内正气,此为本虚。正气亏虚,血行无力,停滞体内,则口唇发绀,瘀血阻滞经络,不通则痛,故心胸刺痛,此为标实。治疗上,标实当泻,余临床尤重活血通脉治法。活血化瘀药较多,临床应用时应根据其药力强弱峻缓择优选择。本案癌症患者,顽疾多年,血瘀之症重,在应用丹参、川芎平和活血药的基础上,酌情加了红花、乳香、没药等活血祛瘀之力较强的药物,加强了活血化瘀之功。本虚宜补,权衡心脏阴阳气血之不足,有无兼见肺、脾、肾、肝等脏之亏虚,补气温阳、滋阴益肾纠正脏腑之偏衰,尤其重视补益心气之不足,故方中选用了西洋参、白术等药物。标本兼治,辨证精准,选药精良,药到病除。

案5:不稳定型心绞痛案

梁某,女,73岁。初诊日期:2012年11月13日。

【主诉】胸痛、心悸20余年,加重1月。

【现病史】患者反复心前区刺痛,伴心慌欲死,2007年行冠脉造影诊为冠状动脉重度狭窄,并置入支架3枚,术后胸痛有所缓解,但心悸、胸闷不减。2011年于某医院诊为不稳定型心绞痛、心律失常、房颤、房扑、窦性心动过缓、全心衰(心功能Ⅲ级)、高血压3级(极高危),经西医常规治疗效果不佳,后又经中药治疗,前医曾以益气养阴、活血化瘀治疗,效果欠佳,遂辗转来诊。现症见:阵发性心悸、胸闷、气短,稍动即作,发作持续时间5～10分钟,需服用硝苯地平,并伴大量自汗出,偶伴心前区刺痛,兼神疲乏力,口干,纳呆,心烦失眠,五心烦热,不畏寒反畏热,小便频数,入夜尤甚,大便秘结,双下肢轻度水肿,夜寐差,多梦易醒,腰酸膝软,舌红,苔光,脉结代。

【辨证要点】

1. 胸痹心痛日久,胸闷且伴心前区刺痛。

2. 神疲乏力,大量自汗,心烦失眠,五心烦热,不畏寒反畏热,小便频数,腰膝酸软,舌红,苔光,脉细数。

综上,一派气阴两虚、瘀血内阻、心脉痹阻之象。

【既往史】 2型糖尿病23年余,现胰岛素控制血糖在空腹9.0～10.0mmol/L。

【中医诊断】 胸痹心痛;眩晕;消渴。

【中医辨证】 气阴两虚,血瘀脉络证。

【治则】 益气养阴,活血定悸,理气宽胸。

【处方】

西洋参10g	生黄芪120g	炒白术30g	煅龙齿30g
檀香10g	川芎30g	丹参30g	降香5g
砂仁10g	生地30g	玄参30g	天冬30g
金樱子30g	焦山楂30g	乌药20g	槟榔20g
枳壳20g	车前子30g	紫苏子10g	熟地30g

7剂,水煎,早晚温服。

二诊:2012年11月20日。心慌、胸闷、心前区刺痛明显缓解,心律失常发作频率由4～5次/d减少为2～3次/d,发作时仅伴少量自汗出,休息后即可缓解,夜尿减少,双下肢水肿基本消失。但仍自觉咽中有黏痰难以咳出,心烦多梦,夜寐常常惊醒,纳呆,大便仍难解。处方调整如下:

西洋参10g	生黄芪120g	炒白术30g	煅龙齿40g
檀香10g	川芎30g	丹参30g	降香5g
砂仁10g	生地50g	玄参30g	麦冬30g
金樱子30g	焦山楂30g	乌药30g	槟榔30g
枳壳30g	车前子30g	紫苏子10g	熟地50g

14剂,水煎,早晚温服。

再服14剂,诸症基本缓解,无明显胸闷,心前区刺痛消失,口干症状缓解,体力增加,大便通畅。继续服药50剂,巩固治疗,随访1年,病情平稳。

【按】胸痹心痛的病机关键在于外感或内伤引起心脉痹阻,其病性有虚实两方面,常常为本虚标实、虚实夹杂,补虚之法非常关键,扶正之法在众多疑难病症之中应用十分广泛,人皆尽知。然用补的时机、用补的多少、补药的选择、剂量的大小、攻补的结合、攻补的比例,以及峻补、平补、温补、清补、补消结合、阴阳双补、气血双补的不同应用,均与疗效密切相关。该患心脏疾患由来已久,前医以益气养阴、活血化瘀之法,辨证准确却效果不佳,实属病重药轻,用药缺乏精准之妙。该患消渴日久,气阴两虚、元气尽竭,血瘀脉络,非重药不能奏效,重用黄芪,加用西洋参,参芪并用,益气扶正是关键,生熟地、麦冬养阴润燥治其本,配以活血化瘀、镇静之药物活血定悸治其标,紫苏子、乌药、槟榔、枳壳通便理气,大便通畅,肺与大肠相表里,"肺为气之主",肺功能恢复正常,则气机调达,心脉畅通,诸药合用,收获良效。余临证擅用黄芪,重用黄芪往往收获良效。

案6:心律失常案

李某,男,70岁。初诊日期:2012年11月6日。

【主诉】心悸胸闷4年,加重1月。

【现病史】患者4年前无明显诱因出现头晕、胸闷、恶心,昏厥,不省人事,无抽搐,无口吐白沫,自行苏醒后于社区诊所输液治疗(具体不详)后,于医院查脑电图、头颅CT、心电图均正常。1个月前无明显诱因出现心悸、胸闷,自摸脉搏触及早搏,伴恶心、呕吐,休息后缓解,于心内科住院治疗。住院期间行动态心电图检查:心律失常,间断一度房室传导阻滞,二度Ⅰ型房室传导阻滞,室性早搏,短阵室性心动过速,频发房性早搏未下传,大部分发生于夜间。建议行射频消融术,患者及家属拒绝手术,慕名来诊。现症见:心悸、胸闷,自摸脉搏触及早搏,伴恶心、呕吐,休息后缓解。细查:患者面色苍白无华,心悸气短,心胸憋闷,伴痰白量多而黏,口苦,烦热汗出,畏寒肢冷,纳可,大便可,小便无力,夜尿频数。舌绛红,苔中根厚腻,脉虚数无力。

【辨证要点】

1. 心悸气短,心胸憋闷,面色无华,脉虚数无力。

2. 痰白量多而黏,苔中根厚腻,口苦,烦热汗出。

3. 畏寒肢冷,面色苍白。

综上,一派气血不足、阳虚血瘀、痰热内扰之象。

【既往史】否认糖尿病史,否认肝炎结核等传染病史,无药物及食物过敏史。

【中医诊断】心悸。

【中医辨证】气虚血瘀,痰热内扰,心阳不足。

【西医诊断】心律失常,二度Ⅰ型房室传导阻滞。

【治则】益气安神,活血定悸,清热化痰。

【处方】

西洋参10g	生黄芪80g	炒白术30g	茯神30g
丹参30g	龙眼肉10g	姜半夏15g	煅龙齿^{先煎}30g
黄连15g	瓜蒌仁30g	竹茹10g	陈皮10g
车前子30g	檀香10g	降香5g	酸枣仁30g
桂枝10g	炙甘草15g		

姜枣为引,7剂,水煎,早晚温服。

二诊:2012年11月13日。患者自诉服中药7剂后心悸、胸闷明显减轻,初诊症状大部消失。精神爽快,气力增加,面色稍红润,时有耳鸣。处方调整如下:

西洋参10g	生黄芪80g	炒白术30g	茯神30g
丹参30g	龙眼肉10g	姜半夏15g	煅龙齿^{先煎}30g
黄连15g	瓜蒌仁30g	陈皮10g	车前子30g
檀香10g	酸枣仁30g	桂枝10g	炙甘草15g
蝉蜕5g			

姜枣为引,7剂,水煎,早晚温服。

三诊:2012年11月20日。患者自诉服中药7剂后心悸明显减轻,胸闷消失,行动态心电图:心律失常、间断一度房室传导阻滞、二度Ⅰ型房室传导阻滞,较初诊减轻,心内科会诊后认为已无手术指征。处方调整如下:

西洋参10g	生黄芪80g	炒白术30g	茯神30g
丹参30g	龙眼肉10g	姜半夏15g	煅龙齿^{先煎}30g
黄连15g	瓜蒌仁30g	陈皮10g	车前子30g
羌活10g	酸枣仁30g	桂枝10g	炙甘草15g
蝉蜕5g			

姜枣为引,7剂,水煎,早晚温服。

坚持服药60剂,病情稳定,嘱其门诊定期随诊,后随访15个月未复发。

【按】房室传导阻滞属中医学"惊悸"和"怔忡"的范畴。本证的发生常与平素体质虚弱、情志所伤、劳倦、汗出受邪等有关。本案患者年迈体衰,气虚血弱,阳气虚鼓动无力,阴虚燥热内生,炼液为痰,气虚血瘀,虚、痰、瘀病机互结,虚实夹杂,以虚为主,因虚致实,正所谓"至虚有盛候,大实有赢状"。故方中重用西洋参、黄芪为君,补中益气;白术健脾益气;桂枝温阳通脉;檀香、丹参活血化瘀;黄连、瓜蒌、陈皮宽胸理气,化痰除烦;辅以镇静宁心安神。诸法合用,使得气血充盈,瘀去痰消,脉络通畅,心主血脉功能恢复正常,心悸自除。

案7：难治型心动过缓案

谈某,男,82岁。初诊日期:2013年2月19日。

【主诉】心跳缓慢5年余。

【现病史】患者自述于5年前自觉心跳缓慢,确诊为心动过缓,约40次/min,伴心律不齐、二尖瓣中度反流、左颈动脉硬化、高脂血症。多年来服用西药(药品名称不详),效果不佳。后又长期中药治疗,前医曾以温经养心、活血化瘀和益气活血等方法,疗效不佳。现自觉心胸憋闷,疲劳乏力,腰酸背疼,尿频,特来就诊。现见患者:神志清醒,语言流利,头项略有震颤,面色苍白,口唇暗紫,声音低微,口干喜饮,食少纳呆,大便费力,下肢畏寒,舌质瘀暗,左舌边有瘀斑,舌苔白腻,脉沉缓。

【辨证要点】

1. 心胸憋闷,舌质瘀暗,左舌边有瘀。

2. 面色苍白,声音低微,大便费力,下肢畏寒,脉沉缓。

3. 口干喜饮。

综上,一派阴阳两虚、气虚血瘀之象。

【中医诊断】心悸。

【中医辨证】阴阳两虚,气虚血瘀。

【治则】益气调中,活血化瘀。

【处方】

丹参30g	川芎25g	檀香10g	降香5g
砂仁10g	陈皮10g	车前子30g	姜半夏10g
焦山楂30g	炙甘草10g	西洋参10g	紫苏子10g

7剂,水煎,早晚温服。

二诊:2013年2月26日。患者服药7剂,心动过缓、心慌、胸闷等症状无明显好转,并加述食欲不振、口干口渴。处方调整如下:

丹参30g	川芎30g	檀香10g	降香5g

砂仁10g	陈皮10g	车前子30g	姜半夏15g
焦山楂30g	炙甘草10g	西洋参10g	紫苏子10g
地龙30g	炙黄芪80g	熟地25g	桂枝10g
白豆蔻10g	麦冬30g	鸡内金15g	

7剂,水煎,早晚温服。

三诊:2013年4月19日。服药后(7剂药后又按方自行抓药)心动过缓缓解,由40次/min增至50次/min,偶有胸闷、气短。下肢畏凉,口干喜饮。处方调整如下:

丹参30g	川芎30g	檀香10g	降香5g
砂仁10g	陈皮10g	车前子30g	五味子10g
焦山楂30g	炙甘草10g	西洋参10g	紫苏子10g
地龙30g	炙黄芪80g	熟地25g	桂枝10g
白豆蔻10g	麦冬30g	鸡内金15g	制附片20g

7剂,水煎,早晚温服。

四诊:2013年5月10日。患者自述各症状明显缓解,心跳次数增至昼52次/min、夜48次/min,口干口渴尚未明显缓解,大便困难,一日一行。处方调整如下:

丹参30g	川芎30g	檀香10g	降香5g
砂仁10g	陈皮10g	车前子30g	五味子10g
焦山楂30g	炙甘草10g	西洋参10g	紫苏子10g
地龙30g	炙黄芪80g	熟地30g	桂枝10g
白豆蔻10g	麦冬40g	鸡内金15g	制附片25g

7剂,上药清水煎服,每日1剂,早晚分温服。

五诊:2013年6月4日。患者自述各症状均明显缓解,心率正常,胸闷气短、下肢畏凉等症状均消失,面色稍红润,喜笑颜开。但口干口渴尚未明显缓解,大便黏腻,一日一行。舌质暗红,苔白厚腻。处方调整如下:

丹参30g	川芎30g	檀香10g	降香5g
砂仁10g	陈皮10g	车前子30g	五味子10g
焦山楂30g	炙甘草10g	西洋参10g	紫苏子10g
地龙30g	炙黄芪80g	熟地30g	桂枝10g
白豆蔻10g	麦冬50g	鸡内金15g	制附片25g
藿香10g	厚朴10g	沙参30g	紫苏10g

7剂,水煎,早晚温服。

患者述口干口渴亦有缓解,大便一日一行。舌质暗红,苔白微腻。后随访1年未发。

【按】患者初诊,年迈体衰,按气虚血瘀痰阻论治,用药以活血化瘀、行气化痰为主,兼以补气调中,7剂药后效果不明显。二诊加黄芪、地龙,重用黄芪,与西洋参同用以增强补气之功,与地龙同用取补气行血之功;加桂枝以助阳化气,温通经脉;加熟地、麦冬以补血养阴;同时加大川芎、半夏用量,又加白豆蔻以增大活血行气、燥湿化痰之力;佐以鸡内金消食健胃。三诊时患者明显好转,但因年迈,肾阳不足,命门火衰,且气血津液亏虚,故下肢冷痛,口干口渴,大便干燥,在二诊基础上加附子以补阳散寒;五味子以益气生津。四诊加大温阳散寒、滋阴之力。五诊在四诊基础上加大补阴及行气之力,以观后效,后随访1年未发。前医温经养心、活血化瘀和益气活血等方法,疗效不佳,未能奏效,说明该患病情重,病机复杂,本案一诊效果欠佳,后及时抓住患者年迈体衰、气血阴阳俱虚之病机,方见疗效。患者耄耋之年,五脏六腑功能下降,出现心脏病患是可以理解的,虽然药物没有返老还童之效,但是延年益寿,改善生活质量,亦甚佳。

案8:阵发性房颤案

徐某,男,64岁。初诊日期:2013年3月26日。

【主诉】胸闷、心悸半年。

【现病史】患者半年前无明显诱因出现头晕、胸闷、心悸不适,于大连某院住院治疗,脑CT、颈椎MRI大致正常,动态心电图提示:心律失常、阵发性房颤。住院期间服用普罗帕酮治疗心悸无明显改善,后在中医院中药治疗,前医曾以活血化瘀、养心定悸治疗,效果欠佳。今慕名来诊。症见:心悸、胸闷,偶伴头晕,胸痛,右上肢麻木不适,疲乏无力,口干欲饮,五心烦热,纳可,夜寐可。细查:患者大便成形,1次/d,排便不畅,极易腹胀,排气后舒,自觉胃肠蠕动慢,长期服用多潘立酮,舌暗红,舌体胖大,苔白稍腻,脉细促。

【辨证要点】

1. 神疲乏力,口干欲饮,五心烦热,脉细促。

2. 胸闷心悸,偶伴胸痛。

3. 排便困难,食后腹胀,苔白稍腻。

综上,一派气阴两虚、胃肠气滞、心脉瘀阻之象。

【既往史】否认糖尿病史,否认肝炎结核等传染病史,无药物及食物过敏史。

【中医诊断】心悸。

【中医辨证】气阴两虚,瘀阻心脉,胃肠气滞。

【西医诊断】心律失常,房颤。

【治则】益气养阴,活血化瘀,行气导滞。

【处方】

柏子仁30g	玄参30g	枸杞子10g	麦冬30g
茯神30g	酸枣仁30g	炙黄芪80g	地龙30g
川芎30g	煅龙齿30g	车前子30g	乌药20g
槟榔20g	枳壳20g	炒莱菔子15g	伸筋草25g

7剂,水煎,早晚温服。

二诊:2013年4月2日。患者自诉服中药7剂后心悸不适明显减轻,初诊症状大部消失。食欲增加,排便畅通,精神爽快,气力增加,面色稍红润。处方调整如下:

柏子仁30g	玄参30g	枸杞子10g	麦冬30g
茯神30g	酸枣仁30g	炙黄芪80g	地龙30g
川芎30g	煅龙齿30g	车前子30g	乌药20g
槟榔20g	枳壳20g	炒莱菔子15g	

14剂,水煎,早晚温服。

三诊:2013年4月16日。服药14剂,患者自觉心慌不适明显减轻,复查动态心电图提示:阵发性房颤次数明显减少,现唯觉排便乏力。处方调整如下:

柏子仁30g	玄参30g	枸杞子10g	麦冬30g
茯神30g	酸枣仁30g	炙黄芪100g	地龙30g
川芎30g	煅龙齿30g	车前子30g	乌药25g
槟榔25g	枳壳25g	西洋参10g	红花10g

14剂,水煎,早晚温服。

服药60剂,病情稳定,嘱其慎起居,调情志,劳逸适度。

【按】前医见心悸即用活血化瘀之药物,效果不佳,可以排除单纯气虚血瘀证。详查患者,审症求因,患者口干欲饮,排便困难,脉细促,一派阴虚之象,综合分析,患者年迈体衰,气阴两虚,为心气阴两虚型心悸。《诸病源候论·虚劳惊悸候》:"虚劳损伤血脉,致令心气不足,因为邪气所乘,则使惊而悸动不定。"方中柏子仁、玄参、枸杞子、麦冬、茯神养阴安神,煅龙齿镇静安神;方中重用黄芪健脾益气,气为血之帅,气行则血行,辅以川芎、地龙活血通络,黄芪配合活血药物,益气行血化瘀;同时患者纳呆、便秘、腹胀明显,胃肠气滞明显,莱菔子、乌药、槟榔、枳壳行气导滞通便,肺与大肠相表里,大便通畅,有助于"肺为气之主"功能正常发挥。脾胃为气机的枢纽,气机恢复正常,气血运行正常,相得益彰,后随症加减,病情向愈。

案9:房颤案

张某,男,75岁。

初诊日期:2012年6月12日。

【主诉】反复发作性心悸、气短20余年,加重半月。

【现病史】患者20余年前无明显诱因出现心悸、气短,反复发作,曾于某院心内科住院治疗,确诊为:心律失常、房颤、左心功能不全,系统治疗后症状缓解出院。反复出现气短,常于社区医院应用抗生素。近半月,因外感风寒出现心悸、心胸憋闷,腹胀,遂又住院治疗,确诊为:心律失常,房颤;左心功能不全,心功能Ⅲ级;慢性萎缩性胃炎。心脏彩超示:二尖瓣退行性变,主动脉瓣退行性变合并轻度反流,三尖瓣轻度反流,升主动脉增宽,左房右房大,左室收缩功能正常,等容舒张时间延长。动态心电图提示:全天异位心律,房颤,最大心率173次/min,最小心率42次/min,平均心率82次/min,未见ST-T改变,无大于2.5s的停搏。服用贝那普利控制血压,美托洛尔控制心率,硫酸氢氯吡格雷抗凝,地高辛强心,阿托伐他汀控制血脂,及对症治疗,症状缓解后出院。现患者胸闷气短,腹胀,大便干结,于今日慕名来诊。

患者面色青黑,口唇紫暗,双上肢皮肤暗沉。自诉心胸憋闷,气短汗出,动则益甚,伴倦怠无力,四肢欠温,纳谷不香,夜卧不安,腹胀,大便干结,3～5天一行,小便频数。舌嫩红,苔薄白,脉弦细似有似无。

【辨证要点】

1. 面色青黑,口唇紫暗,双上肢皮肤暗沉,心胸憋闷。

2. 气短汗出,动则益甚,伴倦怠无力,四肢欠温,纳谷不香,舌嫩红,苔薄白,脉弦细似有似无。

3. 腹胀,大便干结,3～5天一行。

综上,一派气虚血瘀、心脉瘀阻、胃肠气滞之象。

【既往史】否认糖尿病史,否认肝炎结核等传染病史,无药物及食物过敏史。

【中医诊断】怔忡;便秘。

【中医辨证】气虚血瘀,胃肠气滞。

【治则】益气安神,活血化瘀,行气通便。

【处方】

西洋参10g	炒白术30g	炙黄芪80g	丹参30g
川芎30g	地龙30g	檀香10g	降香5g
乌药30g	槟榔30g	枳壳30g	神曲30g
鸡内金15g	肉苁蓉30g	紫苏梗10g	煅龙齿^{先煎}50g
柏子仁30g			

姜枣为引,7剂,水煎,早晚温服。

二诊:2012年6月19日。患者自诉服中药7剂,心慌胸闷明显减轻,大便稍畅,一日一行,气力增加,初诊症状大部消失。现仍感头晕、自汗,口干不欲饮。处方调整如下:

西洋参10g	炒白术30g	炙黄芪80g	丹参30g
川芎30g	地龙30g	檀香10g	天麻10g
乌药30g	槟榔30g	枳壳30g	神曲30g
鸡内金15g	肉苁蓉30g	紫苏梗10g	煅龙齿^{先煎}50g
益智仁30g	浮小麦30g	远志30g	

姜枣为引,14剂,水煎,早晚温服,巩固治疗。

【按】本案患者年迈体衰,心气鼓动无力,气滞血瘀,阴阳失调,西医多对症治疗,早期效果虽明显,后期效果不佳。详查患者,该患病机以气虚血瘀为主,方中重用西洋参、黄芪、白术健脾益气,大补元气,气充则血行,治其本;同时予以活血化瘀通络药物檀香、丹参、川芎等,化瘀通络宁心,辅以理气通便、安神药物治其标。标本同治,扶正固本,使得心气充盈,心脉顺畅,怔忡自除。本案再次使用了余临床常用组合方剂,术参芪配合丹参、川芎、檀香,益气活血。

案10:不稳定型心绞痛案

史某,女,53岁。

初诊日期:2011年5月3日。

【主诉】心前区憋闷疼痛10年余,加重8个月,失眠半年。

【现病史】患者自述心前区憋闷疼痛10年余,诊断为冠心病。2009年9月因高血压3级(极高危)、冠状动脉粥样硬化、尿路感染住院治疗;2010年1月因急性坏疽性阑尾炎、高血压3级(极高危)、冠心病、不稳定型心绞痛住院治疗,均好转出院。自2010年8月起至今失眠,夜间自觉心前区憋闷疼痛,逐渐加重。现每日凌晨四点左右因心前区憋闷致醒,醒后不易入睡,即使入睡亦多梦纷纭。患者自述烦躁易怒,手足麻木,头晕,自汗,动则汗出,眼睑水肿,面色轻度青黑,夜尿频数,畏食生冷,极易腹泻,便日2~3次,舌质暗红,苔白腻,脉沉弦。曾求诊于中医治疗,前医多以健脾和胃养心治疗不效。自述无欲淡漠,疾病影响生活,觉痛不欲生,欲死不能。细问其有喜悲伤欲哭、数欠身,且常噩梦纷纭,四肢肌肉酸楚虫咬状。

【辨证要点】

1. 烦躁易怒,喜悲伤欲哭,数欠身,且常噩梦纷纭,四肢肌肉酸楚虫咬状。

2. 眼睑水肿,面色轻度青黑,夜尿频数,畏食生冷,腹泻频发。

3. 舌质暗红,苔白腻,脉沉弦。

综上,一派肝郁气滞、心脉瘀滞、脾肾阳虚之虚实夹杂之象。

【既往史】高血压病20余年,舒张压曾经达到110~120mmHg,收缩压180~190mmHg,口服贝那普利、酒石酸美托洛尔控制。

【中医诊断】真心痛。

【中医辨证】肝郁气滞,心脉瘀滞,兼脾肾阳虚。

【治则】疏肝养心、化瘀止痛,佐以温补脾肾。

【处方】

醋白芍30g	当归10g	柴胡15g	炒杜仲25g
醋香附15g	郁金15g	丹参30g	川芎30g
桑寄生30g	小茴香10g	神曲30g	车前子30g
琥珀0.8g	檀香10g	降香5g	乳香2g
没药2g	白扁豆30g	炮姜10g	补骨脂20g
炒山药30g			

10剂,水煎,早晚温服。

二诊:2011年5月13日。服中药10剂,每日凌晨四点左右因心前区憋醒明显缓解,睡眠可。患者心情平和,手足麻木减轻,头晕缓解,自汗减少,眼睑水肿减轻,夜尿减少,四肢肌肉酸楚如虫咬状等症状好转。处方调整如下:

醋白芍30g	当归10g	柴胡15g	焦山楂30g

醋香附15g	郁金15g	丹参30g	川芎30g
桑寄生30g	小茴香15g	神曲30g	车前子30g
煅龙齿40g	檀香10g	降香5g	乳香2g
没药2g	白扁豆30g	炮姜10g	

10剂,水煎,早晚温服。

三诊:2011年5月23日。服中药20剂,心前区憋醒症状基本消失,睡眠可。患者心情爽快,手足麻木、头晕自汗、眼睑水肿、夜尿频数、四肢肌肉酸楚如虫咬状等明显好转,大便黄软,日行1次。处方调整如下:

赤芍30g	当归10g	柴胡15g	炮姜10g
醋香附15g	郁金15g	丹参30g	川芎30g
桑寄生30g	小茴香15g	神曲30g	车前子30g
煅龙齿40g	檀香10g	降香5g	锁阳30g
金樱子30g			

30剂,水煎,早晚温服。

其后为增固疗效随症加减,又令其服中药30剂,症状消失。随访1年未复发。

【按】本案中患者步入中老年,加之长期情志抑郁,气机不畅,阻碍肾阳的蒸腾,故而导致心阳虚衰,行血无力,血不养心,心神失养,心肾不交,则出现夜眠不安稳,入睡困难;久而气滞血瘀,脾土失温,气血化源不足,营亏血少,脉道不充,血行不畅,发为真心痛;面色青黑,乃是肝肾本色显露于外,提示疾病的发展变化。辨证为肝郁气滞、心脉瘀滞兼脾肾阳虚之真心痛,治拟疏肝养心、化瘀止痛,佐以温补脾肾法,方用"解氏疏肝解郁菊花方",柴胡、香附、郁金疏肝解郁以行气,川芎、丹参以活血,两厢配伍,以达气行血自畅之功;再配以檀香、降香以开胸理气散结;乳香、没药理气活血止痛;煅龙齿收敛固涩以止汗;桑寄生以补肾。

案11:不稳定型心绞痛案

隋某,女,59岁。

初诊日期:2011年4月12日。

【主诉】心前区不适1个月。

【现病史】患者1个月前无明显诱因出现心前区憋闷不适,胸口如压一重石,呼吸不畅,气短,严重时夜间可被憋醒。平素头晕头痛,自觉头涨满闷,头重脚轻,脚底无根,如踩棉花。平伸手指,可见十指指尖乌青如染,且患者诉四肢麻木,活动不利,双腿沉重如灌铅,可明显见双下肢水肿,按之如泥,凹陷不起。患者近来时有手持重物却失落的症状发生,伴见有眼前有黑色物体飞过等飞蚊症。患者夜寐不佳,盗汗,耳鸣严重,伴有鼻腔发痒,如虫噬。大便不成形,日1次。长期以来,患者苦于疾病困扰,多方辗转,今日来诊。舌苔厚腻色白,舌质暗红,边尖瘀点,脉沉弱。患者年过半百,加之宿疾缠绵,故气血运行不畅,瘀血停滞于胸中,导致心前区憋闷;心气不足,心肾不交,导致夜眠不佳;久病及肾,三焦气化失司,水液停滞于下焦,故而下肢水肿,按之凹陷。

【辨证要点】

1. 年过半百,宿疾缠绵,四肢麻木,活动不利。

2. 头晕头痛,头涨满闷,头重脚轻,脚底无根,如踩棉花。

3. 十指乌青,舌苔厚腻色白,舌质暗红,边尖瘀点,脉沉弱。

综上,一派肝肾阴虚、肝阳上亢、气虚血瘀、心脉痹阻之象。

【既往史】高血压病10年余,最高时血压可达220/130mmHg,口服降压药(具体药物不详)控制可达150/120mmHg,血压控制不理想。今日就诊时测量为158/115mmHg。

【中医诊断】胸痹。

【中医辨证】气虚血瘀,阴虚阳亢,心脉痹阻。

【治则】益气活血,化瘀通痹,滋阴潜阳。

【处方】

怀牛膝25g	车前子30g	珍珠母40g	熟地25g
山茱萸15g	地龙30g	泽泻30g	炒山药30g
补骨脂15g	炙黄芪80g	檀香10g	降香5g
川芎30g			

7剂,水煎,早晚温服。

二诊:2011年4月19日。服中药7剂,患者自述心前区憋闷减轻,气短乏力缓解,头晕头痛、指青肢麻有所缓解,双下肢水肿减轻。血压150/80mmHg,近1周来因生气而出现右肋部疼痛,放射至后背。因腰椎间盘突出出现腰腿痛。舌苔黄厚腻,大便现基本成形,脉弦细。处方调整如下:

| 怀牛膝25g | 车前子30g | 珍珠母40g | 熟地25g |
| 山茱萸15g | 地龙30g | 泽泻30g | 炒山药30g |

补骨脂15g	炙黄芪80g	檀香10g	降香5g
川芎30g	延胡索10g	炒鸡内金15g	钩藤15g
焦山楂30g	金钱草30g	川楝子10g	酒白芍30g

7剂,水煎,早晚温服。

三诊:2011年4月26日。服中药14剂,患者自述心前区憋闷基本缓解,神爽力增,头晕头痛、指青肢麻明显减轻,双下肢轻度水肿。胁背腰腿疼痛基本消失。血压136/80mmHg,舌苔薄白稍腻,脉弦细。处方调整如下:

怀牛膝25g	车前子30g	珍珠母40g	熟地25g
山茱萸15g	地龙30g	泽泻30g	炒山药30g
炙黄芪80g	檀香10g	降香5g	炙甘草15g
川芎30g	酒白芍30g	钩藤15g	焦山楂30g

7剂,水煎,早晚温服。

后随症加减共服中药45剂,康复停药,随访半年未复发。

【按】张景岳云:"若无六气之邪而病出三阴,则惟情欲以伤内,劳倦以伤外,非邪似邪,非实似实,此所谓无,无则病在元气也。"胸痹之证,责之正虚,亦或兼有邪实,也因正虚为本。本案患者年过半百,肾气自半,精血渐虚,肾阳不足则不能鼓舞心气,血脉失于温运,痹阻不畅,肾阴亏虚,不能濡养五脏之阴,心肾不交,则心阴耗伤,心失濡养而致胸痹。胸痹之证,在临床上阴阳两虚最为多见,但应分清主次缓急,阳为有生之本,阳旺才能化生阴血,故补气应在补血之前,扶阳应在滋阴之上。本案中,经详细全面问诊及查体后,发现患者头晕头痛,头涨满闷,头重脚轻,自觉脚底无根,四肢麻木,活动不利,双腿沉重如灌铅,时有手持重物却失落及眼前有黑色物体飞过等表现,此乃中风先兆。患者长期气血不足,痰湿素盛,正逢春季,风邪乘虚而入,外风引动内风,肝肾阴虚,肝风内动,气血痰湿痹阻于脑,则易发中风。方以六味地黄丸加减补阳还五汤,补益肝肾,益气通络,同时给予珍珠母、钩藤,平肝潜阳息风;檀香、降香、川芎活血化瘀,通痹宁心。诸药合用,三诊渐愈,随访半年未复发。

案12:慢性心力衰竭案

路某,男,70岁。

初诊日期:2012年9月7日。

【主诉】反复发作性胸闷气短5余年,加重半月。

【现病史】患者5年前始出现发作性胸闷、气短,发作时伴心悸欲死,大汗淋漓,发作持续时间1～3h不等,含服速效救心丸或硝酸甘油后缓解不明显。患者于当地医院就诊,诊为高血压3级(极高危)、冠心病、不稳定型心绞痛。建议其行冠脉造影检查,患者拒绝,药物保守治疗后病情略缓解,此后间断服降压药(具体不详)及阿司匹林,症状反复发作,活动耐量逐渐减低。3年前因感冒诱使上述症状加重,喘息、胸闷持续不缓解,伴咳嗽咳痰,夜间不能平卧,遂于心内科住院治疗,心脏彩超示:①主动脉钙化合并轻度狭窄及中度反流,二尖瓣中度反流,三尖瓣中重度反流;②全心大,升主动脉略宽;③轻度肺动脉高压;④左室壁运动减低;⑤左室收缩功能减低。确诊为:冠心病,不稳定型心绞痛,全心衰,心功能Ⅲ级,高血压3级(极高危)。系统治疗后症状缓解出院,出院后仍反复发作胸闷、喘憋。3年来反复入各大医院住院治疗,西医常规强心、利尿、扩冠、抗感染、改善心室重塑、营养心肌等对症治疗效果不佳,身体活动耐量明显减低。患者及家属对西医治疗失去信心,转求诊于中医院寻求中医治疗,前医以温阳利水、温补心肾、益气活血等法治疗效果不佳。半月前因外感风寒致故疾复作,慕名来诊。

患者轮椅推入诊室,望其神情委顿,形体消瘦,面色萎黄,口唇紫暗,言语低微。患者自诉心胸憋闷,气短汗出,动则益甚,喘息不能平卧,头晕目眩,极度乏力,步行不足五十余步即被迫休息,兼见畏寒肢冷,四肢欠温,口渴不欲饮,脘腹痞闷,不思饮食,夜卧不安,小便量少,双下肢凹陷性水肿,按之没指。舌质暗淡,苔白腻,脉细促似有似无。

辅助检查:血常规、肌钙蛋白、心肌酶大致正常。肾功能:尿素氮(BUN)7.7mmol/L,肌酐162.7μmol/L。尿蛋白(++)。Pro-BNP 4 000pg/ml。6分钟步行试验327m。明尼苏达心力衰竭生活质量量表评分69分。

【辨证要点】

1. 年迈体衰,久病缠身,神情委顿,形体消瘦,面色萎黄,畏寒肢冷,四肢欠温。

2. 心胸憋闷,气短汗出,动则益甚,喘息不能平卧,舌质暗淡,苔白腻,脉细微促。

3. 脘腹痞闷,不思饮食,夜卧不安,小便量少,下肢水肿,按之没指。

综上,一派心肾阳虚、心脉痹阻、水湿凌心之象。

【中医诊断】 胸痹。

【中医辨证】 心阳大衰,痰瘀阻窍,水湿内停。

【治则】 温补心阳,通窍活血,利水消肿。

【处方】

制附子30g	西洋参10g	炒白术30g	炙黄芪80g
川芎30g	茯苓30g	檀香10g	降香5g
陈皮10g	赤芍30g	麦冬20g	龙眼肉10g
猪苓30g	神曲30g	车前子30g	丹参30g
槟榔30g	焦山楂30g	红花10g	菟丝子30g

15剂,水煎,早晚温服。

二诊:2012年9月25日。患者服药半月,自觉胸闷、喘憋症状明显缓解,心悸发作频率降低、程度减轻,双下肢水肿减轻,身体轻松,精神爽快,排气、排便顺畅,纳食增加。仍有咳痰,痰色灰白相间,痰质较稀。处方调整如下:

制附子25g	西洋参10g	炒白术30g	炙黄芪80g
川芎30g	茯苓30g	檀香10g	降香5g
陈皮10g	槟榔30g	焦山楂30g	红花10g
赤芍30g	麦冬30g	龙眼肉10g	丹参30g
菟丝子30g	紫苏子10g	神曲30g	五味子10g

患者携方回家,前后共服150余剂中药。

2013年4月2日,患者家属代诉,目前胸闷、喘憋、心悸等症状明显减轻,月余未见发作,无咳嗽咳痰,无乏力体倦,无畏寒肢冷,无下肢水肿,纳食香甜,精神爽快,面色红润,体重由初诊时70kg增加到85kg(身高171cm),现可进行中等强度体育锻炼,由原来步行不足50m即感不适增加到步行9km而不觉心慌气短,生活可完全自理,初诊时症状大都消失。复测6分钟步行试验:1 023m。明尼苏达心力衰竭生活质量量表评分18分。逐渐停用利尿剂及强心药,继服降压药物。复查BNP:532pg/ml。考虑冬春季节为心脑血管病高发期,故予上方改制附子为15g,继服1月,增固疗效。后随访半年无复发。

【按】该患者病重缠绵,长期中西医治疗不效,前医也曾以温阳利水、温补心肾、益气活血等法治疗,效果不佳,主要原因是药用力度不够,方药组成缺乏精妙。补益心气、心阳为治疗心衰之根本。正气亏虚为慢性心衰发病本源。心主火,主全身血脉,人体血液流动全靠心气心阳的推动,故心衰者,多为心气、心阳虚衰,推动无力,致使血液瘀滞,脉络闭阻;且正虚邪扰,寒气入经,饮停心下,痰蒙心窍,阻滞气机,致使脉中血气不通。寒凝、气滞、血瘀、痰浊相互交错,更使心气不达,心阳不展。故余在治疗慢性心衰时常常重用附子,大补心脾肾之元阳,且附子一味,走而不守,通达全身,既可通阳、散寒、止痛,又可燥湿、化饮。对于心阳虚衰不甚而心气不足较著者,则予少量附子或不用附子,重用西洋参、黄芪等益气养阴之品,大补心气,保护心阴、心血。

发挥中药在抗凝、抗血小板、改善循环方面的优势。近年来,随着大样本临床试验的展开,改善循环对于缓解心衰症状、降低死亡率等方面的积极作用已被证实。在对心系疾病的治疗方面,中医尤其重视活血化瘀的重要性。余认为,在心力衰竭这一疾病发展的过程中,无论是何种原因造成的心力衰竭,在其疾病发展过程中,都存在气血瘀滞、脉络瘀阻这一病理改变,因此,无论对于何种病因导致的心力衰竭,在治疗方面,都要注重活血化瘀。其次,活血需与调气相结合。气是构成和维持人体生命活动的精微物质,具有推动、温煦、防御、气化和固摄作用。血来源于水谷精微,行于脉道,具有充养全身脏腑器官之功能。气为阳,血为阴,阴阳互根,相互依存。正所谓"血为气之母,气为血之子",在心力衰竭这一疾病发展的每一阶段,都存在着气血盛衰的不同变化,因此在治疗时,要注重调整气血、平衡阴阳。在辨证时,又要分血虚而瘀、寒凝血瘀、气滞瘀血三种。根据辨证的不同来指导活血的具体方法。调气主要指补气与理气。将活血和调气相结合,通补协同,往往相得益彰。该病例辨证为心阳大衰、痰瘀阻窍、水湿内停之全心衰,治拟温补心阳、通窍活血、利水消肿之法。方中重用附子、檀香、降香、赤芍、红花以活血化瘀;重用黄芪,辅以白术、茯苓健脾益气,配合利湿消肿,对症治疗。复诊效果良好,坚持服药150剂,病愈。

案13:慢性心力衰竭案

牟某,男,73岁。初诊日期:2012年5月22日。

【主诉】反复发作性胸闷痛10年余,加重1个月。

【现病史】患者10年前始出现发作性胸痛,表现为快步走或爬坡后出现心前区刺痛,疼痛向背部放散,伴出汗、心悸,发作持续3~5min缓解,患者未服药物治疗,此后症状反复发作,活动耐量逐渐降低。2007年因胸痛急性发作,持续不缓解,急于心内科就诊,入院后行冠脉造影检查,提示多支多处狭窄(具体不详),确诊为急性下壁、后壁心肌梗死,并于左冠、右冠前降支分别植入支架1枚,术后仍有反复胸闷痛发作,此后因心肌梗死后心衰多次住院治疗。2010年因夜间阵发呼吸困难,于医院就诊,心脏超声检查提示:二尖瓣后叶部分腱索断裂并重度关闭不全,室间隔室壁瘤,主动脉钙化并中度关闭不全,内科治疗后好转。出院后每日服用单硝酸异山梨酯片、地高辛、美托洛尔、依那普利、硝苯地平、呋塞米、阿司匹林维持治疗。1个月前因感冒致使胸闷加重，夜间不可平卧，因西药治疗无显效，故辗转来诊。

患者由轮椅推入诊室，面色晦暗，口唇发绀，可见指甲青紫，甲缘色素沉着。详细问诊，诉持续性胸闷、喘憋、心悸、气短，并有发作性心前区刺痛，痛处固定不移，发作时间3～10min不等，上述症状轻微活动即加重，甚则不能站立，兼有神情倦怠，四肢乏力，烦躁不安，畏寒不甚，小便频数短少，时有尿失禁，大便尚可，夜寐欠佳。舌体胖大，舌质紫暗，上布瘀斑，脉结代而促。

【辅助检查】血常规：白细胞$4.61×10^9$/L，中性粒细胞百分比76.0%，红细胞计数$3.85×10^{12}$/L，血红蛋白127g/L，血小板计数$99×10^9$/L。离子、肾功能、心肌酶、肌钙蛋白未见异常。BNP：2 400pg/ml。心脏超声：①二尖瓣退行性变，后叶部分脱垂合并重度关闭不全，主动脉瓣退行性变合并反流（中度），三尖瓣反流（轻中度）；②升主动脉增宽；③左房左室右房大；④左室壁节段性运动异常；⑤肺动脉高压（中度）；⑥心包积液（少量）。心电图：心率66次/min，房颤，偶发室性早搏。6分钟步行试验307m。明尼苏达心力衰竭生活质量量表评分75分。

【辨证要点】

1. 年迈体衰，病久缠身，神疲乏力，下肢萎废。

2. 胸闷喘憋，心悸气短，心痛如刺，固定不移。

3. 舌体胖大，舌质紫暗，瘀斑可见，脉结代促。

综上，一派心气大衰、瘀血不行、痹阻心脉之象。

【既往史】高血压病30余年，最高血压220/120mmHg，近6年来口服苯磺酸氨氯地平、坎地沙坦、美托洛尔，血压控制于130～140/80～90mmHg。房颤病史10年，未服华法林。

【中医诊断】胸痹；心悸。

【中医辨证】心气虚衰，瘀痹心脉。

【治则】益气化瘀，宁心定悸。

【处方】

西洋参10g	白术30g	丹参30g	川芎30g
檀香10g	降香5g	砂仁10g	陈皮10g
炙甘草15g	煅龙齿30g	煅牡蛎30g	龙眼肉10g
焦山楂30g	怀牛膝20g	车前子30g	

14剂，水煎，早晚温服。

二诊:2012年6月8日。患者服药7剂,胸闷、气短、心慌诸症明显缓解,胸痛发作频率明显降低,四肢乏力等症大减,现可轻度活动,步行百余步,自行上下2～3层楼。并可见其面色较之前略有光泽,口唇发绀稍减,喜悦表情,言语顺畅,指甲由青紫色转为淡红色,触之可见血液回流迅速。因近日阴雨绵延,乌云密布,气压较低,可觉稍有气短、乏力,胸闷不舒。处方调整如下:

西洋参10g	丹参30g	川芎30g	炙黄芪80g
檀香10g	降香5g	砂仁10g	陈皮10g
炙甘草15g	煅龙齿50g	煅牡蛎30g	龙眼肉10g
焦山楂30g	怀牛膝20g	车前子30g	生白芍30g

14剂,水煎,早晚温服。

三诊:2012年8月7日。患者前后共服药70剂,现面色红润,神清气爽,诉无胸闷、胸痛发作,心悸症状明显缓解,无明显乏力,无心烦,小便有力,夜尿减少至每夜1～2次,无小便失禁症状,夜眠安稳。家人诉患者目前生活自理,可外出买菜,每日外出散步40分钟左右而不觉疲劳,复测6分钟步行试验839m,较治疗前增加532m。明尼苏达心力衰竭生活质量量表评分:19分。后随访半年,病情平稳,无明显加重。

【按】疑难病症大多病程较长,缠绵难愈。因为病程长,正气日耗,加之调养失当、治疗失误等原因,日渐形成正虚邪盛、正邪胶着的复杂局面。适量恰时地运用扶正之法是非常重要的。慢性心力衰竭属于临床重症,辨证以心气虚、心阳虚最为常见,本病患以心气虚为主,气虚血瘀,痹阻心脉,心失其宁,治疗重用西洋参、黄芪等益气养阴之品,大补心气,保护心阴、心血,盖心血旺,则心主血脉功能正常,心脉痹阻亦自愈,胸闷气喘症状减轻;檀香、降香、丹参、川芎活血通络,辅以龙齿、牡蛎镇静安神宁心;该患心阳虚衰不甚而心气不足较著,故未用附子,最终患者症状基本缓解。

案14:慢性心力衰竭案

王某,女,79岁。

初诊日期:2012年8月3日。

【主诉】反复胸闷疼痛10年,加重伴双下肢水肿2月。

【现病史】患者10年前始出现活动后胸闷、气短,表现为上坡或爬3～4层楼梯后发作,伴心悸,无胸痛,休息5～10min后缓解,患者未在意。此后活动耐量逐渐减低。7年前上述症状加重,伴心前区憋闷痛,并向咽喉部放散,患者含服速效救心丸10粒后3～10min缓解,故前往医院心内科门诊,门诊诊为冠心病、不稳定型心绞痛。此后因胸痛反复发作,多次入院治疗,心脏彩超提示:①左房左室增大;②主动脉瓣钙化;③左室收缩功能减低。建议其行冠脉造影检查,患者拒绝,行内科保守治疗。出院后长期服用美托洛尔、依那普利、氨氯地平、地高辛、呋塞米、阿司匹林、辛伐他汀维持治疗。症状仍反复发作。2个月前无明显诱因出现胸闷加重,伴双下肢水肿,时有夜间憋醒,现觉四肢麻木。因觉西药治疗无显效,转求中医药治疗,前医曾以益气扶正、活血化瘀之药,但疗效欠佳,故于今日来诊。四诊所见:患者步履蹒跚不稳,缓慢步入诊室,望诊见其精神萎靡,面色无华,言语低微,反应迟钝。诉胸闷、胸痛,喘息气短,自汗出,轻微活动即加重,发作性心悸,兼有头晕目眩,视物旋转,神疲健忘,畏寒肢冷,体倦乏力,肢端麻木,双下肢水肿,按之没指,回弹缓慢,自觉双下肢沉重无力,脘腹冷痛,呃逆连连,其声低微,心胸烦闷,失眠多梦,大便略溏,小便频数,夜尿尤甚。舌体胖大,舌质暗淡,边有瘀斑,苔白腻,脉沉而涩,双尺微弱,似有似无。

【辨证要点】

1. 年迈体衰,步履蹒跚,精神萎靡,语声低微,神疲乏力,畏寒肢冷,脘腹冷痛。

2. 胸闷胸痛,心悸时舌质暗淡,边有瘀斑,脉沉而涩。

3. 双下肢水肿,按之没指,苔白腻。

综上,一派心阳大虚、心脉痹阻、水湿内停之象。

【既往史】高血压病史10年余,最高血压200/100mmHg,平素口服氨氯地平、依那普利降压,血压波动于140～170/80～90mmHg。糖尿病2年,未系统监测血糖。

【辅助检查】血常规正常。心肌酶、肌钙蛋白大致正常。BNP:1 231pg/ml。6分钟步行试验310m。明尼苏达心力衰竭生活质量量表评分76分。

【中医诊断】胸痹;眩晕;胃脘痛。

【中医辨证】心阳虚衰,痰瘀阻络,水湿内停。

【治则】温补心阳,利水消肿,化瘀通络。

【处方】

生黄芪100g	炒山药50g	制附子20g	丹参30g
怀牛膝25g	生地25g	熟地25g	檀香10g
地龙25g	车前子30g	全蝎10g	降香5g

焦山楂 30g	公丁香 10g	砂仁 10g	西洋参 10g
天麻 10g	山茱萸 15g		

7剂,水煎,早晚温服。

二诊:2012年8月10日。服药7剂,现胸闷、气短、喘憋明显缓解,夜间可平卧位休息,无憋醒,头晕明显缓解,下肢水肿减轻,自觉肢体轻松,可步行五六十米不觉乏力,呃逆减轻,尿频明显减轻,但夜尿仍多,一夜尿4～8次,仍有四肢麻木,口干纳差。处方调整如下:

生黄芪 100g	炒山药 50g	制附子 20g	丹参 30g
怀牛膝 25g	生地 40g	熟地 30g	檀香 10g
地龙 25g	车前子 30g	陈皮 10g	降香 5g
焦山楂 30g	麦冬 30g	砂仁 10g	西洋参 10g
天麻 10g	山茱萸 15g	川芎 25g	金樱子 30g

上方14剂,水煎,早晚温服。

三诊:2012年8月24日。患者共服药21剂,现胸闷、气短、胸痛、心悸等症状明显缓解,1周来胸痛未发作,畏寒、乏力明显减轻,双下肢水肿完全消失,可于平地散步30min左右不觉疲惫,头晕、腹痛、呃逆、肢端麻木诸症向愈,唯夜尿频,夜眠差。处方调整如下:

生黄芪 100g	炒山药 50g	制附子 20g	丹参 30g
怀牛膝 25g	生地 40g	熟地 30g	檀香 10g
地龙 25g	车前子 30g	陈皮 10g	降香 5g
焦山楂 30g	麦冬 30g	砂仁 10g	西洋参 10g
川芎 25g	金樱子 30g	茯神 30g	

上方14剂,水煎,早晚温服。

四诊:2012年12月11日。患者共服药百余剂,无胸痛发作,无喘憋,无心悸、气短,无夜间憋醒,无脘腹疼痛,四肢温热,肢体有力。家属代诉,服药50余剂后可每日步行40～60min,生活可完全自理,夜眠尚可,现已停药1月,近日因天气转寒,觉轻度胸闷,夜尿增加,故前来复诊。门诊复查心脏彩超提示:①左房左室增大;②主动脉瓣钙化;③左室收缩功能减低。复测6分钟步行试验815m。明尼苏达心力衰竭生活质量量表评分23分。处方调整如下:

生黄芪 100g	炒山药 50g	制附子 15g	丹参 30g
怀牛膝 25g	生地 40g	熟地 30g	檀香 10g
地龙 25g	车前子 30g	陈皮 10g	降香 5g

焦山楂30g	麦冬30g	砂仁10g	西洋参10g
川芎25g	金樱子30g	茯神30g	

继服1月,水煎,早晚温服。

此后随诊3个月,无不适主诉。后随访2年未复发。

【按】本患者为胸痹心痛重症,病情错综复杂,西医以对症治疗为主治其标,不能治其本,脏腑功能逐渐下降,故患者病情逐渐加重,前医虽亦予益气扶正、活血化瘀,然病重药轻,且病机复杂,不能兼顾,收效甚微。余予附子、黄芪、山萸肉大补元阳之气,振奋心脾肾之阳气。同时注意到患者兼有糖尿病,糖尿病多以阴虚为本,而该患因病程日久,阴损及阳,致使阴阳两虚,因此在补阳之时加益气补阴之品,方中山药、生熟地、麦冬量大药足,滋阴润燥,一方面针对病因治疗,另一方面防止附子燥烈之气灼伤阴津。而胸痹的发病又与寒凝、瘀血、痰浊、气滞密切相关。寒、痰、瘀、滞交互为患,形成恶性循环,故在治疗时加用川芎、丹参、怀牛膝、檀香、降香、地龙、天麻等活血通络、行气止痛之品,加健脾祛湿之品,诸药合用,以成良效。

案15:慢性心力衰竭案

侯某,男,55岁。

初诊日期:1999年6月5日。

【主诉】胸闷喘息、呼吸困难,不能平卧5年余,加重1年。

【现病史】5年前无明显原因而自觉重体力活动后呼吸困难,休息后可自行缓解。近1年来明显加重,1年内已住院治疗2次。1999年5月26日再次以呼吸困难、胸闷窒息、恐怖感、夜间尤甚入住医院心内科,体征:唇甲发绀、颧部潮红、脉压25mmHg、心率98次/min、脉疾数。四肢末梢苍白、发冷。心脏叩诊:左心室增大,闻及舒张早期奔马律(S3奔马律),肺动脉瓣区第二心音(P2)亢进,心尖部可闻及收缩期杂音,两肺闻及较多干、湿啰音,并可闻及哮鸣音。肺CT示:左肺底有少量胸腔积液。西医对症治疗10余天疗效不佳,于1999年6月5日请余会诊。症见:端坐呼吸高枕卧位,不能平卧,端坐时方可使憋气好转。入睡后突然因憋气而惊醒,被迫迅速坐起,需30min后方能缓解。呼吸深快,哮喘咳嗽、咳痰、咯血,痰通常为浆液性,呈白色、粉红色泡沫样,乏力、疲倦、头昏、心慌少尿,伴记忆力减退、焦虑、失眠、幻觉等精神症状,舌红少苔,脉细数。

【辨证要点】

1. 心胸憋闷,气喘而促,不能平卧,咳嗽咳痰,红白相兼。

2. 病久年迈,神疲乏力,舌红少苔,脉细数。

综上,一派心气阴两虚、痰瘀阻脉、肺失宣降之象。

【既往史】高血压冠心病20余年,长期口服酒石酸美托洛尔、苯磺酸氨氯地平、硝酸异山梨酯、丹参滴丸、冠心苏合香丸等治疗,血压长期维持在140～200/90～110mmHg。

【中医诊断】喘证;胸痹。

【中医辨证】气阴两虚,痰瘀阻滞,肺失宣降。

【治则】益气养阴,宣肺平喘,化瘀涤痰。

【处方】

白果15g	炙麻黄10g	川贝10g	瓜蒌仁30g
西洋参10g	丹参30g	麦冬30g	五味子10g
茯苓30g	车前子30g	三七15g	沉香10g
熟地30g	龙齿30g	姜半夏15g	檀香10g

7剂,水煎,温热少量频服。

二诊:1999年7月28日。喘咳胸闷憋气明显好转,已能平卧,咳痰减少,咯血止,尿量明显增加,仍疲倦乏力,余症皆有所缓解。处方调整如下:

西洋参10g	丹参30g	麦冬30g	五味子10g
茯苓30g	车前子30g	三七15g	降香10g
熟地30g	龙齿30g	姜半夏15g	檀香10g
瓜蒌仁30g	川芎30g	赤芍30g	

7剂,水煎,温热少量频服。

三诊:1999年8月4日。喘咳胸闷憋气进一步好转,咳痰进一步减少,四肢末梢苍白、发冷减轻,尿量2 000ml/24h,病情控制,患者精神好转,食欲增加,气力增加。处方调整如下:

西洋参10g	丹参30g	麦冬30g	五味子10g
茯苓30g	桂枝10g	三七15g	降香10g
熟地30g	焦山楂25g	檀香10g	炙黄芪80g
瓜蒌仁30g	川芎30g	赤芍30g	龙眼肉10g

15剂,水煎,早晚温服。

其后门诊继续治疗,随症加减共服中药50余剂,喘咳胸闷憋气及记忆力减退、焦虑、失眠、幻觉等症皆消失。复查:肾功能大致正常;活动后呼吸困难明显缓解;唇甲发绀、颧部潮红消失;脉压40mmHg,心率78次/min,脉和缓有力稍数。心脏叩诊：左心室稍大,舒张早期奔马律(S3 奔马律),肺动脉瓣区第二心音(P2)亢进基本消失,心尖部收缩期杂音未闻及,两肺干、湿啰音及哮鸣音消失。CT 示：左肺底未见胸腔积液。2 年后偶遇,自述 2 年来,间断服中药方,一次医院也未住,生活自理,精神愉快。

【按】 胸痹心痛的病机关键在于外感或内伤引起心脉痹阻,其病性有虚实两方面,常常为本虚标实,虚实夹杂,虚者多见气虚、阳虚、阴虚、血虚,尤以气虚、阳虚多见。然本患为气阴两虚,虚火灼络,上扰肺脏,肺失宣降,喘咳、咳痰,痰中带血,故以白果、麻黄宣肺平喘,川贝、瓜蒌涤痰;气阴两虚为本,予以西洋参、麦冬、五味子益气养阴,寓生脉散之义;三七、丹参、檀香化瘀通络止血,龙齿宁心复脉。待复诊时,痰去喘平,再以益气扶正化瘀为主,标本同治,诸症皆消。

案 16：慢性心力衰竭案

田某,女,80 岁。

初诊日期：2010 年 9 月 17 日。

【主诉】 反复头晕 40 余年,胸闷气短 7 年,加重半月。

【现病史】 患者 40 年前无明显诱因出现头晕,胸闷气短 7 年,曾先后于各大医院住院治疗,西医长期以扩冠改善冠脉供血、抗血小板聚集、控制血压、保护心功能等对症治疗。近半月因劳累而致旧疾复发且加重。现症见：头晕,疲劳乏力,心慌气短,胸闷烦躁,畏寒喜温,面色萎黄,口唇淡紫,爪甲无华,毛发干枯,双目无神,语言低落,失眠多梦,大便次数多,每因小便而出,柏油色,纳少,无恶心呕吐,舌质暗,少苔,脉细弱。血常规：红细胞 3.06×10^{12}/L,血红蛋白 77g/L;血清铁 3.06μmol/L;血生化：尿素氮 10.30mmol/L,尿酸 502μmol/L。尿常规、肝功能、血糖、血脂、离子、凝血功能均正常。胸部 CT+ 全腹 MSCT 平扫诊断：心脏增大、动脉硬化症;肺动脉增宽,提示肺动脉高压;右肺上叶条索片影;主动脉弓旁囊性低密度灶,考虑心包积液? 左侧附件区囊性低密度灶,结合临床;腹水。

【辨证要点】

1. 神疲乏力,畏寒喜温,面色萎黄,口唇淡紫,爪甲无华,毛发干枯。

2. 头晕目眩,心胸憋闷,气短而烦。

3. 舌质暗,少苔,脉细弱。

综上,一派心气虚衰、心脾两虚之象。

【既往史】既往2个月前行直肠癌手术治疗。高血压40年。1个月前因房颤伴二度房室传导阻滞行单腔起搏器植入术治疗。过敏史:有刺五加过敏史。

【中医诊断】胸痹心痛;真心痛。

【中医辨证】心气虚衰,心脾两虚。

【治则】大补心气,养心健脾,宁心定悸。

【处方】

西洋参10g	桂枝10g	煅龙齿30g	煅牡蛎30g
麦冬30g	炙黄芪100g	炒白术30g	炙甘草15g
龙眼肉10g	川芎30g	檀香10g	焦三仙30g
车前子30g			

4剂,水煎,早晚温服。

二诊:2010年9月21日。服药2剂自觉诸症明显减轻,患者因高兴激动于室内走动过度而致劳累,痼疾复作,自觉整体症状比来诊时减轻。处方调整如下:

西洋参10g	桂枝10g	煅龙齿30g	煅牡蛎30g
麦冬30g	炙黄芪120g	炒白术30g	炙甘草15g
龙眼肉15g	川芎30g	檀香10g	焦三仙30g
车前子30g	五味子10g		

4剂,水煎,早晚温服。

嘱:忌劳累,避免情绪急躁,营养饮食。

三诊:2010年9月28日。服中药11剂,头晕、疲劳乏力、心慌气短、胸闷烦躁等明显减轻,生活已能基本自理。处方调整如下:

西洋参10g	制附片20g	煅龙齿30g	煅牡蛎30g
麦冬30g	炙黄芪100g	炒白术30g	炙甘草15g
龙眼肉10g	川芎30g	当归15g	焦山楂30g
车前子30g	五味子10g		

10剂,水煎,早晚温服。

四诊:2010年10月8日。服中药21剂,头晕、疲劳乏力、心慌气短、胸闷烦躁等进一步减轻,生活自理。畏寒喜温、面色萎黄、口唇淡紫、爪甲无华、毛发干枯等明显缓解,精神转爽,语言有力,眠好,大便日1次,色黄软,纳食香甜。血常规:红细胞5.22×10^{12}/L,血红蛋白111.2g/L;血清铁5.16μmol/L;血生化:

尿素氮6.08mmol/L,尿酸368μmol/L。后随症加减,中药治疗70剂,患者病情基本控制,病情向愈,生活自理。随访1年10个月未发。

【按】患者久病不愈,耗伤气血,气血亏虚,气虚则清阳不升,血虚则脑失所养,故致头晕。脾胃为气血生化之源,脾虚气血生化乏源,故致疲劳乏力,面色萎黄,语言低落;久病失血,气血难以恢复,心血不足,则肝无所藏,肝血不足,而致口唇淡紫,爪甲无华,毛发干枯,双目无神;心血不足,心失所养而致失眠多梦,心慌气短,胸闷烦躁;久病伤肾,肾阳不足,肾气不固,故见畏寒喜温,大便次数多,每因小便而出。脾主运化,脾胃为气血生化之源,脾气不足,运化无权,则气血不易恢复,以虚立论,以西洋参、大剂量炙黄芪、炒白术、炙甘草健脾益气,使脾气健运,气血生化有源;血为有形之物,不易速生,故以龙眼肉加强益气养心安神之功;桂枝、麦冬温心脉,养心血;川芎、檀香化瘀温中行气;龙齿、牡蛎镇静安神;焦三仙以增强健脾和胃之功,服药70剂顽疾得除。

案17:慢性心力衰竭案

欧阳某,男,78岁。

初诊日期:2010年9月9日。

【主诉】反复发作性心悸、气短5余年,加重半月。

【现病史】患者5年前无明显诱因出现心悸、气短,反复发作,休息后不缓解,一度出现喘息、胸闷,咳痰量多,夜间不能平卧,曾于心内科住院治疗。心脏彩超示:①主动脉钙化合并轻度狭窄及中度反流,二尖瓣中度反流,三尖瓣中重度反流;②全心大,升主动脉略宽;③轻度肺动脉高压;④左室壁运动减低;⑤左室收缩功能减低。确诊为全心衰,心功能Ⅲ级,系统治疗后症状缓解出院。出院后病情易反复,5年来辗转于各大医院门诊,住院经西医常规强心、利尿、扩冠、抗感染、营养心肌对症治疗效果不佳,病情逐渐加重。患者及家属对西医治疗失去信心,转求中医治疗,前医以温阳利水、温补心肾、益气活血等法治疗不效。近半月,因外感风寒致故疾复作,慕名来诊。

患者由家属推入诊室,望其神情委顿,形体消瘦,面色萎黄,口唇紫暗。患者自诉心胸憋闷,气短汗出,动则益甚,头晕目眩,不得平卧,极度乏力,兼见四肢欠温,口渴不欲饮,脘腹痞闷,纳谷不香,夜卧不安,大便偏干,小便量少,双下肢水肿,舌暗淡,苔薄白,脉细促,似有似无。

【辨证要点】

1. 神情委顿,形体消瘦,面色萎黄,气短汗出,动则益甚,头晕目眩,不得平卧,极度乏力,四肢欠温,口渴不欲饮,脘腹痞闷,纳谷不香。

2. 心胸憋闷,口唇紫暗,舌暗苔白,脉细促,似有似无。

3. 腹胀尿少,下肢水肿。

综上,一派心气大虚、瘀阻心脉、水湿内停之象。

【既往史】否认糖尿病史,否认肝炎结核等传染病史,无药物及食物过敏史。

【中医诊断】怔忡。

【中医辨证】气虚血瘀,水湿内停。

【西医诊断】全心衰;心功能不全,心功能Ⅲ级。

【治则】益气健脾,活血化瘀,利水消肿。

【处方】

西洋参10g	炒白术30g	炙黄芪80g	丹参30g
川芎30g	茯苓30g	檀香10g	降香5g
陈皮10g	槟榔30g	焦山楂30g	红花10g
赤芍30g	麦冬20g	龙眼肉10g	菟丝子30g
猪苓30g	神曲30g	车前子30g	

15剂,水煎,早晚温服。

二诊:2012年8月13日。患者家属代诉,服中药后心慌胸闷明显减轻,气力体重增加,精神爽快,面色红润,体重由初诊时70kg增加到85kg(身高171cm),现可自行体育锻炼,由原来步行不足100m即感不适增加到步行9km而不觉心慌气短,生活自理,初诊症状大部消失。处方调整如下:

西洋参10g	炒白术30g	炙黄芪80g	丹参30g
川芎30g	茯苓30g	檀香10g	降香5g
陈皮10g	槟榔30g	焦山楂30g	红花10g
赤芍30g	麦冬30g	龙眼肉10g	菟丝子30g
紫苏子10g	神曲30g	五味子10g	

14剂,水煎,早晚温服。

三诊:2012年8月27日。患者家属代诉,患者服中药月余,心慌胸闷等症进一步好转,现自行体育锻炼,每日步行10km而不觉心慌气短。处方调整如下:

炒白术30g	炙黄芪80g	丹参30g	川芎30g
茯苓30g	陈皮10g	槟榔30g	焦山楂30g

红花10g	赤芍30g	麦冬30g	龙眼肉10g
菟丝子30g	神曲30g	五味子10g	

14剂,水煎,早晚温服。

坚持服药60剂,病情稳定,嘱其慎起居,低盐饮食,避风寒,定期随诊。

【按】本案患者年迈体衰,久病缠身,耗伤心气,心气渐虚,气虚鼓动无力,血瘀水湿内停,可见心悸、水肿诸症。前医未知其理,以温阳利水、温补心肾、益气活血等法尤显欠缺,且危重之疾,非大方重量难起沉疴,治疗不效也属必然。结合前医治疗经历进行排查,使用排他辨证法,以益气扶正固本为主,方中再次使用西洋参及大剂量炙黄芪的经典组合,大补元气为主,兼以化瘀通络、利水消肿,复诊效果明显,辨证准确,用药得当,效如桴鼓,调整继续服用,病情趋于稳定。

案18:慢性心力衰竭案

孙某,男,57岁。初诊日期:2012年2月28日。

【主诉】胸闷气短9年余,加重伴心悸、发热、咳嗽5月。

【现病史】患者于2003年始出现活动后胸闷、气短,行心脏彩超提示主动脉瓣重度关闭不全,左室腔大小70mm,2005年于阜外医院行主动脉瓣机械瓣置换手术,术后口服华法林,控制INR于2.0左右。2011年8月因胸闷加重伴喘憋再次入院,胸主动脉CTA:①主动脉根部动脉瘤,主动脉瓣改变,考虑人工瓣膜术后;②前纵隔内结节影;③左室增大,双侧胸膜增厚;④肝内多发低密度灶。行升主动脉置换术+主动脉瓣周漏修补术+冠状动脉移植术,术后3天出现高热不退,确诊感染心内膜炎,给予利奈唑胺+哌拉西林钠他唑巴坦钠抗感染2月余无显效,后改为利奈唑胺+美罗培南,体温仍波动于39℃,2次痰培养回报阴沟肠杆菌、弗劳地氏枸橼酸杆菌、肺炎克雷伯菌感染。经食管超声探查:主动脉人工瓣开启良好,主动脉人工血管周围实性低回声;右心耳回声改变(考虑早期血栓可能,请结合临床);右房附加回声大小较前次无明显变化。且患者出现严重心律失常,动态心电图回报病态窦房结综合征、房颤、房扑。肺动脉CTA提示肺栓塞。经心血管内外科、血液科、呼吸科、感染科、ICU等专家行全院会诊,后外请北京安贞医院专家团队进行心脏瓣膜赘生物摘除术,术后继续抗感染治疗,病情略缓解,但仍有发热,最高体温39.0℃,且反复出现胸闷、胸痛、气短、心悸及夜间阵发性呼吸困难。心律失常方面给予药物复律无效,电复律后短暂复律,后复发房扑、房颤。因患者生命体征不平稳,故家属拒绝行永久起搏器植入。西医内科治疗已束手无策,遂来诊。

患者轮椅推入诊室,面色萎黄,发热,疲乏无力,少气懒言,胸闷,喘息不得平卧,心悸时作,咳嗽咳痰,咳吐中等量黄痰,痰质黏稠不易咳出,痰中可见少量新鲜血丝,双下肢轻度水肿,小便不利,大便偏干,夜寐不安,舌体胖,质瘀暗,苔黄腻,脉促。

【辨证要点】

1. 年迈顽疾多年,疲乏无力,少气懒言。

2. 恶寒发热,咳嗽咳痰,痰黄质稠,不易咳出,痰中血丝。

3. 胸闷喘息,不得平卧,心悸时作,舌体胖大,舌质瘀暗,苔色黄腻,脉促。

综上,一派心气大虚、痰热内结、瘀阻心脉之象。

【既往史】高血压病史10余年,长期服用硝苯地平 + 厄贝沙坦氢氯噻嗪各1片,控制血压于130～140/80～90mmHg左右。

【辅助检查】血常规:白细胞计数$2.95×10^9$/L,中性粒细胞百分比46.5%,红细胞计数$3.29×10^{12}$/L,血红蛋白103g/L,红细胞压积29.3%,血小板计数$206×10^9$/L。尿蛋白0.3g/L,血液酸碱度7.389,动脉二氧化碳分压42.0mmHg,动脉血氧分压76.0mmHg,动脉血氧饱和度95.3%;总胆红素22μmol/L,直接胆红素7.7μmol/L;INR1.42;脑钠肽前体(pro-BNP)1 121.00pg/ml。肾功能、血脂、血糖、离子大致正常。胸片:主动脉硬化症。心电图:异位心律,房扑;广泛ST段压低,T波倒置。心脏彩超:左室腔57mm;射血分数:35%。6分钟步行试验因体力不支无法完成。明尼苏达心力衰竭生活质量量表评分92分。

【中医诊断】胸痹;心悸;咳嗽。

【中医辨证】心气虚衰,痰热壅肺。

【治则】清肺化痰,益心和中。

【处方】

西洋参10g	炒白术30g	黄芪80g	丹参30g
川芎25g	陈皮10g	砂仁10g	车前子30g
鱼腥草10g	金银花10g	大青叶10g	白芥子10g
紫苏子10g	桂枝10g	川厚朴10g	瓜蒌仁30g
黄连10g	姜半夏15g		

3剂,水煎,早晚温服。

二诊:2012年3月2日。服药3剂,患者热退神爽,服药第2天曾咳出大量黄绿色胶黏痰,此后咳嗽明显缓解,痰质变稀,痰量减少,无咯血,患者自觉身体轻松,气力增加,但仍觉胸闷、喘息、气短。舌淡紫苔薄。今日停用抗生素,其余药物改为口服继服,预约明日出院。处方调整如下:

西洋参10g	生黄芪80g	炒白术30g	赤芍30g
金银花10g	大青叶10g	白芥子10g	紫苏子10g
川芎30g	桂枝10g	丹参30g	檀香10g
槟榔25g	川厚朴10g	瓜蒌仁30g	黄连10g
姜半夏15g			

15剂,水煎,早晚温服。

三诊:2012年3月20日。共服药18剂,患者发热、咳嗽等症完全消失,神爽面笑,步入诊室,生活基本自理。胸闷、气短、乏力症状明显缓解,双下肢水肿减轻,夜间可平卧休息。仍有活动后胸闷症状,时有阵发性心悸。患者目前肺部炎症已愈,但其因心脏严重器质性病变,心功能重度不全,目前虽有缓解,但正气仍虚,为巩固治疗,处方调整如下:

西洋参10g	白术30g	黄芪80g	丹参30g
车前子30g	川芎25g	陈皮10g	砂仁10g
炙甘草15g	龙眼肉10g	焦山楂30g	茯神30g
檀香10g	降香5g	槟榔25g	川厚朴10g
瓜蒌仁30g	黄连10g	姜半夏15g	

15剂,水煎,早晚温服。

四诊:2012年4月6日。患者步入病房,神清气爽,无发热、咳嗽、咳痰,活动后胸闷、喘息明显缓解,每日可步行半小时左右,轻体力劳动无胸闷发作,心悸发作频率由1～2天1次减至每周1～2次,且发作持续时间减短,无胸痛,无夜间憋醒,双下肢无水肿。复查心脏彩超示射血分数50%,E/F>1.1。处方调整如下:

西洋参10g	白术30g	黄芪80g	丹参30g
车前子30g	川芎30g	陈皮10g	砂仁10g
炙甘草15g	龙眼肉10g	焦山楂30g	茯神30g
檀香10g	降香5g	泽泻30g	制附子10g

上方继服30剂,患者复诊,诉目前重返工作岗位,且每日可以中等步速散步1小时左右,无胸闷、喘憋,无胸痛,无心悸,唯天气变化时略感心前区胀闷,原方继服1个月,配合适当体育锻炼,上述不适症状基本消失。复测明尼苏达心力衰竭生活质量量表评分20分。随访半年未复发。

【按】心衰多属中医的"心悸""怔忡""胸痹""水肿""痰饮"等范畴。心衰的基本病机为本虚标实。其病位在心,涉及肺、肝、脾、肾四脏。常在正虚的基础上因外邪诱发而致使病情加重,甚则脏器衰败而亡。本患年近花甲,病程日久,经历多次复杂手术,且前后共用强效抗生素半年之久,正气衰败,阴阳气血虚微,加之反复感染外邪,故为阴阳两虚、虚实夹杂之证。正所谓急则治其标,缓则治其本,患者发热、咳嗽,咳吐大量黄绿脓痰,舌体胖大,舌苔黄腻,是为痰热壅肺,痰热互结,壅遏气道,致使肺失肃降,气机阻痹,影响水液代谢,故而身肿、喘息,不得平卧。故主要先以祛邪为主,扶正为辅,待其表邪祛除之后重用扶正之法。针对其正气衰败的基本病机,重用黄芪、西洋参补益心脾肺之元气;大青叶、鱼腥草、金银花清热解毒排脓;用瓜蒌、半夏、黄连、白芥子、厚朴清热涤痰,宽胸散结,下气平喘,配以车前子利尿渗湿,导热下行;佐以陈皮、桂枝、川芎、檀香、丹参等理气化瘀通痹。诸药合用,标本兼顾。并根据病情病势之变化,不断调整药物的主次方向,对证施治。与此同时,待患者病情缓解时嘱其适当进行体育锻炼,纠正不良生活习惯,配合治疗,以达到积极效果。

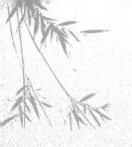

第三章　肾系难顽重症

案1：顽固性尿血案

徐某，女，59岁。

初诊日期：2014年7月1日。

【主诉】反复尿潜血2年余。

【现病史】患者2年前无明显诱因出现肉眼血尿，尿常规示尿潜血（＋），肾功能无异常。曾辗转于各大医院行中医及西医治疗（具体药物不详），效不佳。今年5月份复测尿潜血（＋），苦于疾病困扰，遂于今日特来求诊。现症见：患者常年面色萎黄，近半年自感神疲乏力，食少纳呆，畏寒肢冷，腰膝酸软。平素脾气急躁，眠差，偶盗汗，双下肢无水肿，久病尿血，尿色偏于淡红，便溏，日行一次，舌质暗淡，舌苔薄白，脉沉细弱。

【辨证要点】

1. 神疲乏力，面色萎黄，食少纳呆，畏寒肢冷，腰膝酸软。

2. 久病尿血，尿色淡红，大便稀溏，舌质暗淡，舌苔薄白，脉沉细弱。

综上，一派脾肾亏虚、气虚不摄、血溢脉外之象。

【既往史】肝囊肿2年，甲状腺结节10年。

【中医诊断】尿血。

【中医辨证】脾肾不固，血溢脉外。

【西医诊断】慢性膀胱炎。

【治则】健脾固肾，固摄止血。

【处方】

炙黄芪80g	白术25g	茯苓25g	山茱萸15g
熟地25g	砂仁10g	茜草10g	杜仲炭30g
炙黄精25g	浙贝母20g	玄参20g	生牡蛎^{先煎}20g
陈皮10g	白芥子10g	三七10g	炒山药25g

木瓜25g

7剂,水煎,早晚温服。

二诊:2014年7月11日。服药7剂,气力稍增加,食欲较前增加,畏寒稍减轻,大便较前成形。今日测尿潜血(++),现感膝关节疼痛,尚不影响正常活动。处方调整如下:

炙黄芪80g	白术25g	茯苓25g	山茱萸15g
熟地25g	砂仁10g	茜草10g	杜仲炭30g
炙黄精25g	浙贝母20g	玄参20g	生牡蛎^{先煎}20g
陈皮10g	小蓟15g	三七10g	炒山药25g
藕节炭25g	细辛3g	白茅根炭25g	

14剂,水煎,早晚温服。

三诊:2014年7月25日。服药21剂,尿潜血好转,今测尿潜血(+)。气力增加,纳可,畏寒进一步减轻。现膝关节仍疼痛,较前未有好转,并诉1年前于妇产医院检查为阴道炎后,自感小便灼热。处方调整如下:

炙黄芪80g	白术25g	茯苓25g	山茱萸15g
熟地25g	砂仁10g	茜草10g	杜仲炭30g
炙黄精25g	浙贝母20g	玄参20g	生牡蛎^{先煎}20g
陈皮10g	小蓟15g	三七10g	炒山药25g
藕节炭25g	细辛3g	白茅根炭25g	木瓜25g

14剂,水煎,早晚温服。

四诊:2014年8月8日。服药30余剂,尿血进一步好转,查尿潜血(±)。现患者精神爽快,纳可,膝关节疼痛明显减轻,小便灼热较前明显好转。处方调整如下:

炙黄芪80g	白术25g	茯苓25g	山茱萸15g
生地25g	砂仁10g	杜仲炭30g	木瓜25g
炙黄精25g	浙贝母20g	玄参20g	生牡蛎^{先煎}20g
陈皮10g	小蓟15g	三七10g	炒山药25g
藕节炭25g	生甘草10g	白茅根炭25g	

14剂,水煎,早晚温服。

五诊:2014年8月26日。服药50余剂,血尿有所反复,今尿潜血(+)。膝关节疼痛消退,小便灼热进一步好转。现略感乏力,微咳嗽,无痰。大便黏腻,量少,每日1次。处方调整如下:

炙黄芪100g	白术25g	茯苓25g	山茱萸20g
生地30g	熟地30g	杜仲炭30g	木瓜25g
炙黄精25g	浙贝母20g	玄参20g	生牡蛎^{先煎}20g
陈皮10g	小蓟15g	三七10g	炒山药25g
藕节炭25g	生甘草10g	白茅根炭25g	金银花15g

14剂,水煎,早晚温服。

前后服药共70余剂,患者诸症悉平。

【按】 血尿的治疗用药,强调辨证与辨病结合,病初宜见血先止血,久病见血宜治本。本案中,患者2年来反复尿潜血,久病尿血多责之脾虚。故方中以黄芪、白术、茯苓、砂仁、黄精、山药、陈皮为主药健脾益气。对反复发作血尿患者,应采取治本方法,滋肾益气摄血,故伍熟地、山茱萸、杜仲炭以补肾,黄精、山药兼有补肾之用。在临床中,余善用、喜用炭药,如方中杜仲炭,其炒炭后补而不腻,且补肝肾之力较生品强。治疗女性月经失调、各种出血等,余常使用藕节炭、蒲黄炭等以增强其活血止血之力。血尿多兼血瘀,故方中用茜草、三七以活血化瘀止血,用消瘰丸、白芥子通气化痰以活血。

案2:烟雾病术后尿崩症案

杨某,男,30岁。

初诊日期:2014年3月28日。

【主诉】 尿频、尿量多伴腰痛2月,加重半月余。

【现病史】 患者2007年起初时感头晕,置之不理,随后一日上班打字时,自觉突然肢体麻木,活动不能。遂急诊入院,确诊为脑梗死、烟雾病,于北京宣武医院治疗,治疗后遗留左侧视野缺损。并于2009年于北京天坛医院行右侧颞前动脉-大脑中动脉搭桥术。2012年6月于大连市中心医院行颅内血运重建术。CT(颅脑,平扫):颅脑术后改变,右侧大脑半球多发脑梗死,伴软化灶形成;脑内多发小灶梗死,部分软化灶形成;轻度脑白质脱髓鞘改变;脑萎缩。神经系统查体四肢肌力4级,病理征阴性。患者辗转于大连、北京各大医院行中西医治疗,效不佳,遂来求诊。现症见:患者神情稍呆滞,反应迟钝,自觉全身乏力,头晕,小便较前明显增多,伴有烦渴、多饮、口干、夜尿频数,且常不能控制,夜尿可达2L,腰痛,大便稀溏。舌体胖大,舌淡苔白,脉沉细数。

【辨证要点】

1. 久病缠身,多次术后。

2. 烦渴多饮,夜尿频频,腰痛腿软,大便稀溏。

3. 舌体胖大,舌淡苔白,脉沉细数。

综上,一派气阴两虚、肾气不固之象。

【既往史】高血压病10余年,血压最高180/120mmHg,近2年未服降压药,平素血压140/100mmHg。

【中医诊断】消渴病(上消、下消)。

【中医辨证】肾气不固,气阴两虚,水道失摄。

【治则】益气固肾,养阴生津。

【处方】

熟地25g	山茱萸15g	茯苓25g	车前子25g
黄精25g	西洋参10g	川芎25g	天冬25g
沙参25g	五味子10g	制首乌25g	

10剂,水煎,早晚温服。

嘱:忌情志刺激,忌食辛辣刺激食物;每日应饮加入少量白糖及食盐的饮用水。

二诊:2014年4月8日。服药10剂,尿频等症状明显改善,自诉能控制便意。腰痛减轻,气力增加,说话主动性、自理性增强,头晕消失,口不干,大便较前稍成形。舌体胖大,苔水滑,边有齿痕。处方调整如下:

熟地25g	山茱萸15g	茯苓25g	车前子^{包煎}25g
炙黄精25g	西洋参10g	川芎25g	天冬25g
金樱子30g	五味子10g	制首乌25g	锁阳30g

10剂,水煎,早晚温服。

三诊:2014年4月18日。小便较前自控力进一步增强,遗尿明显好转,大便成形,现腹胀,舌体胖大,苔黄腻。处方调整如下:

熟地25g	山茱萸15g	茯苓25g	乌药15g
炙黄精25g	西洋参10g	川芎25g	天冬25g
金樱子30g	五味子10g	制首乌25g	锁阳30g
炒白术25g			

14剂,水煎,早晚温服。

四诊:2014年5月16日。诸症基本向愈,多尿、多饮症状明显改善,饮水量、尿量均减少 1/2 以上,现夜尿 2～3 次,夜尿总量平均约 500ml,尿比重基本正常。现偶感大便费力。处方调整如下:

熟地 25g	山茱萸 15g	茯苓 25g	乌药 20g
炙黄精 25g	西洋参 10g	川芎 25g	天冬 25g
金樱子 30g	五味子 10g	制首乌 25g	锁阳 30g
炒白术 25g	炒山药 25g	益智仁 25g	

14 剂,水煎,早晚温服。

患者前后共服中药 60 剂后尿崩基本向愈。

【按】尿崩症在中医中无特定病名,在《金匮要略》中有"男子消渴,小便反多,以饮一斗,小便一斗,肾气丸主之"的条文,很贴近尿崩症症候的描述,故一般认为可归属于"消渴"病范畴。《丹台玉案》云"肾水一虚,则无以制余火,火旺不能扑灭,煎熬脏腑,火因水竭而益烈,水因火烈而益干,阳盛阴衰构成此证",故尿崩症患者初起大都偏于阴虚燥热,然病久阴损及阳。若颅脑创伤或术后脑水肿,则进一步阻遏气机,致使水失通调,而呈脾肾阳虚、水失敷布之情形,后期则可酿至阴阳两虚之候,导致永久性尿崩症而成难治之症。方中熟地性平,气味纯净,滋肾填精,大补五脏之真阴;山茱萸味酸性温,补益肝肾,收敛元气;何首乌气温味苦涩,苦补肾,温补肝,能收敛精气,所以能养血益肝,固精益肾,《滇南本草》云其"涩精,坚肾气,止赤白便浊,缩小便";天冬,归肺、肾经,养阴润燥,与熟地、山茱萸、何首乌共滋肾阴、培补下元,意在使肾气充盈,气化如常;西洋参,苦、微甘,寒,能补助气分,并能补益血分,补气养阴,清火生津,与五味子合用,一补一敛,与黄精共奏益气养阴、生津止渴之效。余常言:久病必瘀,故以川芎活血行气化瘀;瘀久化湿,故佐以茯苓健脾化湿;车前子利水渗湿,使邪从小便而利。

案3:急性肾衰竭案

庄某,男,48 岁。

初诊日期:2011 年 4 月 15 日。

【主诉】无尿,伴疲劳、乏力、纳差 2 个月。

【现病史】患者平素体弱多病,2 个月前进食海鲜后出现恶心呕吐伴腹泻 1 天,随后无尿;伴胸闷、气短、咳痰带血,端坐体位,夜间不能平卧,遂入大连市某医院住院诊治。查血生化:尿素氮 37.88mmol/L,肌酐 1 217μmol/L。泌尿系统彩超检查示:双肾弥漫性改变。双肾多层螺旋 CT(MSCT)平扫示:双侧肾周筋膜略毛糙。心脏彩超检查示：二尖瓣退行性变合并反流（中度），三尖瓣反流（轻中度），左房左室大，左室收缩功能减低。胸部 X 线检查示：双肺间质改变，心脏横位，心界饱满，两侧肋角积液。双肺增强 CT 示：双肺可见多发、斑片状高密度影，密度不均，边界不清。诊断为急性肾衰竭、急性胃肠炎、急性左心衰竭、肺内感染。给予血液透析、连续性肾脏替代治疗（CRRT）、抗炎等综合措施治疗后，患者胸闷气短症状缓解，但肾功能仍未恢复，仍无尿，为求进一步治疗，特慕名来诊。

现症见：无尿（24h 尿量少于 100ml），下肢沉重，自觉双上肢肿胀不适，眼睑水肿；心悸，胸闷气短，呼吸困难，劳累后加重，偶有咳嗽；周身畏寒喜温，手足冰凉；纳差，恶心，腹胀，泛酸；大便稀，每日 2 次，睡眠欠安；舌淡，苔白稍厚腻，双侧尺部脉沉细涩。患者 2 个月体重下降 15kg，生活欠自理，家人搀扶来诊；无意识障碍，无下肢水肿。

【辨证要点】

1. 平素体弱多病，畏寒喜暖，四肢冰凉，大便稀溏。

2. 周身水肿，无尿呕恶，舌淡苔厚，脉沉细涩。

3. 胸闷气短，呼吸困难。

综上，一派脾肾阳虚、气不化水、水湿泛溢、瘀阻心脉之象。

【中医诊断】水肿（阴水）；癃闭。

【中医辨证】脾肾阳虚，气不化水。

【治则】温肾纳气，利水消肿。

【处方】

丹参 30g	檀香 10g	降香 5g	茯苓 30g
菟丝子 30g	姜半夏 10g	肉桂 10g	紫苏 15g
槟榔 25g	西洋参 10g	黄芪 80g	炒山药 30g
炒白术 30g	木瓜 30g	车前子 30g	白茅根 30g
猪苓 30g	高良姜 7g	焦麦芽 30g	

生姜皮适量为引。7 剂，水煎，早晚温服。

二诊：2011 年 5 月 3 日。患者服药 7 剂后，病情明显缓解，尿量由每日少于 10ml 增至 2 500ml，胃脘满闷症状明显缓解，怕冷症状减轻。仍微觉胸闷气短，疲劳乏力；偶有恶心、泛酸，口淡无味，口干欲饮，大便略干燥；纳可，睡眠可；舌暗红，舌苔厚腻，脉沉弱。目前生活基本自理。血清肌酐 197μmol/L，胸部 X 线检查示肺内斑片影消失。处方调整如下：

丹参30g	檀香10g	降香5g	茯苓30g
菟丝子30g	紫苏15g	炒白术30g	车前子30g
槟榔25g	西洋参10g	黄芪80g	炒山药30g
焦山楂30g	焦神曲30g	炒鸡内金10g	乌药15g
猪苓30g	高良姜7g	焦麦芽30g	沙参25g
炙黄精30g			

生姜皮适量为引。7剂,水煎,早晚温服。

患者服药14剂后,病情明显好转,每日尿量1 500～2 000ml,体力增加,时感胸闷、气短,纳、眠可,大便调。患者坚持继续门诊治疗,随症加减,间断服药4个月,小便正常,尿量每日1 400ml左右,自觉精神爽快,体力增加,溲、便调,纳、眠可,生活完全自理,血肌酐、尿素氮大致恢复正常。半年后电话回访,患者诉病情平稳,未复发。

【按】本例患者就诊时以癃闭为主,主因素体脾肾虚弱,复由饮食不节损伤脾胃,导致脾胃功能失调,则津液生化无源;脾胃为气机升降之枢纽,脾胃运化功能失调,清阳不升,浊阴难降,影响气液输布,水液不能下输膀胱,则形成癃闭;肾主水液而司二便,与膀胱相表里,阳虚则气不化水,关门开阖不利,故致水湿内停。水液输布障碍,水湿泛溢四肢,则见肢体水肿;水湿上逆肺胃,可致恶心、呕吐、咳嗽;流于肠间,则见腹泻;水气凌心,则见胸闷气短、心慌心悸。因此,治疗当以升清降浊、补肾纳气、利水消肿为原则。余善以檀香、降香合用,二药味辛、性温,辛温通行,通畅气机;肉桂味辛、甘,性大热,补命门不足,益阳消阴,上三味药同用,使阳气得复,水得气化,小便自利。患者气阴已伤,故檀香、降香用量亦小,以防行气之药再耗气伤阴。西洋参、黄芪、炒山药、炒白术、茯苓其义有二:一健脾行气利水,使清阳得升,浊阴得降;二脾胃为仓廪之官,药物饮食都需要胃的受纳和脾的转输散精而被吸收,胃气败绝则百药难施,故治疗过程中应注意顾护脾胃。同时加用焦三仙、鸡内金健脾消食,增强食欲;紫苏、槟榔加强行气作用;木瓜、车前子、白茅根、猪苓、生姜皮以利水消肿;久病必瘀,少佐丹参、降香以行气化瘀。诸药合用,使阳气得复,水肿得消,小便自利。

案4:慢性肾衰‐尿毒症案

阎某,男,45岁。

初诊日期:2014年7月15日。

【主诉】下肢水肿、少尿10余天。

【现病史】患者1年前发现肾功能异常,于肾内科住院治疗,出院后改善不明显。今年6月份,因反复头晕7年、加重10天,多次测血压增高,最高达240/160mmHg,于循环内科住院治疗。20天后,突发左侧肢体麻木3天,头颅CT示:颅内多发腔隙性脑梗死,脑白质脱髓鞘改变;头颅MRI示:右侧基底节区 - 右侧丘脑新近脑梗死,双侧侧脑室旁及双侧基底节区腔隙性脑梗死,脑白质脱髓鞘改变,于神经内科住院治疗。住院期间,红细胞$2.84×10^{12}$/L;肾功能:尿蛋白(++),尿素氮34mmol/L,肌酐818μmol/L;甘油三酯2.16mmol/L,血钾5.4mmol/L。出院时被告知病情,建议透析治疗。患者拒行透析,欲中药治疗,遂慕名来诊。现症见:患者面色晦暗,全身粟粒状暗灰色疹消退,倦怠乏力,全身畏寒,腰以下甚,纳差便溏,左侧肢体麻木,下肢水肿,按之如泥,小便不通或点滴不爽,排出无力,24h尿量少于400ml。舌体胖大,苔白腻,边有齿痕,脉沉细。左侧血压140/100mmHg,右侧血压180/100mmHg。

【辨证要点】

1. 面色晦暗,倦怠乏力,全身畏寒,腰以下甚,纳差便溏,下肢水肿,按之如泥。

2. 小便不通或点滴不爽,排出无力,舌体胖大,苔白腻,边有齿痕,脉沉细。

3. 头晕反复,肢体麻木。

综上,一派脾肾阳虚、水湿泛溢、瘀阻脉络之象。

【中医诊断】水肿(阴水);癃闭。

【中医辨证】脾肾阳虚,湿毒泛溢,瘀阻脉络。

【西医诊断】慢性肾衰 - 尿毒症;慢性肾病5期;高血压3级(极高危);脑出血后遗症;高血压肾病。

【治则】温补肾阳,健脾化湿,利水消肿,益气通络。

【处方】

制附子^{先煎}25g	熟地黄25g	炒山药25g	车前子^{包煎}25g
山茱萸15g	怀牛膝25g	地龙25g	西洋参10g
茯苓皮25g	泽泻25g	猪苓25g	陈皮10g
菟丝子25g	生黄芪80g	路路通20g	

7剂,水煎,早晚温服。

二诊:2014年7月22日。服药7剂,下肢水肿减轻,畏寒肢冷消失。体力较前增加,纳差,尿量增加(量未知),便溏。现全身乏力,尤其双下肢明显,步

行稍快,多则十余步,即感困难。处方调整如下:

制附子^{先煎}20g	熟地黄25g	炒山药25g	车前子^{包煎}25g
山茱萸15g	怀牛膝25g	地龙25g	西洋参10g
茯苓皮25g	泽泻25g	猪苓25g	陈皮10g
菟丝子25g	生黄芪80g	路路通20g	伸筋草20g

14剂,水煎,早晚温服。

三诊:2014年8月12日。服药20余天,自诉尿量增加1倍,约1 500ml。精神爽快,气力稍增加,全身粟粒状暗灰色疹消退。大便黄软,日行1次,舌体胖大,边有齿痕,苔中根微黄腻。左部脉沉细,右寸关脉弦滑有力。处方调整如下:

姜半夏10g	熟地黄25g	炒山药25g	车前子^{包煎}25g
山茱萸15g	怀牛膝25g	地龙25g	西洋参10g
茯苓皮25g	泽泻25g	猪苓25g	陈皮10g
菟丝子25g	生黄芪80g	路路通20g	伸筋草20g
肉桂^{后下}10g	紫苏10g		

14剂,水煎,早晚温服。

四诊:2014年9月5日。服药50余剂,诸症明显缓解,精神爽快,气力增加,尿量1 500～2 000ml,肾功能恢复正常,畏寒明显好转,自诉"自觉身体发热,半夜饥饿欲食"(自得病以来无此感受),便溏,苔白,舌中根微黄。处方调整如下:

小茴香15g	熟地黄30g	炒山药25g	车前子^{包煎}25g
山茱萸15g	怀牛膝25g	地龙25g	西洋参10g
茯苓皮25g	泽泻25g	猪苓25g	陈皮10g
菟丝子25g	生黄芪80g	路路通20g	伸筋草20g
肉桂10g	紫苏10g		

14剂,水煎,早晚温服。巩固疗效。

后随访10个月,病情稳定未复发。

【按】尿毒症之本,为肾脾虚损。尿毒症是各种肾病久治不愈的不良归宿,久病必虚,穷必及肾,何况肾病久治不愈,必肾元亏损。肾为先天之本,元阴元阳之所寄,本案中,患者面色晦暗,倦怠乏力,全身畏寒,腰以下甚,纳差便溏等,皆为脾肾阳虚之证。现肾元亏损,累及五脏,以肾脾虚损为甚。肾脾虚损,则水液不能正常敷布,变水津为浊毒。火不生土,则脾运不健,气血生化乏源,精血不足,体虚益甚。《景岳全书·肿胀》:"水肿证,以精血皆化为水,多属虚败,治宜温脾补肾,此正法也。"《景岳全书·癃闭》:"夫膀胱为藏水之府,而水之入也,由气以化水,故有气斯有水……若病已至甚,则必用八味丸料,或加减金匮肾气汤大剂煎服,庶可挽回……"本案中,以加减金匮肾气汤大剂煎服伍以怀牛膝、菟丝子温肾助阳。肾主化气行水,肾气大虚,大病重方起沉疴,余临床倡导大病大方、重病重量,故方中以西洋参、生黄芪大补肾中元气,元气充盈,补气与温阳相得益彰,水道自通,水液随之而出;地龙、路路通通经活络,改善气虚血瘀之症状,亦能行气利水;车前子、猪苓、泽泻使水湿从小便而利。诸药合用,治顽疾于须臾之间。

案5:多囊肾案

高某,女,56岁。

初诊日期:2012年5月15日。

【主诉】蛋白尿4年余,双下肢水肿半年。

【现病史】患多囊肝及多囊肾20余年,一直未予治疗。现持续性蛋白尿4年余,肾功能化验示:尿素氮8.2mmol/L、血肌酐320μmol/L、β_2微球蛋白2.9mg/L,双下肢轻度水肿,腰膝酸软,自觉双下肢沉重,困楚无力,四肢厥冷,腰以下尤甚,如裹冰帛。胃脘部隐隐作痛,遇寒加重,得温痛减,喜暖喜按。失眠多梦,入睡后易醒易惊,醒后难以入睡,烦躁易怒,心悸健忘。偶有头晕,觉眼前空白一片,站立不稳,休息后缓解。查体:血压160/90mmHg。饮食正常,大便黏腻,稀溏。舌淡苔白腻。

【辨证要点】

1. 下肢水肿,畏寒肢冷,倦怠乏力,大便稀溏。

2. 胃脘部隐隐作痛,遇寒加重,得温痛减,喜暖喜按。

3. 小便短少,大便黏腻,舌淡苔白腻。

综上,一派脾肾阳虚、虚寒里急、水湿内停之象。

【中医诊断】水肿;胃脘痛。

【中医辨证】脾肾阳虚。

【治则】温肾健脾,利水消肿,温里止痛。

【处方】

茯苓30g	白术30g	木瓜30g	木香10g
附子25g	西洋参10g	黄芪80g	大腹皮25g
车前子30g	菟丝子30g	薏苡仁20g	狗脊30g

厚朴 10g	醋白芍 30g	川牛膝 25g	琥珀 10g
紫苏 10g			

15剂,水煎,早晚温服。

二诊:2012年5月29日。服药15剂,双下肢水肿消失,自觉神清气爽,身轻步健,气力增加。尿素氮降至6.8mmol/L,肌酐降至260μmol/L。大便由黏腻转为成形软条状,便后爽快。畏寒减轻,胃脘冷痛缓解,泛酸。偶觉胸闷不舒,不舒则一身汗出,汗出后缓解。处方调整如下:

茯苓 30g	白术 30g	木瓜 30g	木香 10g
附子 30g	西洋参 10g	黄芪 100g	大腹皮 25g
车前子 30g	菟丝子 30g	薏苡仁 20g	狗脊 30g
厚朴 10g	醋白芍 30g	川牛膝 25g	琥珀 10g
海螵蛸 30g	附子 30g	鹿茸 3g	紫苏 10g

14剂,水煎,早晚温服。

以上方随症加减,连服3个月,水肿消退,蛋白尿消失,头晕乏力诸症悉平,经B超复查,囊肿未见发展。随访1年,未见复发。

【按】《景岳全书·肿胀》篇也指出:"凡水肿等证,乃脾肺肾三脏相干之病。盖水为至阴,故其本在肾;水化于气,故其标在肺;水惟畏土,故其制在脾。"观此例患者,久病体虚,由下至上缓慢而发,兼有畏寒肢冷、倦怠乏力、大便稀溏,是为脾肾阳虚之阴水。方中以附子为君,温肾助阳,化气行水;茯苓、白术、西洋参、黄芪、薏苡仁既益气健脾,大补肾中元气,又助膀胱气化而行水;方中附子、黄芪、西洋参,为余益气温阳经典组合,再显神奇,木香、厚朴通调水道,理气行水;车前子、茯苓、木瓜淡渗利湿以消水肿;紫苏一味,宣肺利水,起提壶揭盖之功;牛膝为引,引药下行,又兼活血化瘀、利水消肿;又有白芍一味,柔以养阴,平抑肝阳,既消苦温伤阴之过,又解肝阴不足之眩晕。各药相得益彰,此中妙玄,难以尽言。

案6:小儿血淋案

杜某,女,9岁。

初诊日期:2008年7月25日。

【主诉】尿急、尿痛、血尿3年,加重1周。

【现病史】患儿3年前感冒发热后引起尿频,当时并未重视,后因患儿小便时疼痛就诊,诊断为泌尿系感染,尿常规:潜血(+),当时未予治疗。近3年来仍偶有尿血,曾出现尿频、尿痛,现已无此症状。1周前患儿玩耍着凉后发热,而使病情复发加重,遂求诊于我院,门诊尿检:潜血(±),特来诊。现症见:尿频、尿急、尿痛,血尿,夜间易醒,形体消瘦,面色不容,精神不振,腰痛神疲倦怠,食欲不振,大便稍干燥,3～4日一行,舌质红,苔薄黄,脉滑数。

【辨证要点】

1. 尿频尿急,尿痛血尿反复不缓解。

2. 形体消瘦,精神不振,腰痛神疲,食欲不振。

3. 大便干燥,舌质红,苔薄黄,脉滑数。

综上,皆为肾阴亏虚、虚火灼络之象。

【中医诊断】血淋。

【中医辨证】肾阴亏虚,虚火灼络。

【西医诊断】泌尿系感染。

【治则】滋阴清热,补肾止血。

【处方】

熟地10g	山茱萸10g	炒山药15g	车前子15g
泽泻15g	茯苓15g	小蓟10g	蒲黄炭10g
生甘草10g	麦冬10g	藕节炭15g	炙黄芪30g
杜仲炭15g	肉苁蓉15g	槟榔10g	鸡内金10g
紫苏7g			

7剂,水煎,早晚温服。

二诊:2008年8月1日。服药后,尿频、尿急、尿痛症状改善,血尿、精神不振、神疲倦怠好转,食欲不振改善,尿常规:潜血(±)(2008年7月30日),小便频数,混浊,大便2～3日1次,舌质红,苔薄黄,脉滑数。处方调整如下:

熟地10g	山茱萸10g	炒山药15g	车前子15g
泽泻15g	茯苓15g	小蓟10g	白茅根10g
生甘草10g	麦冬10g	藕节炭15g	炙黄芪30g
火麻仁10g	金银花10g	槟榔10g	鸡内金10g
紫苏7g			

7剂,水煎,早晚温服。

三诊:2008年8月8日。患儿现能正常小便,有时腰痛,乏力,大便4日一行,饮食一般,口服药后有时恶心。处方调整如下:

熟地10g	山茱萸10g	炒山药15g	车前子15g

泽泻15g	茯苓15g	小蓟10g	白茅根10g
生甘草10g	麦冬10g	白果7g	炙黄芪30g
火麻仁20g	金银花10g	槟榔20g	鸡内金10g
紫苏7g			

7剂,水煎,早晚温服。

四诊:2008年8月15日。近3日因暑热贪凉而致尿频、急痛,尿常规:潜血(±)(2008年8月13日),大便3日一行。处方调整如下:

熟地10g	山茱萸10g	炒山药15g	车前子15g
竹叶7g	茯苓15g	小蓟10g	白茅根10g
生甘草10g	麦冬10g	猪苓7g	炙黄芪30g
火麻仁20g	金银花10g	槟榔20g	鸡内金10g
白术10g	藕节炭7g		

7剂,水煎,早晚温服。

后随症加减,前后服药约40余剂,血淋未再发作。

【按】本案中患者年纪尚幼,孩童之体纯阴纯阳,且病症极易变化,因而很典型地表现出了虚实夹杂的征象。湿热下注膀胱,热盛伤络,迫血妄行,以致小便涩痛有血;血块阻塞尿路,故疼痛满急加剧;伴有心火亢盛,心神不交,故夜眠不安稳,容易惊醒;病延3年之久,加之小儿之体,阳常有余,阴常不足,故肾阴亏虚,虚火灼络,络伤血溢,则可见尿色淡红,且涩痛不明显,腰膝酸软;血淋日久,尿血缠绵不止,患儿则面色憔悴,形体瘦削。以上种种,均为血淋之虚证。虚火内灼,伤及津液,导致大肠津液不足,故大便干结,数日一行。因此,在治疗上,宜培补脾肾,标本兼治。余擅长使用炭类药物,取其较强的止血作用,方中小蓟、蒲黄炭、藕节炭凉血止血;肉苁蓉缓下便结;车前子、茯苓利水消肿;在治标治急的同时,考虑到患儿肾虚不足的症状,加用炙黄芪补益元气,山茱萸补肾助阳。服药后患儿尿常规趋于正常,遂去掉凉血止血之品,而添加利尿通淋、清热解毒的白茅根、金银花巩固治疗,又以生甘草调和诸药、清热解毒。在治疗疾病的后期,用麦冬滋养阴液,使患儿阴平阳秘,体内平和,自然不会再次受到病痛的困扰。

第四章　脾胃系难顽重症

案1：慢性难治性胃炎案

时某，女，38岁。初诊日期：2010年4月23日。

【主诉】胃脘痛10余年，加重2月。

【现病史】患者无明显诱因出现胃脘部隐隐作痛10余年。10多年来胃脘疼痛常作，长期在各大医院治疗，诊断为慢性胃炎，给予抑酸、保护胃黏膜等药物治疗，疗效不佳。后又寻求中医治疗，前医先后以健脾养胃、温中健脾、温补脾肾等方法治疗，未见明显好转。此病长期来严重影响患者的生活、工作等，患者极度痛苦。近2个月患者因饮食不节胃脘疼痛症状明显加重，自服气滞胃痛颗粒，症状未缓解，故于今日来诊。现症见：胃脘部隐痛，空腹加重，食后饱胀，伴呃逆、反酸，面色萎黄消瘦，精神疲惫，痛苦表情。进一步细察深究，患者还兼见头痛怕风，腰膝酸软，畏寒肢凉，大便干燥，4～5日一行。月经每月提前，经前乳房胀痛，烦躁易怒，悲痛欲哭，失眠掉发，月经量少色淡，经期腹痛，得热可缓。脉弦细，舌边尖暗，苔薄白。

【辨证要点】

1. 烦躁易怒，悲痛欲哭，失眠掉发，脉弦细。

2. 胃脘隐痛，空腹加重，食后饱胀，呃逆反酸，面色萎黄，神形消瘦。

3. 经期提前，量少色淡，乳房胀痛，经期腹痛，得热可缓，舌边尖暗，苔薄白。

综上，一派肝郁气滞、中脏虚寒、冲任瘀阻之象。

【中医诊断】胃脘痛；脏躁；经行腹痛。

【中医辨证】中焦虚寒，肝气郁结。

【治则】疏肝解郁行气，温里行经止痛。

【处方】解氏菊花解郁方加减。

菊花10g　　　当归10g　　　柴胡15g　　　醋白芍30g

丹参30g	川芎20g	香附15g	郁金15g
蒲黄^{包煎}15g	五灵脂15g	桑寄生30g	小茴香10g
车前子30g	神曲30g	琥珀^{冲服}0.8g	高良姜10g
乌药10g	槟榔20g	乌贼骨30g	益母草25g

7剂,水煎,早晚温服。

二诊:2010年4月30日。服上药2剂后,困扰患者多年的胃脘部隐痛奇迹般消失,夜眠佳。服完7剂后,食后饱胀、呃逆、反酸等胃部不适症状也不再出现,头痛减轻,但时有头晕。大便日行一次,黄软成形。脉弦细,舌质红,苔薄白。处方调整如下:

当归10g	柴胡15g	醋白芍30g	高良姜10g
丹参30g	川芎20g	香附15g	郁金15g
蒲黄^{包煎}15g	五灵脂15g	桑寄生30g	小茴香10g
车前子30g	神曲30g	乳香1g	没药1g
乌药10g	槟榔20g	乌贼骨30g	益母草25g
蜈蚣1条			

7剂,水煎,早晚温服。

嘱患者"三分治,七分养",日常应注意饮食规律,改变不良饮食习惯,忌食辛辣厚味;缓解精神紧张,保持情绪乐观,从而提高免疫功能和增强抗病能力;注意劳逸结合,适当锻炼身体。

三诊:2010年5月7日。服上药14剂,胃脘部隐痛,食后饱胀、呃逆、反酸症状未再发作,头痛头晕基本缓解。大便日行一次,黄软成形。处方调整如下:

当归10g	柴胡15g	醋白芍30g	丹参30g
香附15g	郁金15g	桑寄生30g	小茴香10g
炒党参15g	车前子30g	神曲30g	高良姜10g
乌药10g	槟榔20g	益母草25g	

7剂,水煎,早晚温服。

后随访半年未复发,经行腹痛等症亦基本消失。

【按】此患者久累胃疾,"久病必及肾""久病多虚,久病多瘀",肝郁脾虚日久致肾元亏虚,肾虚则阳气推动无力,致痰、瘀等毒素又沉积于肝脉中,此又加重了肝郁脾虚,恶性循环,最终肾虚而肝脉瘀滞,其脏躁及痛经皆由此生。前医先后以健脾养胃、温中健脾、温补脾肾等方法治疗,均未见明显好转。经过详查后,认为病因在肝郁气结,治以疏肝解郁、温肾健脾,自拟菊花方,药用菊花清肝解郁;当归、柴胡、醋白芍养血柔肝止痛,疏肝理气和胃;丹参、川芎、香附、郁金活血祛瘀,理气解郁;蒲黄、五灵脂活血化瘀;桑寄生补益肝肾;高良姜、小茴香暖胃散寒;神曲消食解郁;乌药、槟榔行气导滞;乌贼骨制酸止呃;益母草活血调经;琥珀安神定志;车前子清热利湿,利水通便,用泻于补之内,用通于闭之中,始能利水而不耗气,用之补药之中,多有奇功。全方共奏补益肝肾、疏肝通络、温里散寒止痛之功,此乃异病同治,肝郁治则胃痛、经行腹痛诸症自消。复诊见效后加用乳香、没药、蜈蚣等药物以化瘀通络,加强疗效。

案2:慢性难治性胃炎案

唐某,男,57岁。初诊时间:2012年6月1日。

【主诉】胃脘痛反复发作伴晨起腹泻6年余,加重1月。

【现病史】患者于6年前因饮食不节反复发作胃脘疼痛,伴胀满拒按,时发时止,至医院行胃镜检查诊断为慢性浅表性胃炎、幽门螺杆菌(＋),服用奥美拉唑、克林霉素等三联疗法,稍有疗效。近1个月来因饮食不规律,胃脘疼痛加重,隐痛持续,劳累或进食生冷饮食后加重,自服抑酸药奥美拉唑及促进胃肠动力药等,疗效甚微,后又以中药治疗,前医以温中和胃治疗,疗效欠佳。今日特求诊。现症见胃脘隐痛,劳累或进食生冷饮食后加重,胃喜温喜按,无心悸气短,无胸闷太息,伴神疲乏力,手足不温,口干不欲饮,口苦,食少纳差,偶泛酸,恶心无呕吐,再询发现患者腰酸僵硬,大便时溏时稀,晨起势急,每日3次左右,平素遇饮食不节或生冷饮食易腹泻。舌淡,苔白稍腻,脉沉缓。

【辅助检查】2012年4月21日彩超示:慢性浅表性胃炎伴反流,胃窦炎,十二指肠炎,结肠炎性反应。

【辨证要点】

1. 胃脘隐痛,劳累或进食生冷饮食后加重,喜温喜按,神疲乏力,手足不温。

2. 腰酸僵硬,晨起腹痛,肠鸣腹泻,遇冷加重,苔白,脉沉。

综上,一派脾胃虚寒、肾阳虚弱之象。

【中医诊断】胃脘痛;五更泻。

【中医辨证】脾胃虚寒,肾阳虚弱。

【治则】温补脾肾,和胃止痛,涩肠止泻。

【处方】

补骨脂20g	肉豆蔻10g	炒扁豆30g	诃子肉10g
茯苓30g	炮姜10g	小茴香15g	西洋参10g
生山楂30g	焦山楂30g	白术30g	山药30g
杜仲炭30g	鸡内金15g	紫苏15g	槟榔10g
姜半夏15g			

3片姜、3颗大枣捣泥为药引。7剂,水煎,早晚温服。

二诊:2012年6月8日。自述服药7剂自觉体力增加,精神爽快,纳食香甜,胃痛减轻,大便较前稍能成形,现症见轻度胃脘痛,偶泛酸、腹胀,大便质稀,每日2次。处方调整如下:

补骨脂20g	炒扁豆30g	诃子肉10g	姜半夏15g
茯苓30g	炮姜10g	小茴香15g	西洋参10g
生山楂30g	焦山楂30g	白术30g	山药30g
杜仲炭30g	鸡内金15g	紫苏15g	川楝子10g
醋延胡索10g			

7剂,水煎,早晚温服。

三诊:胃痛基本缓解,腹胀缓解,食纳香甜,大便日行一次,继续服药14剂,随访半年,未见复发。

【按】脾肾阳虚之泄泻又称五更泄泻。为泄泻日久,肾阳虚衰,火不暖土,运化失常,黎明之前,阳气未振,阴寒较盛,故腹部作痛,肠鸣即泻。脾胃位居中焦,脾主运化,胃主腐熟,饮食不节,脾胃失和,胃失和降则胃痛。西医以抑酸止痛治标不治本,病久正气渐虚,药亦无效,前医以脾胃虚寒治其病,未能认识到肾阳亏虚之根,犹如抱薪救火,收效甚微。该病虽见胃痛和腹泻,实则病机一致,予以温肾健脾、和胃止泻,辨证准确,选药精良。以四神丸为底,采用补骨脂补命火,散寒邪,肉豆蔻温肾暖脾,生姜、大枣补益脾肾,辅以白术、西洋参、山药、茯苓、紫苏、炒扁豆等大量健脾益气利湿药物。余初期并未采用五味子等涩肠止泻药物,而是大胆采用槟榔行气消积,利小便以实大便,后期采用醋延胡索等酸甘止泻,辅以小茴香、炮姜等温胃散寒,杜仲温肾阳,诸药合用,共奏良效。

案3:慢性难治性胃炎案

袁某,男,65岁。

初诊日期:2014年9月26日。

【主诉】胃痛伴体重下降1年余。

【现病史】2013年初春因饭时生气致胃脘疼痛伴有烧灼感,经吃生菜、苦菊等后感病情加剧,遂住院治疗。住院期间,前医辨证为"脾胃气虚,肝郁血瘀",经益气和胃、疏肝活血药并配合泮托拉唑治疗3个月,胃痛未改善,体重下降,尿液呈红色,遂辗转于多家医院消化内科住院行泮托拉唑、康复新液、瑞巴派特、双歧杆菌四联活菌片、莫沙必利等西医治疗,然胃痛进一步加重,食欲体重进一步下降,尿液仍呈红色。后又于心理门诊就诊并诊断为抑郁症、焦虑症,服用西酞普兰、艾司唑仑等药,诸症未好转,且觉精神不振、思绪恍惚。胃镜示慢性非萎缩性胃炎伴糜烂,十二指肠球炎,反流性食管炎。胃窦黏膜活检示慢性炎症。肝胆胰脾双肾B超未见异常,上腹部CT未见异常,肠镜结果回报示结肠直肠黏膜未见异常。1年来,患者苦于疾病困扰,心情苦闷,故慕名来诊。现症见:神疲乏力,精神萎靡,面色萎黄,牙龈红肿,瘦骨嶙峋,胃痛难忍,自诉对食物有恐惧感,甚则喝水即感疼痛,体重1年骤降25kg,不欲食,反酸,畏寒喜暖,口干不欲饮,夜间双下肢稍水肿,便溏,眠差,肛周水肿和凸起,久治不愈的灰趾甲端红肿,舌暗红,苔白厚腻,脉弦细。

【辨证要点】

1. 神疲乏力,精神萎靡,面色萎黄,瘦骨嶙峋,饥不欲食。

2. 胃痛难忍,不能进食,口干不欲饮,下肢水肿,晨起即消,肛周水肿,趾甲红肿,大便稀溏,舌质暗红,苔白厚腻。

综上,一派脾虚湿盛之象。

【既往史】高血压史20余年,血压最高达180/100mmHg,常服厄贝沙坦降压,控制在130/90mmHg。

【中医诊断】胃脘痛。

【中医辨证】脾虚气滞,寒湿中阻。

【治则】益气健脾,温中燥湿。

【处方】

茯苓皮25g	炒白术25g	木瓜25g	生甘草10g
木香10g	陈皮10g	大腹皮15g	草果10g
厚朴10g	炮姜10g	神曲30g	砂仁后下10g
怀牛膝20g	生黄芪80g	川楝子15g	醋延胡索15g
乌贼骨25g	车前子包煎25g		

7剂,水煎,早晚温服。

二诊:2014年10月10日。服药7剂,胃痛减轻,食欲增加,1年来缠绵反复的红色尿液转为正常,双下肢水肿消退。患者自诉初诊诸症皆有好转,且多年的牙龈红肿、肛门水肿和凸起症状、久治不愈的灰趾甲端红肿均消退,大便可,日行一次。处方调整如下:

茯苓皮30g	炒白术30g	木瓜30g	生甘草10g
木香10g	陈皮10g	大腹皮20g	草果10g
厚朴10g	炮姜10g	神曲30g	砂仁^{后下}10g
怀牛膝20g	生黄芪80g	川楝子15g	醋延胡索15g
乌贼骨25g	车前子^{包煎}25g		

14剂,水煎,早晚温服。

三诊:2014年10月24日。面色好转,气力增加,胃痛进一步减轻,食欲较前进一步增加,无反酸,服汤药时未感疼痛且觉舒适。患者自诉1年来始转矢气,二便由无气味转为有正常的气味。现觉诸症进一步好转,微感全身畏寒。处方调整如下:

茯苓皮30g	炒白术30g	木瓜30g	生甘草10g
木香10g	陈皮10g	大腹皮25g	草果10g
厚朴15g	炮姜10g	神曲30g	砂仁^{后下}10g
怀牛膝20g	生黄芪80g	川楝子15g	醋延胡索15g
桂枝10g	麦冬20g	五味子10g	车前子^{包煎}25g

10剂,水煎,早晚温服。

四诊:2014年11月4日。畏寒明显好转,食欲较前进一步好转,现觉食后3h胃痛稍不适,全身乏力,胸闷,口干不欲饮,大便干燥,每2～3日一行。处方调整如下:

茯苓皮30g	炒白术15g	木瓜30g	生甘草10g
木香10g	陈皮10g	西洋参10g	草果10g
乌药25g	槟榔25g	神曲30g	砂仁^{后下}10g
九香虫10g	生黄芪80g	川楝子15g	醋延胡索15g
桂枝10g	麦冬30g	五味子10g	车前子^{包煎}25g

10剂,水煎,早晚温服。

五诊:2014年11月14日。初诊诸症基本消退,面色红润有光泽,气力增加,口干、胃痛消退,纳食可,大便可,舌质淡红,苔薄白,脉细。今称体重70kg。处

方调整如下:

茯苓皮30g	炒白术15g	木瓜30g	生甘草10g
木香10g	陈皮10g	草果10g	桂枝10g
乌药25g	槟榔25g	神曲30g	砂仁^{后下}10g
九香虫10g	生黄芪80g	川楝子15g	醋延胡索15g
麦冬30g	五味子10g	车前子^{包煎}25g	

14剂,水煎,早晚温服。

患者前后共服中药60余剂后病情痊愈。

【按】本案中,患者一派脾虚湿盛之征,应以"脾为阴土,喜燥恶湿"为立法依据,从湿论治,随证治之。前医辨证为脾胃气虚,然气虚日久必导致湿阻,故仅补益脾胃效不佳。患者服药7剂后,多年的牙龈红肿、肛门水肿和凸起症状、久治不愈的灰趾甲端红肿均消退,进一步说明患者寒湿内阻,细思之,患者1年前因饭时生气,气机郁滞,胃失和降,气滞又可导致水反为湿,谷反为滞,在气滞的基础上形成湿滞。黄芪为补药之长、补气要药,方中使用大量生黄芪,其一为补气,其二为取生黄芪利水之功效,既与茯苓皮、白术、砂仁、木瓜共奏健脾化湿之功效,又与茯苓皮、大腹皮、车前子合用加强渗湿利水消肿之药效,故患者一剂药水肿去大半;木香、陈皮理气健脾,厚朴、草果温中燥湿醒脾,神曲消食和胃,川楝子、延胡索行气止痛,牛膝引血下行,乌贼骨制酸止痛,诸药合用,方证相合,立起沉疴。

案4:重度隆起糜烂性胃炎案

李某,女,55岁。初诊日期:2011年3月15日。

【主诉】胃脘部疼痛伴吞酸嘈杂10余年。

【现病史】患者自述10年前无明显诱因出现上腹部疼痛,时而隐隐作痛,时而胀痛,或走窜痛,发作无明显规律可循,吞酸嘈杂,呃逆连连,嗳气频频,饭后尤甚。于2010年11月经内镜确诊为"重度隆起糜烂性胃炎",即"疣状胃炎",于消化内科住院治疗,因西医目前没有该病的针对性用药,姑且按消化性溃疡治疗,嘱患者服用奥美拉唑、盐酸伊托必利片、曲美布汀等药,疗效不佳。随后患者服健脾和胃的中药4个月,效果依然不理想。其间患者四处求医问药,均不得果。深感心力交瘁,身心疲惫,特慕名来诊。现症见:胃脘部不舒,纳呆恶心,时有胀痛或走窜痛,烧灼感明显,呃逆频频,嗳气连连,饭后明显,大便黏滞不爽。精气不足,神气不旺,面色白如豕膏。细查其每于遇事不遂或情志失调时加重,平素急躁易怒,腰膝酸软,自汗盗汗,头晕目眩,耳鸣目涩,夜寐差,易于梦中惊醒。食欲不佳,渴而不欲饮。舌质红,苔厚润,脉弦滑。

【辨证要点】

1. 胃脘不舒,纳呆恶心,胃脘灼热,胀满疼痛,行走窜通,呃逆频频,嗳气连连,大便黏滞不爽。

2. 急躁易怒,腰膝酸软,自汗盗汗,头晕目眩,耳鸣目涩,夜寐差,梦中惊醒。

3. 食欲不佳,渴而不欲饮,舌质红,苔厚润,脉弦滑。

综上,一派肝郁气滞、肾虚、痰热内蕴之象。

【中医诊断】胃脘痛。

【中医辨证】肝郁肾虚,痰热中阻。

【治则】疏肝益肾,清热化痰。

【处方】解氏菊花解郁方加减。

菊花10g	当归10g	柴胡10g	醋白芍30g
丝瓜络30g	丹参30g	香附15g	郁金15g
小茴香15g	桑寄生30g	车前子30g	焦神曲30g
琥珀0.8g	竹茹10g	胆南星10g	龙齿50g
黄连15g	木香10g	茯苓30g	

7剂,水煎,早晚温服。

二诊:2011年3月22日。患者服药7剂,胃脘部不舒、呕恶、胀痛走窜、烧灼、呃逆、嗳气等明显减轻,精神转爽。腰膝酸软,自汗盗汗,头晕目眩,耳鸣目涩,夜寐差。处方调整如下:

菊花10g	当归10g	柴胡10g	醋白芍30g
熟地30g	丹参30g	香附15g	郁金15g
小茴香15g	桑寄生30g	车前子30g	焦神曲30g
琥珀0.8g	枸杞子15g	胆南星10g	龙齿50g
菟丝子30g	木香10g	茯神30g	

7剂,水煎,早晚温服。

三诊:2011年3月29日。胃脘部不舒、胀痛走窜、烧灼、呃逆、嗳气等基本向愈,腰膝酸软,自汗盗汗,头晕目眩,耳鸣目涩,夜寐差进一步好转,处方调整如下:

山萸肉20g	当归10g	柴胡10g	醋白芍30g

熟地30g	丹参30g	香附15g	郁金15g
小茴香15g	桑寄生30g	车前子30g	焦神曲30g
琥珀0.8g	枸杞子15g	白蒺藜25g	龙齿50g
菟丝子30g	木香10g	茯神30g	

后随症加减,共服中药35剂,身体恢复正常,生活工作皆复正常。随诊半年未复发。

【按】此病由于情志不遂,导致肝气不舒,肝郁犯胃,气滞痰阻,胃失和降,痰郁久化热,属于肝胃不和,痰热内蕴,病久及肾,肾虚肝郁。治以余临床验方菊花解郁方配合竹茹汤加减,疏肝理气,补肾通络,清化痰热。方中柴胡、白芍、当归疏肝柔肝,辅以香附、郁金、丹参、丝瓜络活血通络,桑寄生补益肝肾,小茴香暖胃和中,竹茹汤清化痰热、和胃降逆,病情向愈,验证辨证准确,随症加减而愈。

案5:慢性难治性萎缩性胃炎案

张某,女,73岁。

初诊日期:2010年6月11日。

【主诉】胃脘疼痛20余年反复发作,加重半年。

【现病史】患者20年前因情志不遂而出现胃痛,行胃镜检查示慢性萎缩性胃炎,长期予抗酸、保护胃黏膜对症治疗,效果不佳,中医曾先后以温中健脾、养胃和中等治疗,效亦不佳。患者饱受疾病折磨,故于今日求诊,现症见:胃脘胀满疼痛,烧心反酸,纳差,喜得温按,恶心厌食,形体消瘦,胸闷心慌,全身酸痛,腰酸膝软,疲劳乏力,睡眠差,大便日行一次,成形便。细询患者每因情志不遂而加重,平时急躁易怒,喜悲伤欲哭,夜尿频,舌红少暗,苔薄腻、黄白相间,脉弦。

【辨证要点】

1. 胃痛胀痛,因情志不遂而加重,急躁易怒,喜悲伤欲哭。

2. 胃脘灼热,烧心反酸,恶心厌食。

3. 腰酸膝软,疲劳乏力,畏寒喜暖,夜尿频频。

综上,一派肝气犯胃、脾虚痰湿内滞、肾虚不固之象。

【中医诊断】胃脘痛。

【中医辨证】肝郁犯胃。

【治则】疏肝理气,和胃化痰,健脾益肾。

【处方】

柴胡15g	醋白芍30g	香附15g	郁金15g
炒白术30g	炒山药30g	茯苓30g	紫苏15g
九香虫10g	砂仁10g	乌贼骨30g	黄连10g
吴茱萸2g	姜半夏15g	荜澄茄15g	陈皮10g
鸡内金10g	焦神曲30g		

5枚大枣、小麦30g、生姜3片为药引子,7剂,水煎,早晚温服。

嘱:饮食有节,防止暴饮暴食;宜进食易消化的食物,忌生冷、粗硬、酸辣刺激性食物;尽量避免烦恼、忧虑,保持乐观情绪。

二诊:2010年6月18日。服药7剂,心情愉悦,胃痛缓解,纳食较前增多,睡眠有所改善,夜尿仍频,大便调,舌红少暗,苔薄腻、黄白相间,脉弦,病情好转,处方调整如下:

柴胡15g	醋白芍30g	香附15g	郁金15g
炒白术30g	炒山药30g	茯苓30g	金樱子30g
菟丝子30g	砂仁10g	乌贼骨30g	黄连10g
吴茱萸2g	姜半夏15g	荜澄茄15g	陈皮10g
鸡内金20g	焦神曲30g		

7剂,水煎,早晚温服。

嘱:"三分治七分养",注意饮食规律,忌生冷、粗硬、辛辣食物,调节情志,保持乐观情绪。

三诊:2010年6月25日。服药半月,纳食香甜,夜尿频、全身酸痛等症减轻,发现胃寒怕凉,处方调整如下:

柴胡15g	醋白芍30g	香附15g	郁金15g
炒白术30g	炒山药30g	茯苓30g	金樱子30g
菟丝子30g	砂仁10g	乌贼骨30g	黄连10g
吴茱萸2g	姜半夏15g	荜澄茄15g	陈皮10g
焦神曲30g	小茴香10g	高良姜10g	

14剂,水煎,早晚温服。

嘱:同前。

后随症加减,共服中药28剂,诸恙悉平,工作生活恢复正常,随访8个月未发。

【按】该患者平素急躁易怒,喜悲伤欲哭,每因情志不遂而出现胃脘痛发作,胃胀痛、纳差乃肝气犯胃所致,寒热错杂故见胃喜温喜按,烧心反酸,肝郁日久导致肾气亏虚出现夜尿频。前医由于不能明确患者胃脘痛之证型,以常规之健脾和胃、温中止痛,故不能奏效。余详查患者,分析肝气犯胃、脾虚痰湿内滞之病机,对症下药,方中柴胡、白芍疏肝柔肝解郁,炒白术、炒山药、茯苓健脾养胃固其本,香附、郁金、砂仁、陈皮理气化滞,焦神曲、鸡内金健胃消食,姜半夏、荜澄茄、吴茱萸、九香虫温中散寒,黄连清热燥湿,寒热同调。5枚大枣、小麦30g、生姜3片为药引子既可养心安神,又可温胃健脾。初诊及见效,后随症加减,故得痊愈。

案6:十二指肠球炎、出血糜烂性胃炎案

马某,女,53岁。

初诊日期:2010年10月10日。

【主诉】间断胃脘痛、反酸2年余,加重半月。

【现病史】患者2年余前开始出现间断胃脘疼痛,每于进餐后出现胃脘部胀痛,伴反酸、嗳气,病情时轻时重,曾到当地医院行胃镜检查示:十二指肠球炎、出血糜烂性胃炎。泌尿系超声示:左肾盂积水、左肾上极小脂肪瘤;肝胆胰脾超声示:肝囊肿。自服雷贝拉唑、多潘立酮等药物(具体用量不详),症状缓解,每遇饮食不节、情志不遂诱发加重。近半月患者因饮食不节,胃脘疼痛症状加重,后到中医院治疗,前医先后以健脾养胃、补益脾肾、温中化痰等治疗不效,自诉每于进食或饮凉水后均可诱发,伴胸闷、背痛。近2年患者四处求医问药,均不得果,今慕名来诊。现症见:神疲乏力,健忘,面色晦暗无泽,两目干涩,纳差,胃脘疼痛,胀满,兼见泛酸嗳气,平素畏寒喜温,腰以下尤甚,四肢酸楚,按揉后减轻,夜眠差,时有胸闷不适,夜尿频多,大便偏稀。舌暗红,苔白腻,脉沉弦。

【辨证要点】

1. 素体阳虚,畏寒喜温,腰以下尤甚,四肢酸楚,按揉后减轻。

2. 神疲乏力,失眠健忘,面色晦暗,暗无光泽,两目干涩,纳差食少,胃脘胀痛,泛酸嗳气。

3. 患者胃病日久,每遇进食生冷、情绪不佳诱发胃痛。

综上,一派脾肾阳虚、肝气不舒、胃失和降之象。

【中医诊断】胃脘痛。

【中医辨证】脾肾虚寒,肝胃不和。

【治则】益气健脾温肾,疏肝和胃止痛。

【处方】

西洋参10g	炒白术30g	玄参30g	陈皮10g
乌贼骨30g	炙黄芪80g	金樱子30g	锁阳30g
熟地30g	山萸肉10g	柴胡10g	紫苏10g
九香虫10g	焦神曲30g	乌药25g	槟榔25g
炮姜10g	肉桂10g	鸡血藤25g	制鳖甲10g
车前子30g	炒酸枣仁30g		

7剂,水煎,早晚温服。

二诊:2010年10月17日。服药后胃脘疼痛症状明显减轻,病情好转,面有光泽,气力增加。仍觉疲劳乏力,畏寒喜温,纳食可,睡眠欠安,小便清长,大便略稀。舌暗红,苔白腻,脉沉弦。处方调整如下:

西洋参10g	炒白术30g	茯苓30g	陈皮10g
乌贼骨30g	炙黄芪80g	金樱子30g	锁阳30g
熟地30g	山萸肉10g	柴胡10g	紫苏15g
九香虫10g	焦神曲30g	乌药30g	槟榔30g
炮姜10g	肉桂10g	鹿茸片2g	制鳖甲10g
车前子30g	炒酸枣仁30g		

7剂,水煎,早晚温服。

三诊:2010年11月14日。服药后胃脘疼痛症状明显减轻,病情好转,面有光泽,气力增加。仍觉疲劳乏力,胸闷,纳食可,睡眠欠安,小便清长,大便略稀。舌暗红,苔白稍腻,脉沉弦。处方调整如下:

西洋参10g	炒白术20g	茯苓30g	陈皮10g
熟地30g	山茱萸10g	紫苏15g	九香虫10g
檀香10g	薤白30g	乌药30g	槟榔30g
枳壳30g	鹿茸片2g	焦山楂30g	肉苁蓉30g

7剂,水煎,早晚温服。

共服中药30余剂痊愈,嘱其控制饮食、生活规律,随访1年未复发。

【按】该患者胃痛多年,病因错杂,病久转为虚劳之症,西医西药治疗无效,十分痛苦。前医先后以健脾养胃、补益脾肾、温中化痰等治疗不效,皆因药不对证。其长期胃脘疼痛,伴有反酸,虚实夹杂。又素体虚弱,脾肾阳虚,每饮凉水后均可诱发胃痛,治疗主以温阳祛寒、益气健脾。同时病情每因情志不遂诱发加重,治疗同时应疏肝理气止痛。然胃喜润而恶燥,而且胃病日久,气血生化无源,患者双目无神,面色无光泽,乃气血大败之象。治疗中予以熟地、山萸肉、鸡血藤养胃阴,补血活血,实为点睛之笔;脾为气血生化之源,方中以西洋参、炒白术、茯苓、炙黄芪益气健脾,固护后天之本,使气血得生;金樱子、锁阳、肉桂、鹿茸温阳祛寒;胃以通为补,六腑以通为用、以降为顺,故余治疗胃、大肠病证时,常施通降之法,以九香虫、柴胡、乌药、槟榔行气止痛,调畅气机;乌贼骨制酸止痛,加熟地、山萸肉、鸡血藤滋阴养血,诸药合用,相得益彰。复诊效果明显,再加以鹿茸片补精血,大补元气,同时有生肌的作用,一举两得,服药30剂,顽疾痊愈。

案7:顽固性胃胀病

杨某,女,74岁。初诊日期:2012年9月18日。

【现病史】 胃胀10余年,10余年前因长期不规律饮食及过食生冷硬物致胃胀、腹胀、呃逆,食后加重,矢气后减轻。经胃镜提示:慢性萎缩性胃炎伴十二指肠球部中度变形。西医诊为慢性萎缩性胃炎,长期服西药常规治疗,疗效甚微。又长期于中医院治疗,前医以健脾养胃、降逆化痰等治疗不佳,特来就诊。现胃胀难忍,上至胸中,下至少腹,胀满不下,令人寝食难安,烦躁异常,自觉头部发热,兼有呃逆,心烦,胸闷,失眠多梦,偶有反酸,口鼻干燥,鼻中瘙痒,喷嚏连连,食少纳呆,大便溏薄,日1～2次。舌质淡紫,苔白腻。

【辨证要点】

1. 胃胀难忍,上至胸中,下至少腹,胀满不下,寝食难安。

2. 食少纳呆,大便溏薄,舌质淡紫,苔白腻。

综上,一派脾胃气虚、气机失调之象。

【中医诊断】 胃胀。

【中医辨证】 脾虚气弱,气机失调。

【西医诊断】 慢性萎缩性胃炎。

【治则】 健脾益气,调畅气机。

【处方】

炒党参15g	炒白术30g	紫苏10g	砂仁10g
陈皮10g	木香10g	乌药15g	槟榔15g
代赭石30g	公丁香10g	焦神曲30g	焦麦芽30g
焦山楂30g	沙参20g	枸杞子10g	

7剂,水煎,早晚温服。

二诊:2012年9月25日。服药7剂,自觉头部发热感消失,口干、眼干明显减轻,鼻中干燥、瘙痒大为缓解,腹胀、呃逆稍减,多梦失眠如前。处方调整如下:

炒党参15g	炒白术30g	紫苏10g	砂仁10g
陈皮10g	木香10g	乌药25g	槟榔25g
代赭石30g	公丁香10g	焦神曲30g	焦麦芽30g
焦山楂30g	沙参30g	枸杞子10g	旋覆花30g
枳壳20g	桑寄生30g		

14剂,水煎,早晚温服。

三诊:2012年10月9日。胃胀、腹胀基本向愈,偶有呃逆,现唯觉失眠,稍有心事即整夜难眠,畏风寒,腰痛。处方调整如下:

炒党参15g	炒白术30g	紫苏10g	砂仁10g
陈皮10g	木香10g	乌药30g	槟榔30g
代赭石30g	公丁香10g	焦神曲30g	焦麦芽30g
焦山楂30g	沙参30g	枸杞子10g	旋覆花30g
枳壳20g	桑寄生30g	琥珀10g	桂枝10g

继续服药20剂,巩固疗效,随访半年,未见复发。

【按】该案前医以健脾养胃、降逆化痰等治疗不佳,属辨证虽可,而用药不精,故难获其效。本案首诊即明确病机为脾虚气弱,气机失调,治疗以党参、白术健脾益气治其本,再用紫苏宣上畅中,砂仁、木香、陈皮理气健脾胃和中,乌药、槟榔行气开郁。兼顾上中下,腹气得畅,胃胀得除。此外,胃喜润而恶燥,加用沙参、枸杞养胃阴固其本。诸药合用,相得益彰,故得良效。

案8:顽固性气胀案

王某,女,21岁。

初诊日期:2010年7月6日。

【主诉】腹胀3年,加重5个月。

【现病史】患者3年前因遇事不遂,致脘腹气胀,近5个月进行性加重,因病已辍学在家,生活、学习受到严重影响,母女二人提及病情泪流满面。曾于多地诊治,行胃镜、肠镜、B超检查均未见异常,西医诊断为癔症,给予心理及药物(具体用药不详)治疗,效果差,今日慕名来诊。现症见:患者形体消瘦,极度痛苦面容,腹部胀满疼痛,小腹部尤甚,坐卧不舒,每遇生气上火症状加重,矢气后腹胀稍有缓解,但矢气后腹痛增加,自觉腹中气体走窜顶肛痛,月经周期正常,痛经,每次行经7天,大便秘结,2天一行,口臭,五心烦热,注意力不能集中,纳差,疲劳乏力,舌红苔黄少厚,脉象左手濡滑,右手弦。体格检查:左上腹叩诊成鼓音,脐左部压痛,无反跳痛。

【辨证要点】

1. 脘腹气胀,每因情志不遂加重,呈走窜状,矢气则减,经行腹痛,脉弦。

2. 神疲乏力,形体消瘦,纳差口臭,五心烦热,大便秘结。

综上,一派肝郁气滞、阴阳失调之象。

【中医辨证】 肝郁气滞,阴阳失调。

【治则】 疏肝解郁,调和阴阳。

【处方】

菊花10g	香附15g	蒲黄15g	五灵脂15g
丝瓜络15g	车前子30g	丹参30g	柴胡15g
醋白芍30g	焦神曲30g	桑寄生30g	琥珀0.8g
乌药20g	槟榔20g	炒莱菔子30g	百合20g
夜交藤30g	合欢皮30g	龟甲10g	鳖甲10g
胡黄连10g	生地25g	当归20g	郁金20g
川芎25g	小茴香15g		

7剂,水煎,早晚温服。

二诊:2010年8月13日。服药7剂后,症状缓解,自主停药,近来自觉上述诸症复作。处方调整如下:

香附15g	蒲黄15g	小茴香15g	焦麦芽30g
丝瓜络15g	车前子30g	丹参30g	柴胡15g
醋白芍30g	焦神曲30g	桑寄生30g	琥珀0.8g
乌药35g	槟榔35g	炒莱菔子35g	百合20g
夜交藤30g	合欢皮30g	鳖甲10g	焦山楂30g
胡黄连10g	生地30g	当归20g	郁金20g
川芎30g			

10剂,水煎,早晚温服。

三诊:2010年8月24日。腹胀下午明显减轻,纳食香甜,仍微感腹中有气体窜动,大便2天1次,质稀。脉象左手濡滑,右手弦。处方调整如下:

香附15g	蒲黄15g	小茴香15g	焦麦芽30g
丝瓜络15g	车前子30g	丹参30g	柴胡15g
醋白芍30g	焦神曲30g	桑寄生30g	郁金20g
乌药30g	槟榔30g	炒莱菔子30g	百合20g
夜交藤30g	合欢皮30g	焦山楂30g	川芎30g
生地30g	当归20g	西洋参10g	炒酸枣仁30g

10剂,水煎,早晚温服。

后随症加减,共服中药30剂,诸恙悉平,工作生活恢复正常,随访10个月未发。

【按】患者3年前因遇事不遂,致脘腹气胀,导致肝气郁结,气机郁滞,肝郁气滞日久,肝木乘土累及脾胃,脾胃运化无力,气血生化乏源而气虚,气虚气滞无力推动,故见腹部胀满疼痛等症。四诊合参,证属肝郁气滞、脾胃气虚,治以理气消胀。柴胡、菊花、醋白芍、小茴香、郁金、焦神曲、香附疏肝解郁,乌药、槟榔、莱菔子理气消胀,制龟甲、鳖甲补益肝肾之阴,当归、川芎、丹参、蒲黄、五灵脂活血通络,琥珀、夜交藤安神定志。

案9:难治性五更泄泻案

韩某,男,41岁。

初诊日期:2008年4月16日。

【主诉】晨起腹泻伴腹痛15年。

【现病史】自述15年前因急性腹泻治疗不彻底致晨起腹痛即泄泻,15年来长期辗转于各大医院治疗,中医治拟健脾补肾、益气固脱、敛溃愈疡之属,疗效不佳。并长期服用香连丸、补脾益肠丸、四神丸、脾肾双补丸、附子理中丸等,时好时坏。后又进一步确诊为非特异性结肠炎,口服地芬诺酯、抗感染药物等,时好时坏,治疗效果不佳,医院建议手术治疗,患者拒绝。于今日慕名来诊:晨起腹部作痛,肠鸣即泻,泻下稀溏,泻后即安,日泻8～9次,形体消瘦,平素形寒肢冷,尤其胃脘部及小腹畏寒冷痛,喜温喜按,小便略频,腰膝酸软,乏力疲倦,纳差,舌淡苔白,脉沉细。

【辨证要点】

1. 晨起腹痛,肠鸣泄泻,形寒肢冷,大便稀溏,脐腹冷痛,喜暖喜按。
2. 泄泻日久,久治不愈,形体消瘦,舌淡苔白,脉沉细。

综上,一派脾肾阳虚、命门火衰、气机升降失调之象。

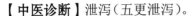

【中医诊断】泄泻（五更泄泻）。

【中医辨证】肾阳虚衰，火不暖土。

【治则】温肾健脾，固涩止泻。

【处方】

补骨脂20g	肉豆蔻15g	西洋参10g	土炒白术30g
陈皮10g	土炒扁豆30g	土炒薏苡仁30g	煅赤石脂15g
诃子10g	砂仁10g	杜仲炭30g	生山楂50g
山楂炭50g	制附片45g	土炒山药30g	炮姜10g

生姜3片，红枣3枚，捣泥为引，7剂，水煎，早晚温服。

二诊：2008年4月23日。自述服中药7剂，晨起腹痛肠鸣即泻减轻，日泻4～5次，余症皆减，食欲增加，舌淡苔白，脉沉细。处方调整如下：

补骨脂20g	肉豆蔻15g	红参10g	土炒白术30g
陈皮10g	土炒扁豆30g	土炒薏苡仁30g	煅赤石脂15g
诃子10g	砂仁10g	杜仲炭30g	生山楂50g
山楂炭50g	制附片45g	土炒山药30g	炮姜10g

生姜3片，红枣3枚，捣泥为引，7剂，水煎，早晚温服。

三诊：2008年4月30日。自述服中药14剂，晨起腹痛肠鸣即泻大减，日泻1～2次，余症明显减轻，纳食香甜，舌淡红苔白，脉沉细。处方调整如下：

补骨脂20g	肉豆蔻15g	红参10g	土炒白术30g
陈皮10g	土炒扁豆30g	土炒薏苡仁30g	鹿角霜25g
诃子10g	砂仁10g	杜仲炭30g	生山楂50g
山楂炭50g	制附片45g	土炒山药30g	炮姜10g

生姜3片，红枣3枚，捣泥为引，7剂，水煎，早晚温服。

后随症加减，共服中药45剂痊愈，后随访1年未复发。

【按】该患西医治疗无效，前医治疗该病辨证不够准确，单纯健脾止泻或是温肾，以及健脾温肾皆效果不佳，分析可能病重药轻。余在治疗本病时不单着眼于脾肾阳虚，更立法于脾气亏虚，是谓"阳虚乃气虚之渐"。肾泄多在脾虚基础之上发展而来，故在温肾暖脾之外，四神丸加减，注重补中益气，健脾渗湿，如采用西洋参、炒白术、炒山药、炒扁豆、炒薏苡仁等药。大凡年老体弱之人，多伴肾阳亏虚，无论因何病症就诊，若见舌淡胖、脉沉弱者，投用附子可收事半功倍之效，加制附片为点睛之笔。但补益之剂多壅滞，故用陈皮、砂仁理气醒脾。余善用炭类药物止泻，杜仲炭能补肾而涩肠，山楂炭其气稍苦，味道亦苦涩,与生山楂合用,酸涩止泻之功力增。诸药合用,治前医不能治之病,三诊而愈。

案10:肠道多发性息肉术后难愈案

董某,男,43岁。初诊日期:2010年6月14日。

【主诉】腹泻4年,加重10个月。

【现病史】患者胃肠不适10余年,4年前无明显诱因出现泄泻日5～6次,诊断为肠道多发性息肉,随后入院行手术治疗。术后仍便溏,日5～6次,长期口服西药蒙脱石散、阿莫西林之属无效。后求助于中医中药治疗,前医曾以健脾止泻不效,后又以温补脾肾止泻之法,初施大便稍有效果,便溏日2～4次,但服药半月后反觉效果不显,便溏又日渐5～6次,患者很是痛苦,故于今日来诊。现症见:晨起即泻,泻后则安,腰酸膝软,形寒肢冷,腰背寒冷如入冰窟,伴阳痿早泄,健忘,耳鸣,眼睛干涩,口干不欲饮,面色萎黄,纳差,睡眠差,小便无力,尿不尽,舌淡胖,苔白滑,脉沉细少数,尺脉尤甚。

【辨证要点】

1. 晨起即泻,泻后则安,形寒肢冷,腰酸膝软,阳痿早泄,头晕耳鸣。

2. 神疲乏力,面色萎黄,纳差食少,小便无力。

3. 舌淡胖,苔白滑,脉沉细,尺脉尤甚。

综上,一派脾气亏虚、肾精不足、肾阳虚衰、肠道气机升降失调之象。

【中医诊断】五更泻。

【中医辨证】肾阳衰惫,脾虚失摄。

【治则】温肾健脾,涩肠止泻。

【处方】

西洋参10g	炒白术30g	炒山药30g	陈皮10g
砂仁10g	补骨脂20g	肉豆蔻15g	乌梅炭10g
鹿茸2g	制附片20g	小茴香15g	焦三仙各30g
枸杞子10g	菟丝子30g	狗脊30g	米壳10g

姜枣捣泥为药引入汤剂,7剂,水煎,早晚温服。

二诊:腹泻明显好转,大便2～4次/d,腰酸畏寒症状大减,食欲体力好转,效不更方,继续调整,服药40剂而愈。

【按】该患者因多发性肠息肉而泄泻日久伤阳,致脾虚及肾,命门之火衰微,脾阳更虚,故而久泻。其晨起即泻,泻后则安,是一较典型的五更泻。因寅卯之交阴气极盛,阳气未复,肠中腐秽欲去,故黎明前泄泻;脾虚则面色萎黄,纳差;肾阳不足表现为腰膝酸软,形寒肢冷,阳痿早泄;脑为髓海,肾精不足不能生髓,脑失所养出现健忘、耳鸣;肾属水,肝属木,水不涵木而见眼睛干涩;肾阳气虚无以温化水湿,膀胱气化不利,尿不尽。综合四诊所见,此证为泄泻的脾肾阳虚型,故以温肾健脾、涩肠止泻为主要治法。以温肾健脾益气治其本,西洋参、炒白术、炒山药补气健脾,陈皮、砂仁理气养胃,因泄泻日久耗伤正气,上几味药共奏健脾养胃、补气扶正之功;补骨脂、鹿茸补阳助阳,乌梅炒炭存性,和米壳、肉豆蔻共同涩肠止泻。附子能上助心阳以通脉,下补肾阳以益火,挽救散失之元阳,对于阳气暴脱、元气虚衰、阳气外弛等症,余必投以大量附子,配人参、鹿茸片、地黄、高良姜煎汁频服,使神机上行而不下损,环行而不外脱,补阳护阴,可获首屈一指之功,故案中加用制附片、小茴香温阳气。枸杞子、菟丝子、狗脊补肝肾,焦三仙消食促进食欲,姜、枣捣泥为药引温补脾胃,推动脾的运化功能。

案11:癥瘕虚劳大便频数案

葛某,女,79岁。初诊日期:2007年10月30日。

【主诉】左下腹包块2年余,大便频数2个月。

【现病史】患者早前曾经便秘,4~5日行大便一次,然2个月前起无明显诱因开始大便频数,日行十五六次,大便为羊屎样粪蛋。食少纳呆,食后即腹胀腹泻,自觉胃脘部痞块肿大,左右游走,大时如拳头,小时如鸡蛋,食油腻之品则便色深褐。家属代诉2005年始现左下腹包块,昼轻夜重,2年来曾先后在多家医院求诊。胸部平片示:支气管炎改变,肺内陈旧性病灶,主动脉型心脏。腹部B超:肝囊肿,左肾囊肿。乙肝五项未见异常。脑CT:左基底节区腔隙性梗死、脑白质病变、脑萎缩,诊断为帕金森病。西医曾诊断为疑似肠癌,建议做肠镜确诊,因患者年高体弱,家属拒绝。前中医曾以健脾和胃止泻、活血化瘀、理气散结等治疗不效,病情日重。故于今日特邀余至其家中出诊,症见:患者精神恍惚,形体消瘦,面色㿠白,肌肉萎缩,皮肤松弛,生活不能自理。大便频数,日行二十余次,为羊屎样粪蛋,食少纳呆,胃脘喜温喜按,食后腹胀加重,痞块肿大,左右游走,大时如拳头,小时如鸡蛋。尿频而量少色淡。口干欲饮,舌质偏红,少苔,嘴唇轻度紫暗,伴有唇焦,脉沉细而弱。脐上部如腰带一圈,自觉发热,而他人抚之不热。后半夜即开始大汗淋漓、燥热,自觉浑身乏力。腹部查体:腹部平坦、柔软,左下腹可触及一个包块,大如鹅蛋,边缘清楚,光滑,质地柔软,少腹有轻度压痛,反跳痛未引出,叩诊有轻度鼓音。

【既往史】帕金森病7年、腔隙性脑梗死5年。

【辨证要点】

1. 年迈体衰,精神恍惚,形体消瘦,面色㿠白,肌肉萎缩,皮肤松弛。

2. 腹内结块,聚散无常,左右游走,大便频数,如羊屎样。

3. 食少纳呆,畏寒喜暖,口干欲饮,舌红少苔,脉沉细弱。

综上,一派肾气虚衰、气虚血瘀、气血凝结、阴阳失调、虚实夹杂之象。

【中医诊断】虚劳;癥瘕。

【中医辨证】肾气虚衰,阴阳失调。

【西医诊断】腹部包块(疑似肠癌)。

【治则】调节阴阳,补肾健脾,消导通络。

【处方】

西洋参10g	炙黄芪20g	炒白术30g	枳壳20g
紫苏20g	沙参25g	陈皮10g	木香10g
山楂20g	神曲20g	麦芽20g	槟榔20g
丝瓜络15g	炒鸡内金10g	乌药15g	川芎20g
地龙30g	炮穿山甲10g	小茴香10g	高良姜7g

3剂,水煎服,每日1剂,少量频服。

二诊:2007年11月2日。家属喜述,服药1剂后,浑身曾出现瘙痒针刺感,服药2剂后,自觉腹胀明显减轻,大便减少为日十五六次,精神明显好转,可在屋内走动。处方调整如下:

西洋参10g	炙黄芪20g	炒白术30g	枳壳20g
紫苏20g	沙参25g	陈皮10g	木香10g
山楂20g	神曲20g	麦芽20g	槟榔20g
丝瓜络15g	炒鸡内金10g	乌药15g	川芎20g
地龙30g	炮穿山甲10g	小茴香10g	高良姜7g
炒扁豆30g			

7剂,水煎,早晚温服。

三诊:2007年11月13日。家属喜报,服药10剂后,患者生活基本自理,饮食香甜,腹部柔软,腹部包块已缩小至如鹌鹑蛋大小,矢气量多,日大便次数已减少为日十余次,现尿频、尿急,夜半自觉发热,口干不欲饮。处方调整如下:

西洋参10g	炙黄芪20g	炒白术30g	枳壳20g

紫苏20g	沙参25g	陈皮10g	木香10g
山楂20g	神曲20g	麦芽20g	槟榔20g
丝瓜络15g	地骨皮10g	乌药15g	川芎20g
地龙30g	制龟甲10g	小茴香10g	高良姜7g

10剂,水煎,早晚温服。

后随症加减,上方调服60余剂,腹部包块已消,矢气量多,日大便2～3次,黄色软便。患者痊愈,精神爽快,纳食香甜,生活完全自理,且每天能在户外活动锻炼3～5h,体重增加5.5kg。后行腹部B超及CT扫描复查完全正常,随访2年未复发。

【按】疾病的发生发展是从无到有,经历了无邪、有邪气、形变、质变的过程。癥瘕就是疾病从无形的邪气发展到了有形的积聚,并即将质变成癌岩的阶段。所以根除癥瘕,其实就是防患于未然。本案中患者年高体弱,天癸早竭,肾之阴阳俱衰,肾气不固,二便开阖失司,津液无常,可见大、小便频数,夜间发热,盗汗。肾精亏耗日久,损及气血,造成气血亏虚、脉络瘀滞而见口唇紫暗。久病易瘀,本案患者病久,导致了本虚标实、虚实夹杂之征象。腹部包块为痞块,就是气滞血瘀、阻滞脉络而形成的。前医或以健脾和胃止泻之法,或是化瘀散结,理气活血,均是不得法也,殊不知"至虚有盛候,大实有羸状"。患者虽腹泻,然本虚标实,"通因通用",用西洋参补益气阴,黄芪大补元气,炒白术、山楂、麦芽、神曲、炒鸡内金健脾和胃,消食导滞,以此来化解体内气机之瘀滞。紫苏、陈皮、木香醒脾胃之气,沙参益气养阴,槟榔、乌药行气导滞,小茴香、高良姜温胃散寒,川芎、地龙活血通络,炮山甲祛陈旧之瘀血。全方攻补兼施,阴阳并补,治方严谨。据患者状况来看,患者久病之后,阴阳大亏,肾精不足,不宜攻伐太过,宜长期调养。本方消补兼施,阴阳双调,辨证准确,药切病所,故几剂便可见痞块缩小。患者饮食改善,去鸡内金、炮山甲,加地骨皮、制龟甲来增强滋阴之力。地骨皮为退虚热、疗骨蒸的佳品,善除有汗之骨蒸,最为对症。患者帕金森病的主要症状即是手足震颤,正符合肝肾阴虚风动所造成的手足震颤,制龟甲长于滋补肾阴,兼能滋养肝阴,镇肝息风,正合病机。诸药合用,方可药到病除,使患者重新找回生活动力。

案12:重度食积案

王某,女,71岁。

初诊日期:2011年7月13日。

【**主诉**】腹部疼痛不适伴便秘3周。

【**现病史**】患者3周前无明显诱因出现腹部疼痛不适,疼痛剧烈,难以忍受,波及全腹,呈持续状态,伴有恶心、便秘。自服药物后(具体不详)疼痛不见缓解,患者不敢怠慢,前往医院急诊救治。查体:腹部膨隆,全腹压痛,左少腹反跳痛阳性,行影像学检查及相应理化检查,均未发现异常。但医生仍然高度怀疑腹膜炎,不排除机械性肠梗阻及肠套叠的可能性,建议患者立即开腹探查,考虑到患者年迈体衰,家属拒绝开腹,改为保守治疗,予禁食及胃肠减压,纠正水、电解质紊乱及抗生素治疗,效果亦不理想。后又在市中医院中药治疗,前医曾以和胃健脾消食治之,疗效甚微。患者深受其苦,继又遍尝民间偏方验方,但腹痛便秘依然没有得到根本改善,特慕名来诊。刻下见:患者面色晦暗,神情痛苦,大汗淋漓,气若游丝,胸闷、咳痰,腹痛腹胀,拒按,呃逆、恶心、呕吐,气味腐臭,不思饮食,便秘,夜眠差,苔厚腻,质瘀暗。详细询问患者的饮食习惯及治疗过程,再三追问有无饮食不节病史时,患者始回忆起3周前贪食山野菜包子致腹胀,翌日出现便秘,腹痛难忍。此乃重度食积,由于食积日久,损伤脾胃,脾胃虚弱,运纳失常,复又生积,此乃因积致虚。正所谓"大实有羸状"。

【**既往史**】高血压病30年,肺心病20年。

【**辨证要点**】

1. 年迈体衰,顽疾多年,饮食失调。

2. 脘腹胀满,腹痛拒按,呕吐呃逆,气味腐臭,不思饮食。

3. 胸闷咳痰,大便秘结,舌苔厚腻,舌质瘀暗。

综上,一派饮食伤胃、痰瘀互结之象。

【**中医诊断**】食积。

【**中医辨证**】饮食伤胃。

【**西医诊断**】腹膜炎。

【**治则**】消食导滞,化痰通络。

【**处方**】

茯苓30g	焦三仙各30g	姜半夏15g	陈皮10g
连翘10g	莱菔子25g	乌药25g	槟榔25g
枳壳25g	丹参30g	炙麻黄10g	芒硝3g
鸡内金20g	炮山甲4g	炙龟甲10g	

7剂,水煎,早晚温服。

二诊:2011年7月20日。服药4剂,大便通畅,腹痛减轻,腹胀恶心呕吐等

症状消失,患者面有光彩,神情轻松,唯时有心前区憋闷,偶喘。处方调整如下:

茯苓30g	焦三仙各30g	姜半夏15g	陈皮10g
连翘10g	莱菔子25g	乌药25g	槟榔25g
枳壳25g	丹参30g	炙款冬花15g	紫菀15g
鸡内金20g	炮山甲4g	炙龟甲10g	檀香10g
降香5g	海浮石30g	熟地25g	

7剂,水煎,早晚温服。

后随症加减共服中药18剂,诸症悉平,生活恢复正常,随访6个月未发。

【按】本例患者,因饮食不节,损伤脾胃,运化失常,脾胃不能消食,不能输布精微,导致痰积、食积。前医以健脾消食效果欠佳,盖患者年迈体衰,宿疾已久,六腑功能失调,非健脾消食能奏效。故以焦三仙、鸡内金消导食积,配以茯苓、半夏、陈皮等健脾理气,莱菔子、槟榔、芒硝、枳壳通便,同时以炙麻黄宣肺解表,盖肺与大肠相表里,有提壶揭盖之意。因年老肾亏,以炙龟甲补肾养阴,丹参活血通络,炮山甲血肉有情之品、破结散瘀。诸药合用,药到病除,4剂即愈。后随症加减,调整用药,未复发。

案13:顽固性呃逆案

吴某,女,58岁。初诊日期:2008年7月18日。

【主诉】呃逆声音响亮30余年,耳鸣伴头晕20余年。

【现病史】患者于30年前因恼怒出现呃逆,呃声响亮,曾就诊于市中医院,前医以和胃降逆口服中药治疗,但效果不佳,病情反复发作,迁延不愈。20年前,患者出现眩晕,伴有耳鸣,其声如蝉,终日不止。于医院就诊,查血压160/110mmHg,现口服厄贝沙坦(每日早晨1片)及山绿茶降压胶囊,口服药效果不佳。患者因痛苦难忍,生活质量不高,为行进一步治疗,于今日来诊。现症见:呃逆,嗝声如雷,嗳气频频,伴有眩晕,手脚、四肢发麻;耳鸣,其声如蝉,终日不止;胃脘不适,畏食生冷,腹痛,口服乳酸菌后,疼痛略有缓解;腰部畏寒明显;患者平素易生闷气,胁肋胀满,且脾气急躁,眠差梦多,现大便日1次,小便可;舌质暗红,苔薄黄,脉沉弦数。

【既往史】子宫肌瘤术后;腰椎间盘突出症。

【辨证要点】

1. 呃逆日久,因抑郁恼怒而发,急躁易怒,胁肋胀满,嗳气频频,脉弦数。

2. 眩晕耳鸣,腰酸膝软,腰腹畏寒。

综上,一派肝气犯胃、肝肾亏虚、阴阳两虚、虚实夹杂之象。

【**中医诊断**】呃逆。

【**中医辨证**】肝气犯胃,肝肾亏虚。

【**西医诊断**】高血压3级(极高危)。

【**治则**】理气解郁,降逆止呃,调和阴阳。

【**处方**】

菊花10g	当归10g	醋白芍30g	柴胡15g
香附15g	郁金10g	丹参30g	桑寄生30g
神曲30g	车前子30g	代赭石30g	丁香10g
紫苏15g	乌药20g	槟榔20g	制龟甲10g
怀牛膝15g	夏枯草10g	蝉蜕5g	制附子25g
高良姜10g	琥珀^{冲服}0.8g		

7剂,水煎,早晚温服。

二诊:2008年7月25日。服药后耳鸣、呃逆缓解,自觉腰部畏寒减轻,诸症减轻。大便日2～3次,睡眠可。血压160/110mmHg。处方调整如下:

菊花10g	当归10g	醋白芍30g	柴胡15g
香附15g	郁金10g	丹参30g	桑寄生30g
神曲30g	车前子30g	旋覆花30g	高良姜10g
代赭石30g	丁香10g	紫苏15g	乌药20g
槟榔20g	制龟甲15g	怀牛膝15g	蝉蜕5g
夏枯草15g			

14剂,水煎,早晚温服。

后随症加减,服药40余剂,诸症悉平。大便黄软,日1次,纳食香甜,皮肤光滑润泽,体温正常,精神爽快,舌淡红,苔薄白,脉弦细。生活自理。血压120/80mmHg。随访1年未复发。

【**按**】呃逆的病因病机,无外乎饮食不节、情志不和、正气亏虚等原因。虽然病机明确,但患者多方求医问药而不效,何故?是因以偏概全也。呃逆虽总由胃气上逆动膈而成,而引起胃失和降的病理因素,则有寒气蕴蓄、燥热内盛、气郁痰阻及气血亏虚等方面。前医治标,见患者呃逆频频,只采用和胃降逆,或使用单纯解痉药物,当然不能达到预期的治疗效果。深度剖析本案,患者初次发病,是因为恼怒所致,中医有云:"怒则气逆",生气恼怒,气机逆乱,不循常路,故而呃逆频频。细问之下,得知患者平素易生闷气,脾气烦躁,故可见患者素有肝气过旺,上乘于脾胃,导致胃气上冲;肝气郁结,脾失健运,出现胃脘不适畏寒,水谷精微摄入不足,导致后天之精不能濡养于肾,最终肾虚。因此,本案看似病在胃,实则病位在肝,病久及肾,因此出现腰部酸痛畏寒,属于肝郁肾虚之征。只有肝疏泄有度,气机顺畅,呃逆才会治愈。总的治疗纲领即疏肝解郁,健脾益肾。菊花、柴胡、白芍、香附等疏肝理气;龟甲、牛膝平肝潜阳;旋覆花、丁香、代赭石降逆止呃;桑寄生补肾强壮腰膝,制附子、高良姜温煦肾阳。

案14:顽固噎膈案

朱某,女,46岁。

初诊日期:2008年9月6日。

【主诉】持续性吞咽疼痛4年,加重近8个月。

【现病史】患者4年前无明显诱因出现吞咽疼痛、烧心反酸、胸闷咳嗽等症状,先后辗转于多个科室进行救治。耳鼻喉科诊为慢性咽炎,消化内科诊为慢性胃炎,呼吸内科诊为肺炎,经对症治疗有所缓解。近8个月由于情志不遂导致痼疾发作,经胃镜诊断为反流性食管炎、浅表性胃炎。因不满意西医疗效,转投中医,前医以健脾和胃、活血散结之法治疗不效。经病友介绍,于今日慕名来诊。现症见:咽干咽痛,吞咽困难,胃脘痞闷疼痛,时有烧心反酸,喜悲伤欲哭,数欠身,善太息,舌质暗红有瘀斑,舌苔白腻,脉弦细。

【辨证要点】

1. 吞咽困难,咽干咽痛,进行性加重。

2. 平素情志抑郁,喜悲伤欲哭,善太息,胃脘痞闷疼痛,时有烧心反酸。

3. 舌质暗红有瘀斑,舌苔白腻,脉弦细。

综上,皆为肝气郁结、脾肾阳虚、痰瘀互结之象。

【中医诊断】噎膈。

【中医辨证】肝气郁结,脾肾阳虚,痰瘀互结。

【治则】疏肝理气,温补脾肾,祛瘀化痰。

【处方】

菊花10g	炒白芍30g	当归15g	柴胡15g
玄参15g	马勃15g	射干15g	高良姜15g
九香虫10g	焦麦芽30g	姜半夏15g	生甘草10g
浙贝25g	益母草25g	琥珀0.8g	熟地25g
山萸肉20g	丹参30g		

7剂,水煎,早晚温服。

二诊:2008年9月13日。自觉咽干咽痛、吞咽困难稍有缓解,胃脘痞闷,时有烧心反酸,喜悲伤欲哭,数欠身,善太息等较前明显好转。处方调整如下:

炒白芍30g	当归15g	柴胡15g	玄参30g
马勃15g	射干15g	高良姜15g	九香虫10g
焦麦芽30g	麦冬20g	生甘草10g	浙贝25g
生牡蛎30g	益母草25g	隔山消20g	熟地25g
山萸肉20g	丹参25g		

14剂,水煎,早晚温服。

三诊:2008年9月27日。今日来诊,患者面露笑容,自述咽干咽痛、吞咽困难已有明显减轻,现精神爽快,脘闷烧心反酸、喜悲伤善太息等已基本消失。处方调整如下:

炒白芍30g	当归10g	柴胡15g	玄参30g
马勃15g	射干15g	高良姜15g	九香虫10g
焦麦芽30g	天冬25g	生甘草10g	浙贝25g
益母草25g	生牡蛎30g	隔山消20g	丹参25g
熟地25g	山萸肉20g		

14剂,水煎,早晚温服。

四诊:2008年10月11日。患者现精神爽,咽干咽痛、吞咽困难已基本消失,偶有下咽欠畅,余症消失。处方调整如下:

炒白芍30g	当归15g	柴胡15g	玄参30g
马勃15g	射干15g	高良姜10g	九香虫10g
生甘草10g	浙贝25g	生牡蛎30g	隔山消20g
郁金15g	丹参25g	熟地25g	山萸肉20g

14剂,水煎,早晚温服。

五诊:2008年10月26日。咽干咽痛、吞咽困难消失,病情向愈,体重已增加4kg。处方调整如下:

炒白芍30g	玄参30g	马勃15g	射干15g
九香虫10g	生甘草10g	浙贝25g	生牡蛎30g
隔山消20g	郁金15g	沙参20g	丹参25g
熟地25g	山萸肉20g		

14剂以巩固疗效,后随访1年未复发。

【按】患者平素喜悲伤欲哭,故痰气交阻、胃气上逆发为噎膈。再辨病性,目前患者气结为主,稍有虚象。治则重点为扶正培本,在健脾补肾的基础上,针对标实,重在行气解郁、疏积化痰。在此应知常达变,行气开郁,温补脾肾为主,配合降气化痰。

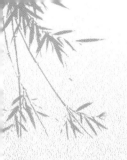

第五章 肝胆系难顽重症

案1：肝脓肿案

王某，男，65岁。初诊日期：2007年12月7日。

【主诉】右肝区疼痛发热2年。

【现病史】患者2年前无明显诱因出现肝区疼痛，于2006年2月28日入院治疗，行腹部CT平扫＋强化示：肝结节性肝癌（2枚）；肝硬化、胆囊结石；双肺CT平扫：左肺上叶尖、后段及双肺下叶多发小结节，双侧胸膜广泛粘连，轻度增厚，结合病史，不除外转移可能。西医诊为疑似原发性肝癌、肝脓肿，行经导管肝动脉栓塞化疗1次。自2006年4月份开始因感冒持续发热，体温波动在38～41℃，午后加重，西药予头孢类抗生素、香菇多糖、消炎利胆片等对症治疗，中药予活血清热解毒药，疗效不佳。1年来已3次反复住院治疗。2007年6月20日行上腹部MSCT平扫＋增强扫描，影像描述：肝脏边缘欠光滑，右叶局限性向内凹陷；肝右叶见多个团块状低密度灶，密度不均匀，边界模糊，增强后病灶呈明显花环状强化，延迟扫描密度未见降低，最大者约3.9cm×4.4cm；肝右叶后下段见多发大小不等结节影，静脉期显示为清，肝右叶见轻度扩张胆管；肝实质内见多发高密度灶，肝周见少量液性密度影；胆囊不大，壁增厚，增强后均匀强化，胆囊内见多个结节状高密度灶，边界清楚，胆囊窝少量液性低密度影；脾脏、胰腺实质未见异常改变，双侧肾上腺外支形态饱满，增强后上述脏器未见明显异常强化；腹膜后未见异常增大的淋巴结影。并请郎志谨教授会诊意见：肝脏多发低密度灶，首先考虑肝脓肿，不除外肝脏恶性肿瘤；胆囊结石、胆囊炎，多发肝内胆管结石；少量腹水；双侧肾上腺外支形态饱满，请结合临床。2007年8月24日行肝穿刺，病理回报为大量坏死细胞及少许肝细胞，诊断为肝局限性坏死病灶。但2年来长期中西药治疗，胁痛发热等症无好转，且日渐加重，故于今日来诊。现患者发热38.5℃，肝区作痛，脾气烦躁，大便调，小便黄，口干欲饮,自觉舌尖发烫,腰部怕凉,小便余沥未尽,耳鸣,耳部闷胀。舌暗红,苔薄白,脉弦。

【辨证要点】

1. 壮热胁痛,脾气烦躁,小便赤黄,口干欲饮,舌尖发烫。

2. 年迈体衰,顽疾缠身,腰酸畏寒,耳鸣头涨,小便不爽,淋沥不尽。

综上,一派热毒壅盛、肝脉壅滞、气阴两虚、虚实夹杂之象。

【中医诊断】肝痈。

【中医辨证】热毒壅盛,肝脉壅滞,气阴两虚。

【西医诊断】肝脓肿。

【治则】清热解毒,益肾养肝,化瘀散结。

【处方】

羚羊角丝4g	生山药30g	醋白芍30g	制龟甲10g
柴胡15g	菟丝子30g	炙黄芪100g	丝瓜络15g
败酱草30g	丹参30g	黄精30g	紫花地丁15g
山茱萸15g	沙参30g	醋制穿山甲10g	肉桂10g
浙贝30g	玄参30g	焦山楂25g	蒲公英25g

7剂,水煎,早晚温服。

二诊:2007年12月14日。服上药7剂,发热消退,体温36.1℃,肝区疼痛、脾气烦躁、小便黄、口干欲饮、自觉舌尖发烫等症明显减轻,唯觉体倦乏力,纳食欠香,舌暗红,苔薄白,脉弦。据病情变化,处方调整如下:

西洋参10g	生山药30g	醋白芍30g	制龟甲10g
柴胡15g	菟丝子30g	炙黄芪100g	昆布10g
败酱草30g	丹参30g	黄精30g	紫花地丁15g
山茱萸15g	醋制穿山甲10g	肉桂10g	郁金20g
浙贝30g	玄参30g	焦山楂25g	金樱子30g
天冬25g	生牡蛎30g		

14剂,水煎,早晚温服。

三诊:2007年12月28日。体温正常平稳,患者精神爽快,肝区疼痛基本消失,大便黄软,日行1次,小便淡黄,腰部怕凉,小便余沥未尽,耳鸣,耳部闷胀、口干欲饮、自觉舌尖发烫等消失。处方调整如下:

西洋参10g	炒山药30g	醋白芍30g	制鳖甲10g
柴胡15g	菟丝子30g	炙黄芪100g	生牡蛎30g

败酱草20g	丹参30g	昆布10g	金樱子30g
山茱萸15g	夏枯草20g	醋制穿山甲10g	肉桂10g
浙贝30g	玄参30g	焦山楂25g	

14剂，水煎，早晚温服。

后随症加减，上方调服60余剂，患者病情向愈，精神爽快，纳食香甜，生活自理。后行上腹部MSCT平扫+增强扫描复查，影像描述：肝脏边缘光滑，右叶局限性向内凹陷消失；肝右叶多个团块状低密度灶消失，密度均匀，边界清楚；肝实质内未见高密度灶，肝周少量液性密度影消失；胆囊不大，壁增厚，增强后均匀强化，胆囊内见多个结节状高密度灶，边界清楚。经各科专家会诊，肝脓肿痊愈，肝脏恶性肿瘤排除。

【按】肝痈，属于临床肝病重症，往往虚实夹杂，先虚后实，因虚致实。前医以活血清热解毒为主，但由于患者年迈体衰，久病缠身，正气亏虚，效果欠佳。根据"治病必求于本"的原则，辨证论治时必须重视脏腑功能和正气盛衰之本，视病邪和正气的虚实所偏。该患邪气仍盛，正气更虚，治以扶正祛邪并进，方能获效。祛邪用败酱草、羚羊角丝、昆布、穿山甲、紫花地丁、消瘰丸等品退热解毒，软坚散结；扶正运用西洋参、肉桂、山茱萸等补肾养阴益气之品，使患者正气渐复，如滋滋小雨，顽疾数诊而痊愈。

案2：肝脓肿案

王某，男，73岁。初诊日期：2012年3月6日。

【主诉】右胁肋疼痛1月余。

【现病史】患者1个半月前无明显诱因出现右下肢活动不灵活，兼见乏力、发热寒战，略感右上腹隐痛，阵发性，能耐受，尿频尿急，无腰背部牵涉痛，无恶心呕吐，无咳嗽咳痰。2012年1月27日以"右下肢活动不灵1天，发热伴尿频尿急5天"为主诉住神经内科治疗。当时神经系统查体均正常；上腹增强CT示：肝脏右叶病变，考虑脓肿，1.76cm×3.02cm；头颅CT示：脑干左侧低密度影，考虑梗死可能性大，左侧基底节区脑软化灶，脑白质脱髓鞘改变。经抗感染、营养脑细胞、降脂降糖等对症治疗，病情稳定后出院。2月8日再次无明显诱因出现发热，体温38.9℃左右，伴寒战，仍有右上腹隐痛，为求进一步诊治，来我院急诊，给予抗感染治疗，发热无好转。2012年2月10日以"反复发热寒战半个月"入住普外科，入院后急查血常规提示白细胞10.67×10^9/L、中性粒细胞百分比84.4%、中性粒细胞绝对值9.01×10^9/L；肝功能提示：谷丙转氨酶 70U/L、谷草转氨酶 96U/L、γ- 谷氨酰转移酶 75U/L、血清前白蛋白 93mg/L；增强 CT 检查提示肝右叶脓肿可能。给予相关治疗，发热消失，右侧肢体活动不灵活缓解，考虑脑梗死。入院后存在发热，故将抗生素换成亚胺培南 - 西司他丁钠，体温控制后改为哌拉西林钠，体温恢复正常，腹痛缓解。连续多日体温仍正常，复查 CT 提示脓肿较前缩小、仍为液化，病情稳定后出院。今为求进一步治疗特来求诊，现症见右胁肋隐痛，急躁易怒，神情疲惫，全身乏力，面色萎黄，口干口苦，不欲饮，咳嗽，有痰咳不出，四肢稍感麻木，不欲食，小便淋沥不尽，大便正常，日行 1 次，眠可。舌质红，苔腻，脉弦滑。

【既往史】2 型糖尿病史 15 年，现服格列美脲，血糖控制一般；冠心病史 15 年，现服硝苯地平；大动脉粥样硬化；心律失常，完全性右束支传导阻滞；脑梗死；陈旧性肺结核；左肾上腺腺瘤；右肾囊肿。否认肝炎等传染性疾病，否认手术、输血、外伤史，否认食物及药物过敏史。

【辨证要点】

1. 年迈体衰，久病缠身，消渴日久，神疲乏力，面色萎黄，口渴欲饮。

2. 右胁隐痛，急躁易怒，纳呆食少。

3. 咳痰不爽，舌红苔腻，脉弦滑。

综上，一派肝郁气滞、痰热内结、气阴两虚、虚实夹杂之象。

【中医诊断】肝痈。

【中医辨证】肝气郁结，痰热互结，气阴两虚。

【西医诊断】肝脓肿。

【治则】清热疏肝，化痰消痈，益气养阴。

【处方】

醋白芍 30g	当归 10g	柴胡 15g	制龟甲 10g
香橼 10g	佛手 10g	路路通 20g	西洋参 5g
败酱草 15g	虎杖 20g	白芥子 10g	制鳖甲 10g
焦麦芽 30g	焦山楂 30g	焦神曲 30g	鸡内金 15g
牡蛎 20g	浙贝 20g	沙参 30g	天冬 30g
玄参 30g			

中药 14 剂，水煎，早晚温服。

二诊：2012 年 3 月 20 日。自述服药 14 剂后右胁肋隐痛减轻，咳痰明显缓解，现觉胃泛酸烧心，神疲乏力，口苦，纳可，夜尿多 5～6 次 / 夜，大便可。处方

调整如下:

醋白芍30g	当归10g	柴胡15g	制龟甲10g
香橼10g	佛手10g	路路通20g	西洋参10g
黄连15g	虎杖20g	白芥子10g	制鳖甲10g
焦麦芽30g	焦山楂30g	焦神曲30g	鸡内金15g
沙参30g	天冬30g	鱼腥草10g	吴茱萸3g
金樱子30g			

中药14剂,水煎,早晚温服。

三诊:2012年4月13日。自述服药14剂后胃泛酸稍有减轻,纳可,大便正常,一日2次。处方调整如下:

醋白芍30g	当归10g	柴胡15g	制龟甲10g
香橼10g	佛手10g	路路通20g	西洋参10g
黄连15g	虎杖20g	白芥子10g	制鳖甲10g
焦麦芽30g	焦神曲30g	沙参30g	天冬30g
鱼腥草10g	吴茱萸3g	金樱子30g	

中药14剂,水煎,早晚温服。共服中药90剂痊愈,随访1年未复发。

【按】肝痈之发病,多为湿热瘀毒之邪郁结于肝,气血为邪毒所壅滞而成脓,故治疗以清热解毒为根本大法,佐以清利湿热、活血化瘀等。余以为,肝脓肿的治疗,益气扶正是治疗成功的关键。简言之,疾病过程,实际上就是机体的正气(抗病能力)与邪气(致病因素)相互抗衡的过程,治疗过程要注意扶正祛邪。不同时期,不同患者,可采取扶正兼祛邪,或祛邪兼扶正,或先扶正后祛邪,或先祛邪后扶正的治疗方法。该案患者年过半百,另患消渴多年,久病必郁,久病必虚,正气亏虚,痰凝郁结,邪毒乘虚而入,瘀毒互结,病情加重。西医单纯抗感染,仅治标,正气愈虚而毒邪难排。中医重在扶正以治本,正气足而邪毒去,遂以益气养阴固其本,予以西洋参、鳖甲、龟甲、天冬、沙参、柴胡、当归、白芍、香橼、佛手疏肝柔肝,恢复肝用,此乃固本求源之法。同时清热解毒,疏肝化痰,散结消痈,予以虎杖、败酱草、白芥子、浙贝、玄参、生牡蛎、焦三仙开胃消食,路路通利尿通淋,以标本兼治。复诊患者诸症减轻,继续服药,加用鱼腥草清热解毒、排脓消痈,促进病情痊愈;肝脏性喜条达,诸多寒凉药物应用不利于肝气舒畅,加用吴茱萸,其入足厥阴肝经,温中理气,与诸药配合,既能清热止痛,又能制约诸药物之过于寒凉,一清一温,苦降辛开,以收相反相成之效,为佐治之药,数诊而得以痊愈。

案3：肝脓肿案

张某，男，79岁。初诊日期：2012年8月10日。

【主诉】畏寒、乏力1月。

【现病史】家属代诉：患者1个月前无明显诱因出现发热，最高达38.8℃，遂去急诊。血常规示：白细胞$11.67×10^9$/L，中性粒细胞百分比90%，血红蛋白153g/L。腹部CT示：肝门区紊乱，肝内病灶3.6cm×3.1cm，肝右后叶小囊肿，胆囊术后改变，肝内胆管积气，胆总管结石，提示肝脓肿明确，合并胆道结石。肝功提示：总胆红素14.5μmol/L，直接胆红素6.6μmol/L，总胆汁酸10μmol/L。确诊为肝脓肿。转入普外科行CT引导下肝穿刺引流术治疗，术中肝脓肿未完全抽出。出院后患者自觉身体虚弱，畏寒肢冷，心胸憋闷，气短懒言，疲乏无力，纳差，泛酸食少，大便黏腻，排便无力，舌苔黄腻，口气臭秽。

【既往史】否认糖尿病史，否认肝炎结核等传染病史，无药物及食物过敏史。

【辨证要点】

1. 年迈术后，气短懒言，神疲乏力，畏寒肢冷，排便无力，纳呆食少。

2. 泛酸呕恶，心胸憋闷，大便黏腻，舌苔黄腻，口气臭秽。

综上，一派正气虚弱、湿热内蕴、虚实夹杂之象。

【中医诊断】肝痈。

【中医辨证】正虚邪恋，湿热蕴结。

【西医诊断】肝脓肿；胆道结石；胆囊切除术后。

【治则】益气养阴，清热化湿。

【处方】

西洋参10g	炙黄芪80g	神曲30g	炒麦芽30g
紫苏梗10g	白豆蔻10g	陈皮10g	佛手10g
醋白芍30g	柴胡15g	乌贼骨30g	瓜蒌仁30g
黄连15g	姜半夏15g	藿香10g	滑石30g
地龙30g			

7剂，水煎，早晚温服。

二诊：2012年8月17日。患者家属代诉，服中药7剂后疲乏无力明显减轻，初诊症状大部消失。精神转爽，气力增加，现仍有泛酸尚存。处方调整如下：

| 西洋参10g | 炙黄芪80g | 神曲30g | 炒麦芽30g |

紫苏梗 10g	白豆蔻 10g	陈皮 10g	佛手 10g
醋白芍 30g	柴胡 15g	乌贼骨 40g	瓜蒌仁 20g
黄连 20g	姜半夏 15g	藿香 10g	滑石 30g
地龙 30g			

14剂，水煎，早晚温服。

后随症加减，共服中药56剂痊愈，随访1年未复发。

【按】肝痈本属实证，然其发生的内在条件多责之正气不足。本案中，经过现代医学的引流术，实现了"祛邪"，本虚显得尤为明显。此案患者辨证属于正虚邪恋，湿热内蕴，当益气养阴扶正，清热化湿祛邪。余益气扶正之品常选黄芪、西洋参、丹参、当归、山药等，其中黄芪、西洋参最为常用。黄芪益气健脾、托毒生肌，《本草备要》言黄芪"生血，生肌，排脓内托，疮痈圣药"，治疗肝脓肿，与清热解毒药合用，相得益彰。西洋参，性凉而补，《医学衷中参西录》述其"能补助气分，兼能补益血分"，凡欲用人参而不受人参之温补者，皆可以此代之。该案并用瓜蒌、黄连、滑石清热化痰，使得扶正不留邪，祛邪不伤正；柴胡、白芍，入肝经，疏肝理气，养肝柔肝复肝用；地龙通络止痛，配合消食和胃药物，胃气恢复，气血生化有源，脏腑功能恢复。复诊效果明显，继续服用56剂病愈而未复发。

案4：顽固性肝硬化腹水案

王某，女，42岁。初诊日期：2013年8月20日。

【主诉】乏力腹胀3年，加重伴双下肢水肿2个月。

【现病史】患者乙型肝炎15年余，未能系统诊治。自2010年以来出现乏力，体检发现贫血（血红蛋白70g/L、铁蛋白12.29ng/ml），均未予重视。2012年10月以来，患者因下腹部胀满不适、呕血，辗转就诊于多家医院，相关检查提示：HBV-DNA 1.79×10^{7}copies/ml；AFP 3.27ng/ml。超声、CT提示：盆腔右侧宫颈卵巢囊性肿物（恶性不除外），肝硬化，脾大，门静脉扩张。胃镜检查：食管-胃底静脉曲张。西医对症治疗不效，后请中医会诊，前医曾以健脾养肝、清热解毒治疗不效，近1周上述症状进一步加重，患者极度痛苦，特来就诊。症见：扶入病房，体瘦，面色㿠白，神疲乏力，食少纳呆，食则腹胀，畏寒肢冷，心烦眠差，大便偏干，小便短少不利，无发热、恶心、呕吐，平素急躁易怒，查体：血压115/75mmHg，腹部膨隆，移动性浊音（+），脾大（肋下7cm），双下肢中度水肿，散在蜘蛛痣，肝掌，睑结膜色淡，舌淡暗，苔薄白略腻，脉沉弦细无力。

【辨证要点】

1. 神疲乏力,畏寒肢冷,小便短少不利,脉沉弦细无力。

2. 臌胀日久,久治不愈,腹大胀满,食则腹胀,大便偏干。

综上,一派脾肾阳虚、气虚水停之象。

【中医诊断】臌胀(水臌)。

【中医辨证】脾肾阳虚。

【西医诊断】乙型肝炎肝硬化,失代偿期,腹水。

【治则】益气温阳,健脾利水。

【处方】

西洋参10g	炒白术30g	炙黄芪100g	制龟甲10g
制鳖甲10g	炮姜10g	茯苓皮30g	车前子30g
白茅根30g	木香10g	大腹皮30g	草果10g
猪苓30g	木瓜30g	地榆炭15g	醋白芍30g
炙鸡内金15g	焦神曲30g		

患者诉住院期间对多种药物过敏,担心对中药过敏,故先予3剂,水煎服。

二诊:2013年8月23日。3剂药后,未见不良反应。患者自行停用利尿药,自觉腹胀加重,嘱患者继用利尿药,渐停用,原方10剂继服。

三诊:2013年9月3日。患者气力增加,可户外活动1小时余,下肢水肿基本消失,食欲增强,食后仍觉腹胀,两胁隐痛,大便日1～2次,时干时稀,舌质淡红,苔薄白稍腻。处方调整如下:

西洋参10g	炒白术30g	茯苓皮30g	木瓜30g
制鳖甲10g	炙黄芪100g	车前子30g	乌药20g
木香10g	大腹皮30g	草果10g	槟榔20g
炮姜10g	地榆炭10g	猪苓30g	焦神曲30g
炙鸡内金15g	醋白芍30g		

10剂,水煎,早晚温服。

四诊:2014年2月18日。患者轮椅推入病房。患者家属代诉,2013年9月、11月因排便用力消化道出血,急诊住院,行食管 - 胃底静脉曲张硬化术、经颈内静脉肝内门体静脉分流术 + 胃冠状静脉栓塞术。术后患者曾2次出现嗜睡,伴一过性行为异常(随地小便),确诊为肝性脑病(血氨163.8μmol/L)、肝衰竭。内科治疗后嗜睡症状改善。现症见:面色㿠白,气短懒言,纳少,食后腹胀,无恶心、泛酸,大便日行1次,偏干,舌淡紫,苔白腻,脉细数,爪甲苍白,散在蜘蛛

痣,肝掌,双下肢水肿,少腹压痛。处方调整如下:

茯苓皮30g	炒白术30g	木瓜20g	木香10g
西洋参10g	炙黄芪80g	大腹皮25g	砂仁10g
白芥子10g	车前子25g	白茅根25g	泽泻25g
神曲30g	鸡内金15g	醋白芍30g	当归20g
柴胡15g	鳖甲15g	香橼10g	佛手10g
地榆炭10g	白及10g		

7剂,少量频服。

五诊:2014年4月8日。患者食欲增强,体力增加。处方调整如下:

茯苓皮30g	炒白术30g	木瓜20g	木香10g
西洋参5g	炙黄芪100g	大腹皮25g	砂仁10g
白芥子10g	车前子25g	白茅根25g	泽泻25g
神曲30g	醋白芍30g	当归20g	肉苁蓉30g
柴胡15g	鳖甲15g	香橼10g	佛手10g
地榆炭10g	白及10g	生地25g	熟地25g
炒麦芽30g	紫苏梗10g		

14剂,水煎,早晚温服。

六诊:2014年5月16日。精神爽快,气力增加,小便频,腹胀减轻,脾大(肋下4cm),下肢轻度水肿,腰围由84cm减到77cm。处方调整如下:

茯苓皮30g	炒白术30g	木瓜20g	木香10g
西洋参5g	炙黄芪100g	大腹皮25g	砂仁10g
白芥子10g	车前子25g	白茅根25g	泽泻25g
神曲30g	醋白芍30g	当归20g	肉苁蓉30g
柴胡15g	鳖甲15g	香橼10g	佛手10g
地榆炭10g	白及10g	陈皮10g	熟地25g
炒麦芽30g	紫苏梗10g		

14剂,水煎,早晚温服。

七诊:2014年5月30日。尿频,量少,纳少,仍感疲乏,较前减轻,大便1～2天1次,尚可,略腹胀,苔白腻。处方调整如下:

茯苓皮30g	滑石25g	木瓜20g	猪苓25g
西洋参5g	炙黄芪100g	大腹皮25g	砂仁10g
白芥子10g	车前子25g	白茅根25g	泽泻25g

神曲30g	醋白芍30g	当归20g	肉苁蓉30g
柴胡15g	鳖甲15g	香橼10g	佛手10g
地榆炭10g	白及10g	陈皮10g	熟地25g
炒麦芽30g	紫苏梗10g	白豆蔻25g	

14剂,水煎,早晚温服。

八诊:2014年6月13日。面色略显红润,纳少,食后胃脘胀满,较前减轻,大便偏稀,2天1次,小便黄,无腹水,脾大(肋下1cm),无下肢水肿,舌质淡暗,苔薄白,体胖。处方调整如下:

茯苓皮30g	木香10g	木瓜20g	猪苓25g
西洋参5g	炙黄芪100g	大腹皮25g	砂仁10g
白芥子10g	车前子25g	白茅根25g	泽泻25g
神曲30g	醋白芍30g	当归20g	肉苁蓉30g
柴胡15g	鳖甲15g	香橼10g	佛手10g
地榆炭10g	白及10g	陈皮10g	熟地25g
炒麦芽30g	紫苏梗10g	白豆蔻25g	乌药25g
槟榔25g	炒枳壳25g		

14剂,水煎,早晚温服。

患者长期间断服中药近200剂,复查各指标恢复正常,随访1年未复发。

【按】臌胀之为病,在治疗上,余主张标本同治,患者症候虽多,然多有脾肾阳虚。正如《素问·生气通天论》曰:"阳气者若天与日,失其所则折寿而不彰","阳气者,精则养神,柔则养筋","凡阴阳之要,阳密乃固"。故治疗中扶助元阳尤为重要,在温补元阳基础上,佐以行气利水,或清湿热,或养阴清热,或活血,或止血等,随症佐用。另外,"阴之所生,本在五味",故治宜注意培补后天,保护胃气。患者久病,元气亏虚,虚不受补,亦不耐攻伐,用药宜平,兼顾阴阳。本案病机以脾肾阳虚水停为主,药用炮姜温阳祛寒;西洋参、炒白术、炙黄芪益气健脾,大补元气;木香、厚朴、大腹皮行气宽中,盖气行则水行;草果温中燥湿;木瓜、茯苓皮、车前子、白茅根利水渗湿;焦神曲、炙鸡内金健脾促进食欲;肝体阴而用阳,制龟甲、制鳖甲养肝阴补肝血;一味地榆炭凉血止血,防止出血。诸药合力,共奏扶正祛邪之效。

本案患者因对疾病认识不够,对乙型肝炎长期放任未予控制,治疗期间因自行停用利尿药导致水肿加重,又因大便用力导致腹压增大,胃底静脉破裂出血,均是导致病情加重、反复恶化的重要原因。肝硬化失代偿期,其并发症若急性起病,常可有生命危险,因此,防重于治。使用中药治疗,应注意以下几点:与患者及家属应有必要的沟通,使其正确认知疾病的预后,缓解紧张情绪;嘱患者调畅情志,注重医患配合;对于依赖性较强的西药,不可骤然停药;饮食宜富含营养、容易消化,进食困难者可少食多餐,流质饮食,中药少量频服,勿食生冷、过硬食物;高血氨患者在监测血氨情况下控制蛋白摄入,肾功能不全者适当限制蛋白饮食;避免用力大便、咳嗽等增加腹压的动作;卧床患者,注意预防压疮;忌烟酒,合理休息,避免劳累,可适当运动;身边留人陪护,若有急症发作,立刻急诊就诊。

案5:肝性脑病肝衰竭案

王某,女,42岁。

初诊日期:2014年2月18日。

【主诉】间断乏力腹胀4年,嗜睡昏迷、卧床1年。

【现病史】患者4年前先后出现乏力、中度贫血(血红蛋白70g/L),均未予重视。2年前腹部超声及中下腹CT示:肝硬化,脾大,门静脉扩张。1年前排便用力出现消化道出血3次,诊断为食管-胃底静脉曲张破裂,分别行经颈静脉肝内门腔内支架分流术、食管-胃底静脉曲张硬化治疗术。出院后出现反复嗜睡,一过性行为异常(如随地小便等),于医院确诊为肝性脑病(血氨163.80μmol/L、尿素氮20mmol/L)、肝衰竭,给予降血氨,保肝,输新鲜血浆、人血白蛋白,抗病毒等治疗,病情稍好转。1个月前,患者再次出现嗜睡昏迷,可被唤醒,无行为异常,无认知障碍,症状持续无缓解,且出现恶心,呕吐胃液,就诊于市中心医院急诊,每日尿量约1500ml,大便如常,体重未见明显下降。腹部CT提示腹水。内科治疗后患者病情未明显好转出院。长期以来,患者苦于疾病困扰,多方辗转求医,久病心情苦闷,故慕名来诊。症见:患者轮椅推入病房,卧床不能自理,面色青黄黧黑,形体消瘦,大肉尽脱,体重47kg(身高168cm),嗜睡,精神萎靡,气短懒言,食欲不振,食后脘腹胀满、恶心,无泛酸,畏寒肢冷,心烦眠差,大便干燥,1~2日/次,皮肤黏膜黄染如烟熏,尿色深黄,鼻衄、齿衄。舌淡紫,苔白腻,脉濡数。查体:爪甲苍白,杵状指,睑结膜苍白,手掌散在蜘蛛痣,肝掌,腹部中度膨隆,少腹压痛阳性,包块未触及,中量腹水,移动性浊音(+),双下肢重度水肿。血压115/75mmHg。细问,患者平素急躁易怒,胁肋胀痛,病情常因生气易诱发或加重。

【既往史】乙型肝炎15年余。

【辨证要点】

1. 肝病日久,平素急躁易怒,胁肋胀痛。

2. 精神萎靡,神疲乏力,行消骨瘦,气短懒言。

3. 脘腹胀满,小便短少不利,形寒肢冷。

综上,一派肝脾虚衰、湿浊泛窍、虚实夹杂之象。

【中医诊断】肝厥。

【中医辨证】肝脾虚衰,浊湿泛窍。

【西医诊断】肝性脑病;肝衰竭。

【治则】益气扶正,利水消肿,健脾疏肝。

【处方】

茯苓皮30g	炒白术30g	木瓜20g	木香10g
西洋参10g	炙黄芪80g	大腹皮25g	砂仁10g
白芥子10g	车前子^{包煎}25g	白茅根25g	泽泻25g
神曲30g	鸡内金15g	醋白芍30g	当归20g
柴胡15g	鳖甲^{先煎}15g	香橼10g	佛手10g
地榆炭10g	白及10g		

7剂,水煎服,日1剂,少量频服。

二诊:2014年4月8日。服药50余剂,患者可离开轮椅扶入病房,面色稍有光泽,仍觉气短乏力,食欲增强,大便仍干燥,排出费劲,2日1次。处方调整如下:

茯苓皮30g	炒白术30g	木瓜20g	木香10g
西洋参5g	炙黄芪100g	大腹皮25g	砂仁10g
白芥子10g	车前子^{包煎}25g	白茅根25g	泽泻25g
神曲30g	生地25g	醋白芍30g	当归20g
柴胡15g	鳖甲^{先煎}15g	香橼10g	佛手10g
地榆炭10g	白及10g	熟地25g	肉苁蓉30g
炒麦芽30g	紫苏^{后下}10g		

14剂,水煎服,日1剂,少量频服。

三诊:2014年5月16日。服药近3个月,患者现可自行步入病房,面色稍有红晕,精神较前爽快,气力增加,腹胀明显减轻,纳少,大便干燥,较前好转,排便较前通畅。舌淡紫,苔白腻,脉濡数。查体:腹部膨隆基本消失,少腹无压痛,包块未触及,下肢轻度水肿,腰围由84cm减到77cm。处方调整如下:

茯苓皮30g	炒白术30g	木瓜20g	木香10g
西洋参5g	炙黄芪100g	大腹皮30g	砂仁10g
白芥子10g	车前子^{包煎}25g	白茅根30g	泽泻30g
神曲30g	陈皮10g	醋白芍30g	当归20g
柴胡15g	鳖甲^{先煎}15g	香橼10g	佛手10g
地榆炭10g	白及10g	熟地25g	肉苁蓉30g
炒麦芽30g	紫苏^{后下}10g		

14剂,水煎服,日1剂,少量频服。

之后随症加减,前后服药4个月,患者面色红润,精神爽快,气力增加,可从事家务活动,每日可下楼活动2小时,生活自理,腹水、双下肢水肿消退,腹部 CT 提示腹水(－),腹胀消退,腹部无压痛,黄疸消除,纳可,大便可,每日尿量约2 800ml,体重增加到65kg,余无明显不适。复查 B 超示:脾较前明显缩小。贫血消失(血红蛋白120g/L)。血压120/75mmHg。血氨15.20μmol/L,尿素氮8mmol/L。

【按】肝性脑病分虚实两类,实证为邪毒攻心,属风、火、痰内闭,神明失守;虚证为正虚邪陷所致,阴阳气血衰败,精神竭绝而神明不用。但肝性脑病患者病情变化迅速,虚实夹杂,病发可以邪实为主,但正气已受戕;久病虽易正虚,但痰浊常留恋难解。

本案中,患者患乙型肝炎15年余,且患者平素急躁易怒,病情常因生气易诱发或加重。思之,木旺克土,肝气犯脾,脾胃虚弱,聚痰生湿,痰浊上蒙清窍,以致神昏不识,故遵《内经》"木郁达之"之旨,柴胡、当归、白芍、香橼、佛手以疏肝,当归、白芍兼养血柔肝,香橼、佛手兼理气化痰。肝脾病久,肝气横犯脾胃,脾虚日甚,脾失健运,而致水湿内停,阻遏阳气,气机不畅,故出现面色青黄黧黑、脘腹胀满等症状,予西洋参、炒白术、生黄芪、茯苓皮、木香、砂仁补气健脾以治本,大腹皮、白茅根、泽泻、车前子利水渗湿消肿以治标。正如《杂病源流犀烛·肿胀源流》所云:"鼓胀……或由怒气伤肝,渐蚀其脾,脾虚之极,故阴阳不交,清浊相混,隧道不通,郁而为热,热留为湿,湿热相生,故其腹胀大。"

案6:胆石症案

金某,男,57岁。初诊日期:2012年10月16日。

【主诉】右胁肋部疼痛2年,加重1月。

【现病史】患者于2年前饮酒后发作右胁肋部掣痛,诊为泥沙样胆结石,予左氧氟沙星抗炎治疗后症状缓解,停药后病情反复发作,自行服用利胆片控制。1个月前因过食肥甘、烟酒致病情加重。前医曾以疏肝理气、排石止疼治疗,但疗效欠佳,故于今日来诊。现症见:右胁肋部掣痛,痛引右肩,兼有咽干,口苦,恶心,干呕,五心烦热,纳差,小便短赤,淋沥不尽,伴尿道涩痛,大便稀溏,夜寐多梦。查体可见右上腹轻压痛,舌质暗红,边尖瘀暗,苔黄稍腻。

【既往史】高血压病史10年余,脂肪肝病史3年,慢性前列腺炎5年。

【辨证要点】

1. 右胁掣痛,痛引右肩,口干口苦,呕恶烦热,小便短赤,淋沥不尽。

2. 胁痛日久,素食肥甘,舌红,苔黄腻。

综上,一派肝气郁滞、湿热内蕴、胆道不畅、水道不利之象。

【中医诊断】胁痛。

【中医辨证】肝郁气滞,痰热阻络。

【治则】疏肝理气,清热化痰,通淋排石。

【处方】

当归10g	瓜蒌仁20g	香橼10g	佛手10g
金钱草30g	海金沙30g	鸡内金15g	路路通25g
车前子30g	丹参30g	白茅根30g	川楝子10g
醋延胡索10g	生甘草10g	川牛膝25g	丝瓜络10g

7剂,水煎,早晚温服。

二诊:2012年11月2日。该患服药7剂后右胁肋部疼痛明显缓解,口干、口苦、恶心、纳差都有明显改善,小便转清,尿痛感消失,小便无力感减轻。现唯觉眠差。处方调整如下:

当归10g	瓜蒌仁20g	香橼10g	佛手10g
金钱草30g	海金沙30g	鸡内金15g	路路通25g
车前子30g	丹参30g	白茅根30g	川楝子10g
醋延胡索10g	生甘草10g	川牛膝25g	制远志30g

14剂,水煎,早晚温服。

三诊:2012年11月20日。现患者右胁肋部疼痛基本向愈,口苦、恶心消失,矢气转,排出大量恶臭、黏腻粪便,自觉腹中畅快,小便有力,夜寐安稳。处方调整如下:

当归10g	瓜蒌仁20g	泽兰10g	丝瓜络10g
金钱草30g	海金沙30g	鸡内金15g	路路通25g

| 车前子 30g | 丹参 30g | 白茅根 30g | 川楝子 10g |
| 醋延胡索 10g | 生甘草 10g | 川牛膝 25g | 制远志 30g |

14剂,水煎,早晚温服。

上方14剂,继服,以兹巩固。嘱其忌酒,饮食清淡,保持情志舒畅,随访半年未见复发。

【按】治疗胆石症要抓住重点,凡气滞血瘀突出者,以理气活血为主;湿热明显者,以清热燥湿为主。而对气滞血瘀者,要辨明气滞与血瘀孰轻孰重。气滞偏重当重用理气药,以促进胆道调节功能的恢复,有利于排石;血瘀偏重当重用活血化瘀药,以改善胆系通道,有利于结石排出。湿热明显者,也应辨准湿与热孰轻孰重,热重于湿宜重用清热解毒、通里攻下之品;湿重于热者宜用清热燥湿之剂。总之,治疗方案必须攻补兼施,尤应兼顾脾胃,以免攻伐太过。在有科学依据的前提下,大胆突破传统用药剂量和用药方法。胆石症属于中医急症,患者异常痛苦,为求显效速效,除正确的辨证外,更主要的是加大用药剂量。实践证明,对金钱草、郁金、白芍、茵陈、延胡索等药的使用,只拘泥于传统用药量(15~20g)效果不显,成倍增加用量后,效如桴鼓。前医以疏肝理气、排石止痛而效果欠佳,分析虽然病机基本明确,但是又未能完全掌握。本案方中以当归、香橼、佛手、紫苏和胃理气;大量使用海金沙、金钱草、鸡内金排石"三宝",利胆排石;加用川楝子、醋延胡索加强止痛;瓜蒌化痰散结;路路通、车前子、牛膝清热利湿,引热下行,使得痰去热消。诸药合用,疗效明确,药到病除,数诊即愈。然结石疾病本身,病从口入,需要改善嗜食肥甘厚味的习惯,调节心情,否则,难免病情复发,前功尽弃。

案7:难治性黄疸(阴黄)案

胡某,女,66岁。初诊日期:2009年5月22日。

【主诉】目黄、身黄、小便黄3月余,加重半个月。

【现病史】患者3个月前无明显诱因出现目黄、身黄、小便黄,其色晦暗如烟熏,小便色黄如浓茶,脘腹胀满,纳谷减少,大便色浅,神疲畏寒。于医院诊断为黄疸、药物性肝损害,给予保肝、退黄、利胆等对症治疗,效果不佳。患者因多次手术和长期服用西药(激素类)对肝脏损害严重,确诊为药物性肝损害。黄疸经长期西医对症治疗不见好转,缠绵难愈,后又在中医院治疗,前医先后以清利肝胆、和胃退黄、疏肝健脾、化湿退黄等疗法,效果欠佳。自述近半月余,病情加重,深感痛苦绝望,多番辗转来诊。现症见:目黄、身黄、小便黄,其色黄晦暗如烟熏,大便色浅近白色,小便色黄如浓茶。其人额上黑,足下热,脘腹胀满,纳谷减少,神疲乏力,倦怠懒言,舌暗红,边有瘀斑,脉弦涩。患者长期服用激素类药物对肝脏损伤严重,致肝失疏泄,胆汁淤积,排出不畅。

【既往史】高血压病史10年,目前口服西尼地平,血压控制在155/95mmHg左右。患者于1989年因子宫肌瘤行子宫切除术,1998年因急性阑尾炎行阑尾切除术,2006年因左肾动脉狭窄行左肾切除术。2007年确诊多发性大动脉炎,给予降压、抗血小板、抗炎等对症治疗。

【辨证要点】

1. 身目俱黄,黄色晦暗,暗如烟熏,尿黄色深,如浓茶状。

2. 神疲乏力,脘腹胀满,食少纳差。

3. 额上发黑,足底发热,舌质暗红,边有瘀斑,脉象弦涩。

综上,一派肝脉瘀滞、肾精亏虚、肝失疏泄、胆汁外溢之象。

【中医诊断】黄疸(阴黄)。

【中医辨证】肝脉瘀滞,肾精亏虚。

【治则】益肾养肝,化瘀利水退黄。

【处方】

西洋参10g	炙黄芪80g	炒白术30g	猪苓30g
车前子30g	白茅根30g	丹参30g	茵陈25g
虎杖15g	龟甲10g	鳖甲10g	焦三仙各30g
炒鸡内金10g	丝瓜络10g	黄连10g	全瓜蒌30g

7剂,水煎,早晚温服。

二诊:2009年5月29日。服中药7剂,目黄、身黄、小便黄减轻,大便色浅黄,腹胀乏力好转,纳食有增。舌、脉如前。处方调整如下:

西洋参10g	炙黄芪80g	炒白术30g	猪苓30g
车前子30g	白茅根30g	丹参30g	茵陈25g
虎杖15g	龟甲10g	鳖甲10g	焦三仙各30g
炒鸡内金10g	竹茹15g	黄连10g	全瓜蒌30g
胆南星15g			

7剂,水煎,早晚温服。

三诊:2009年6月5日。服中药14剂,目黄、身黄、小便黄大减,大便黄软,腹胀乏力进一步好转,纳食香甜。舌、脉如前。额黑、足热明显减轻。精神转爽。舌暗红,边有瘀斑明显转淡,脉弦细无力。处方调整如下:

西洋参10g	炙黄芪80g	炒白术30g	猪苓30g
车前子30g	白茅根30g	丹参30g	山萸肉15g
虎杖15g	龟甲10g	鳖甲10g	焦三仙各30g
炒鸡内金10g	竹茹15g	黄连10g	红花10g
胆南星15g	生地25g		

7剂,水煎,早晚温服。

后随症加减,共服中药60剂,身体恢复正常,生活工作皆复正常。随诊1年未复发。

【按】阴黄的病因固由于寒湿,而引起寒湿之因,虽由外感、内伤、误治等所致,但其本乃由于脾肾阳虚。因为只有脾肾阳气不足,才会因阳虚生内寒,阳虚湿不化,使寒湿交阻,久羁不化。另外,湿邪虽是黄疸之因,而湿邪必侵蕴于血脉才会引起黄疸,寒湿之阴邪更易引起血脉瘀滞,而血脉的运行,又主在阳气,故阴黄之证,本虚标实,寒湿为标,阳虚为本,单纯以利湿退黄为主,不能奏效,立方遣药应标本兼顾。阴黄之阳虚,以脾阳虚为主,脾主运化,为升降之枢纽,故治脾之药应补运兼施。以西洋参、炙黄芪益气健脾,白术温化寒湿,虎杖、茵陈、车前子、白茅根利湿退黄治其标,丹参、红花活血化瘀,其性味平和而非峻利之品,鳖甲、龟甲滋阴养肝血为肝用,又常佐炒谷麦、神曲、焦山楂等以助脾运。阴黄多系慢性病变,难图速效,若立法正确,贵在守方。

第六章 脑系(精神神经类)难顽重症

案 1：脑积水案

季某,女,46 岁。初诊日期:2012 年 10 月 17 日。

【主诉】头晕、头涨,步履不稳 2 年。

【现病史】患者 2 年前无明显诱因出现头晕、头涨、耳鸣,伴视力下降,记忆力减退,下肢无力,步履困难。2 年来中西医治疗不效。脑 CT 提示:中度脑积水。神经外科建议手术治疗。患者恐惧手术,经人介绍,前来求诊。现症见:头晕、头涨痛,头痛以直立或晨起加剧,卧位时头痛可有所缓解,视物旋转模糊,恶心,耳鸣,伴听力下降,下肢无力,步履困难。细查:患者口齿不清,口角流涎,说话模糊,伴身体局部麻木,反应迟钝,四肢无力,走路不稳,舌暗红苔白,脉滑。

【辨证要点】

1. 患者久病体弱,头晕,头涨,恶心,耳鸣,伴听力下降,下肢无力,步履困难。

2. 口齿不清、口角流涎、说话模糊,伴身体局部麻木。

3. 舌暗红苔白,脉滑。

综上,一派脾气虚弱、痰瘀互结、上蒙脑窍之象。

【中医诊断】眩晕。

【中医辨证】痰浊上蒙,气虚血瘀。

【治则】益气活血通络,化痰利水止眩。

【处方】

炙黄芪 100g	赤芍 25g	地龙 30g	川芎 30g
当归尾 15g	车前子 30g	茯苓 30g	泽泻 30g
全蝎 10g	白芥子 10g	山楂 25g	白附子 10g
白茅根 30g	天麻 10g	姜半夏 15g	王不留行 10g

14剂,水煎,早晚温服。

二诊:2012年10月31日。患者自诉服中药14剂后头晕、头涨减轻,初诊症状大部减轻。精神稍爽快,面色稍红润。处方调整如下:

炙黄芪100g	赤芍30g	地龙30g	川芎30g
当归尾15g	车前子30g	茯苓30g	泽泻30g
全蝎10g	白芥子10g	山楂25g	白附子10g
白茅根30g	天麻10g	姜半夏15g	王不留行10g
郁金20g	青葙子15g		

20剂,水煎,早晚温服。

三诊:2012年11月20日。患者自诉服中药月余后头晕、头涨明显减轻,自觉病情进一步好转。精神爽快,面色转红润。处方调整如下:

炙黄芪100g	赤芍30g	地龙30g	川芎30g
当归尾15g	车前子30g	茯苓30g	泽泻30g
全蝎10g	白芥子10g	山楂25g	白附子10g
海浮石30g	天麻10g	姜半夏15g	王不留行10g
郁金20g	路路通15g		

20剂,水煎,早晚温服。

共服中药5个月余,CT复查示脑积水消失,头晕、头涨痛、视物旋转模糊、恶心、耳鸣等症状消失,听力复常,每天步行2km。后随访16个月未复发。

【按】脑积水属于中医眩晕范畴,余详查患者,四诊合参,认为其久病当从虚从瘀论治,患者辨证属气虚血瘀、痰瘀互结,以补阳还五汤与半夏白术天麻汤加减,起益气活血通络、化痰祛瘀息风之效。方中重用黄芪,补气益气活血,气行则血行,配用虫类药物加强活血化瘀、祛风通络作用;车前子、白茅根、泽泻利水消肿。诸药合用,效果明显。服药5个月,眩晕治愈,未见复发。

案2:晕厥案

姬某,女,46岁。初诊日期:2011年10月8日。

【主诉】晕厥反复发作3年,加重2月余。

【现病史】患者自诉3年来无明显原因突发晕厥后自行苏醒,3年来,患者精神紧张或情绪激动就会出现双手麻木,周身冷汗。近2个月来频繁发作,甚时周发4次。2日前患者因复习考试精神紧张又突然晕厥,面色苍白,口唇无华,四肢厥冷,不能言语,伴心悸胸闷,双手麻木,被120紧急送往医院急诊,查血压、心电图、脑电图、甲状腺功能等一系列相关项目,均未发现异常,予对症治疗后出院。患者终日生活在担忧和恐惧中,近3年来先后奔波于各知名医院中西医治疗,中医曾以补肾益气、填精健脑,益气养血、益肝补肾等治疗,均疗效欠佳。特慕名来诊。刻下见:患者神色焦虑,坐立不安,心慌,胸闷,头晕,健忘,面色晦暗,四肢酸重,纳差食少,大便黏腻不爽,脉弦滑,苔垢腻。

【辨证要点】

1. 患者反复晕厥,发作时面色苍白,口唇无华,四肢厥冷,不能言语。

2. 伴心慌,胸闷,头晕,健忘,面色晦暗,四肢酸重,纳差食少。

3. 大便黏腻不爽,脉弦滑,苔垢腻。

综上,一派阳衰阴盛、痰湿内蕴、上蒙清窍之象。

【中医诊断】晕厥。

【中医辨证】痰湿中阻,上蒙清阳。

【治则】燥湿化浊,涤痰通窍。

【处方】

姜半夏15g	天麻10g	茯苓30g	苍术30g
僵蚕10g	地龙30g	全蝎10g	车前子30g
白豆蔻15g	杏仁15g	厚朴15g	九节菖蒲10g
滑石30g	通草25g	浙贝30g	

7剂,水煎,早晚温服。

二诊:2011年10月15日。自述服中药7剂,精神转好,双手麻木减轻,心慌胸闷、头晕健忘、面色晦暗、四肢酸重等明显减轻,纳食增加,大便黄软,脉弦滑,苔薄白稍腻。病情减轻。处方调整如下:

姜半夏15g	天麻10g	茯苓30g	苍术30g
僵蚕10g	地龙30g	全蝎10g	车前子30g
白豆蔻15g	杏仁15g	厚朴15g	九节菖蒲10g
滑石30g	海浮石30g		

14剂,水煎,早晚温服。

三诊:2011年11月6日。自述服中药21剂,精神爽快,前症基本消失,纳食香甜,大便黄软,脉和缓有力,苔薄白。21天来晕厥未发作,处方同前。后随症加减,共服中药42剂痊愈,生活如常人。后随访3年未复发。

【按】厥证是内外急症的一种,可见于西医的晕厥、低血糖、脑血管痉挛、痫病、心脏病等疾病中。是由阴阳失调,气机逆乱而致,以突然昏倒、不知人事或伴有四肢厥冷为主要症状。前医曾以补肾益气、填精健脑,益气养血、益肝补肾等多法治疗,均疗效欠佳。结合患者发病时症状,四诊合参,余辨证为痰湿中阻、上蒙清阳之晕厥。细辨其显然是痰浊内阻,以致正气不行,又逢精神刺激等诱因,正气闭郁严重,于是表现为发病时的内闭外脱证。其晕厥之病机为阳衰阴盛,痰湿内蕴,上蒙清窍,故称痰厥。治病必求其本,治拟燥湿化浊、涤痰通窍之法,故组方以苍术、半夏燥湿化痰;九节菖蒲化浊开窍;厚朴疏肝降气;白豆蔻、杏仁健脾化痰;僵蚕、地龙、全蝎息风通络,天麻平肝息风。诸药合用,具燥湿祛痰、化浊开窍之功,疗效显著,三诊治愈3年不治之疾而未再发。

案3:顽固性失眠案

侯某,男,70岁。初诊日期:2012年6月12日。

【主诉】入睡困难45年。

【现病史】患者45年前因遇事不遂出现入睡困难,甚则彻夜不眠,40余年来于各知名医院中西药治疗,前医曾以养血安神、疏肝养肾、安神定志等治疗,疗效甚微。今慕名来诊。症见:入睡困难,甚则彻夜不眠,服氯硝西泮2小时后,方可入睡,兼见心悸不适,胸闷烦躁,五心烦热,大便干燥,口苦咽干,舌暗红,苔白腻,脉弦涩。

【辨证要点】

1. 患者年老精气不足,入睡困难,睡眠时间短少难继。

2. 伴心悸不适,胸闷烦躁,五心烦热。

3. 大便干燥,口苦咽干,舌暗红,苔白腻,脉弦涩。

综上,一派心肾之阴不足为主,兼有痰瘀之象。

【既往史】否认糖尿病史,否认肝炎结核等传染病史,无药物及食物过敏史。

【中医诊断】不寐。

【中医辨证】心肾阴虚,痰瘀阻络。

【治则】滋阴补肾,化痰消瘀。

【处方】

柏子仁30g	酸枣仁30g	玄参30g	麦冬30g
灯心草10g	煅龙齿50g	淡豆豉10g	远志30g
炒栀子10g	夜交藤30g	生白芍40g	生地25g

海浮石30g　　　丹参30g

姜枣为引。7剂,水煎,早晚温服。

二诊:2012年6月19日。患者进门后连连道谢,自诉服中药7剂后入睡困难消失,初诊症状大部减轻。精神爽快,气力增加,面色稍红润。效不更法,原方继服增固疗效。后又随症加减,原方调整,又服30剂以固疗效,随访7个月未复发。

【按】历代医家认为失眠的病因病机以七情内伤为主要病因,其涉及的脏腑不外心、脾、肝、胆、肾。该患者以阴亏血少、心肾之阴不足为主,兼有痰瘀阻络,病因错杂。虚烦少寐,心悸神疲,皆由阴虚血少、阴虚阳亢而生;血燥津枯,故大便不利;舌为心之外候,心火上炎,故口舌生疮;患者心胸烦闷,舌苔腻,久病怪病多痰作怪,分析尚兼痰瘀互结。治拟滋阴补肾、化痰消瘀之法。本方重用生地,一滋肾水以补阴,水盛则能制火;一入血分以养血,血不燥则津自润,是为主药。玄参、麦冬有甘寒滋润以清虚火之效,丹参、白芍用作活血、养血之助。以上皆为滋阴、补血而设。酸枣仁酸以收敛心气而安心神,柏子仁、远志养心安神。以上皆为补心气、宁心安神而设。两相配伍,一补阴血不足之本,一治虚烦少寐之标,标本并图,阴血不虚。同时予以海浮石、灯心草、淡豆豉化痰清心除烦,诸药合用,标本同治,复诊疗效甚佳,原方调整续服,实为顽固性失眠之典型案例,值得借鉴。

案4:癔症、重度失眠案

吴某,女,63岁。初诊日期:2011年5月13日。

【主诉】失眠3年,加重1年。

【现病史】患者自述自2008年起开始失眠,1年前因惊吓导致失眠加重,甚则彻夜不眠。曾于多家医院就诊,西医诊断为神经症。口服参苓胶囊、百乐眠、佐匹克隆片等安眠类药物。患者自2010年5月起自觉心胸处黏着感,并伴有自胸部向面部,进而向口腔、鼻部的牵扯感,四五个月后又觉向胃部进发,再3个月后自觉转向脑部,并有牵扯感,现觉自五官口腔向胸胃部游走,并伴有口角不自主运动,抽搐有声,并且出现双手颤抖。病来不喜饮食,即使饥饿亦畏食食物,伴有吞咽困难、呕吐等症状,口干不欲饮,水入即吐。大便平素尚可,近半年来出现便秘。现患者形体消瘦,面色萎黄,诉自病来体重由55kg降至40kg。即到省中医院治疗,前医曾以补肾安神、养心定志等治疗,疗效欠佳。病痛折磨使患者苦不堪言,亦因疾病影响而性情大变,欲死不能。多方打听来诊。视诊见患者口角出现非自主性运动,抽搐有声,双手颤抖,余症如前述。舌体偏瘦,舌红少苔,脉弦。便秘半年,多日一行。细问之下,得知患者幼时(8岁左右)亦因惊吓出现过类似症状,未经系统治疗,而此次疾病亦由惊吓引发,故析为宿疾未愈,有因诱发。

【辨证要点】

1. 患者彻夜不眠,自觉黏着感、游走感,口角时有抽搐,双手颤抖。

2. 不喜饮食,饮水困难,水入即吐,形体消瘦,面色萎黄。

3. 易受惊吓,舌体偏瘦,舌红少苔,脉弦。

综上,一派肝气郁结、肝风内动、心神失养之象。

【中医诊断】 癔症;失眠。

【中医辨证】 肝气郁结,心神失养。

【西医诊断】 睡眠障碍;焦虑抑郁状态;肌张力障碍。

【治则】 疏肝解郁,养心定志。

【处方】

西洋参10g	炒白术30g	黄芪80g	茯神30g
醋白芍30g	当归10g	柴胡15g	香附15g
郁金15g	酸枣仁30g	柏子仁30g	夜交藤25g
合欢皮25g	麦冬30g	五味子10g	薤白20g
煅龙齿50g	焦山楂30g		

5枚大枣、30g小麦入药为引。7剂,水煎,早晚温服。

二诊:服中药7剂,近2天失眠有所改善,自觉心胸处始发黏着感及向各部位游走等减轻,口角处非自主性运动及双手颤抖也有所缓解。纳食好转,但仍伴有吞咽困难、呕吐等症状。药对病情,处方调整如下:

西洋参10g	炒白术30g	黄芪80g	茯神30g
醋白芍30g	当归10g	柴胡15g	全蝎10g
郁金20g	酸枣仁30g	柏子仁30g	姜半夏15g
麦冬30g	白芥子10g	海浮石30g	煅龙齿50g
焦山楂30g			

5枚大枣、30g小麦入药为引。14剂,水煎,早晚温服。

三诊:服中药21剂,失眠明显改善,自觉心胸处黏着感及向各部位游走等症明显减轻,口角非自主性运动明显缓解,纳食香甜,吞咽困难、呕吐等症状基本消失,面色转红晕。处方调整如下:

西洋参10g	炒白术30g	黄芪80g	茯神30g
醋白芍30g	当归10g	柴胡15g	全蝎10g
郁金20g	酸枣仁30g	陈皮10g	姜半夏15g
麦冬30g	白芥子10g	竹沥水20ml	煅龙齿50g
焦山楂30g			

5枚大枣、30g小麦入药为引。14剂,水煎,早晚温服。

四诊:服中药35剂,眠可,心胸处黏着感及向各部位游走等症消失,口角非自主性运动基本消失,纳食香甜,饮水自如,吞咽困难、呕吐等症状消失,面色转红晕。体重由40kg增至45kg,形体较前转胖。便黄软,日一行。处方调整如下:

西洋参10g	炒白术30g	黄芪80g	茯神30g
醋白芍30g	当归10g	柴胡15g	全蝎10g
郁金20g	炒山药30g	陈皮10g	姜半夏15g
麦冬30g	砂仁10g	煅龙齿50g	焦山楂30g

5枚大枣、30g小麦入药为引。14剂,水煎,早晚温服。

后随症加减,病情痊愈,随访10个月未复发。

【按】详观本案,患者主因肝气郁结,肝郁侮脾,脾失健运,不能濡养筋脉,故见口角抽搐,双手颤抖,兼有心血失养,脾肾两虚,失眠烦躁。治疗上应以疏肝解郁,养心定志为主。用醋白芍、郁金、柴胡以疏肝;西洋参、茯神、酸枣仁等药养心定志,安神补气;焦山楂、白术以健运脾胃;重用黄芪,一味君药,统领全方,以补行郁;同时大量使用煅龙齿,以收敛固涩肾精,安神以定志。

案5:抑郁症案

张某,女,20岁。初诊日期:2013年6月18日。

【主诉】抑郁4年余。

【现病史】10岁随父母在加拿大生活,自高中后,情绪抑郁,不愿出门,不愿与人交流,较少参加活动,严重时想轻生,曾长期在当地医院西药治疗(用药不详),但病情时好时坏,疗效不佳,故回国求诊。现无明显诱因,病情逐渐加重。患者精神抑郁,末次月经5月24日,周期正常,颜色正常,经期略烦躁,腰痛,眼周发黑,脱发,手脚冰凉,舌质淡红,苔薄白,脉略弦细数。细询问,胸闷烦躁,失眠多梦,喜悲伤欲哭。

【辨证要点】

1.患者情志抑郁不舒,久病不愈,失眠多梦,喜悲伤欲哭。

2. 经期烦躁,腰痛,眼周发黑,脱发,手脚冰凉。

3. 舌质淡红,苔薄白,脉略弦细数。

综上,一派肝肾阴虚、心肾不交之象。

【中医诊断】郁证。

【中医辨证】肝肾阴虚,心肾不交。

【西医诊断】抑郁症。

【治则】滋阴降火,交通心肾。

【处方】解氏菊花解郁方加减。

当归10g	醋白芍30g	香附15g	郁金15g
丹参30g	川芎30g	合欢皮30g	夜交藤30g
熟地25g	制首乌25g	制黄精30g	枸杞子10g
西洋参10g	制龟甲10g	盐车前子30g	桑寄生30g
炒小茴香15g			

姜枣为引,7剂,水煎,早晚温服。

二诊:2013年7月2日。心情改善,6月21日,经期烦躁减轻,眠可,腰痛减轻。处方调整如下:

当归10g	醋白芍30g	香附15g	郁金15g
丹参30g	川芎30g	菟丝子30g	炒小茴香15g
熟地25g	制首乌25g	制黄精30g	枸杞子10g
西洋参10g	制龟甲10g	桑寄生30g	

姜枣为引,14剂,水煎,早晚温服。

三诊:2013年7月19日。患者面色红润,心情佳,诸症缓解,偶腰痛,处方调整如下:

当归10g	醋白芍30g	香附15g	郁金15g
丹参30g	川芎30g	菟丝子30g	炒小茴香15g
熟地30g	制首乌25g	制黄精30g	枸杞子10g
西洋参10g	制龟甲10g	桑寄生30g	女贞子30g

姜枣为引,14剂,水煎,早晚温服。

后患者家长来电,告知共服中药56剂痊愈。随诊1年未复发。

【按】抑郁症以情感低落、思维迟缓及言语动作减少、迟缓为典型症状。中医认为,因肝失疏泄,脾失健运,脏腑阴阳气血失调,而使心神失养或被扰,气机运行失畅,均可出现郁证。该患者心悸少寐,心烦易怒,脱发腰酸,脉略弦细数,属肝肾阴虚火旺,心肾不交。治以熟地、黄精、龟甲等为主滋肾阴,交通心肾,辅以疏肝理气,安神解郁;郁金具有清心开窍、行气解郁、活血化瘀的功效,合欢皮安神解郁,与当归、丹参等药合用,具有行气解郁、清心安神、活血化瘀的作用,共为臣药;白芍具有养血敛阴、柔肝止痛之功效,现代药理研究发现其有镇静、镇痛、抗惊厥等作用,为佐药。纵观全方,具有补肾调气、解郁安神之功效,使肾精得固,肝气条达,心神得安,邪无藏身之处,抑郁可除。此外,除药物治疗外,精神治疗对抑郁症十分重要,即如《临证指南医案》所言"郁症全在病者能移情易性"。在治疗同时,予患者心理疏导,使患者情志舒畅,事半功倍。

案 6:阿尔茨海默病案

叶某,女,60 岁。初诊日期:1999 年 8 月 27 日。

家属代诉:近 2 年来重度健忘,外出容易迷路。曾在多家医院诊治,脑部 CT 扫描示:脑皮质萎缩,脑室扩大,确诊为阿尔茨海默病、脑萎缩。2 年来长期服用谷维素、地西泮、脑心舒、脑活素及中药,前医曾以补肾填精之法治之,但疗效不佳,病情进行性加重,于今日来诊。症见:面色萎黄有瘀斑,形体消瘦,表情淡漠,智力明显下降,不能回答早餐之饭菜、生育几个孩子等问题,神疲乏力,行动迟缓,不能计数,头晕眼花,腰膝酸软,形寒怕冷,食不知味,大便稀溏,脉弦细无力,舌质淡、边有齿痕,舌底络脉瘀结,苔薄白稍润。

【辨证要点】

1. 患者年老体虚,健忘,头晕乏力,表情淡漠,智力下降。

2. 脑萎缩,面色萎黄有瘀斑,形体消瘦,腰膝酸软,形寒怕冷,食不知味。

3. 大便稀溏,舌质淡、边有齿痕,舌底络脉瘀结,苔薄白稍润,脉弦细无力。

综上,一派脾肾阳虚、精血亏损、脉络瘀滞之象。

【中医诊断】呆症。

【中医辨证】脾肾阳虚,精血亏损,脉络瘀滞。

【西医诊断】阿尔茨海默病。

【治则】温补脾肾,填精养血,活血通络。

【处方】

补骨脂 20g	肉豆蔻 10g	泽泻 30g	红花 10g
地龙 30g	炒党参 15g	茯苓 30g	炒白术 15g
炒薏苡仁 30g	炒扁豆 30g	天麻 15g	九节菖蒲 15g

菟丝子30g	焦三仙各25g	炒鸡内金15g	龙眼肉15g
葛根30g	蜈蚣1条	赤石脂10g	

10剂,水煎,早晚温服。

二诊:服上药10剂,患者自觉头晕乏力、大便稀溏诸羌较前明显好转,并已能答昨晚用餐及儿女情况。测血压90/60mmHg。处方调整如下:

补骨脂20g	肉豆蔻10g	泽泻30g	红花10g
地龙30g	炒党参15g	赤茯苓30g	炒白术15g
炒薏苡仁30g	炒扁豆30g	天麻15g	九节菖蒲15g
菟丝子30g	焦三仙各25g	藿香20g	制没药10g
葛根30g	蜈蚣1条	赤石脂15g	枸杞子15g

14剂,水煎,早晚温服。

三诊:上药随症加减。该患者共服用24剂,饮食增加,自感精力充沛,记忆力有明显好转,睡眠好,头晕头痛、腰膝酸软、形寒乏力等症状消失,脉搏和缓有力。为巩固疗效,嘱其服金匮肾气丸、人参归脾丸善后,随诊1年未发。

【按】前医独补肾填精,未能辩知该患元阳已虚、久病必瘀,因虚致实、虚实夹杂,所以乏效。本方采用补骨脂、肉豆蔻、菟丝子滋补肝肾,用党参、白术、茯苓、薏苡仁、扁豆、龙眼肉益气健脾,九节菖蒲开窍化浊通络,亦有活血理气之功效。王清任云"凡有瘀血也令人善忘",指出了瘀血可致"善忘"的病机,气血亏虚,推动无力,脉络瘀滞,应佐以虫类搜剔。虫类迅速飞走,搜剔络道,通达经络,功力远非草木所能及,常能起沉疴痼疾。故方中加虫类药物地龙、蜈蚣等加强破血逐瘀之功效,祛久瘀之血,使新血生,经络条达。诸药合用,具有补益肝脾肾、化瘀除癥瘕、益智开窍之功效。是知前医独补肾填精,而忽健脾通络,所以乏效。

案7:肌萎缩侧索硬化症案

孙某,男,44岁。初诊日期:2011年12月4日。

【主诉】四肢进行性瘫痪乏力2年,加重半年。

【现病史】患者自述自2009年8月起,无明显诱因自觉左上肢持物无力失落,渐觉双上肢软弱无力,曾先后被多家医院神经内科诊断为"运动神经元病",以胞二磷胆碱、肌萎灵及中药等治疗。前医以补肾填精、活血通络等多种方法治疗不效。2年来疾病呈进行性加重伴恶化。近半年来四肢弛缓性瘫痪,生活不能自理。2年来患者为治病花去近10万元,患者及其家属均感心力交瘁,抱着一线希望请余会诊。现症见:双上肢痿软无力,举不过肩,步履维艰,声音嘶哑,吞咽艰涩困难,口角流涎,小便清长无力,大便初硬后溏,日行2次。舌质紫暗,边有齿痕,舌苔少白,脉沉细无力。查体:骨间肌、双上肢、双手大小鱼际、大拇指、示指肌群及双下肢均萎缩,未见肌肉肥大,左上肢肌力0级,左下肢肌力3级,右上肢肌力2级,右下肢肌力3级。肌张力低,四肢腱反射亢进,双侧霍夫曼征(＋),双侧巴宾斯基征(＋),浅深感觉正常。肌电图提示:广泛神经源性损害。

【辨证要点】

1. 双上肢痿软无力,步履维艰,伴声音嘶哑,吞咽艰涩困难。

2. 口角流涎,小便清长无力,大便初硬后溏。

3. 舌质紫暗,边有齿痕,舌苔少白,脉沉细无力。

综上,一派脾肾阳虚、脉络瘀滞之象。

【中医诊断】痿证。

【中医辨证】脾肾阳虚,脉络瘀滞。

【西医诊断】肌萎缩侧索硬化症。

【治则】温补脾肾,化瘀活络。

【处方】解氏补土救痿方加减。

炙黄芪80g	土炒党参15g	土炒山药30g	炒薏苡仁30g
陈皮10g	制附子10g	白芍30g	首乌15g
忍冬藤30g	怀牛膝15g	草果15g	砂仁10g
土炒白术30g	桂枝10g	冬桑枝30g	红参10g
川芎20g	当归20g	全蝎10g	

7剂,水煎,早晚温服。

二诊:服上药7剂,自觉精神爽快,双上肢渐觉有力。处方调整如下:

炙黄芪80g	土炒党参15g	土炒山药30g	熟地25g
陈皮10g	制附子30g	白芍30g	木瓜30g
怀牛膝15g	草果15g	砂仁10g	川芎30g
土炒白术30g	冬桑枝30g	红参10g	当归20g
全蝎10g			

14剂,水煎,早晚温服。

三诊:服上药21剂,精神爽快,双上肢有力,举已过头有寸,步履已觉有力,声音嘶哑、吞咽困难、口角流涎、小便清长无力等明显好转,大便黄软,日行

1次。舌质淡红，苔薄白，脉沉细。处方调整如下：

炙黄芪80g	土炒党参15g	土炒山药30g	川芎30g
陈皮10g	制附子20g	白芍30g	熟地25g
木瓜30g	怀牛膝15g	砂仁10g	白芥子10g
炒白术30g	冬桑枝30g	红参10g	山萸肉15
当归20g			

14剂，水煎，早晚温服。

后随症加减共服药90余剂，根据国际肌萎缩侧索硬化（amyotrophic lateral sclerosis, ALS）功能评分量表，患者言语、流涎、吞咽、呼吸均可达到4分，书写、使用餐具（未行胃肠造瘘术）、穿衣和洗漱、床上翻身和调整被褥、行走均可达到3分，爬楼梯2分，患者基本向愈。服药前患者评分量表的项目均在0分到2分不等。

随访1年未复发。

【按】肌萎缩侧索硬化属神经系统顽疾，西医治疗效果不佳。余认为对于本病的治疗，应以中医药治疗为主，以"整体与部分相结合，辨病与辨证相结合"的理论为指导，提出"温脾肾重先后天为治痿之重"的治则。应用温而不燥、补而不滞的温肾健脾之品，以固先天后天之本。该案为脾肾阳虚、脉络瘀滞之痿证，治拟温补脾肾、化瘀活络之解氏补土救痿方加减治之。方中应用制附子、红参为君药以温补脾肾，因气生血，血化精，精生髓，使脾健肾充则气血充盛。臣以炙黄芪、土炒白术、土炒山药、土炒党参之品以补气养血，健运脾胃。脾主四肢肌肉，脾气充则筋肉健。肌萎缩侧索硬化起病缓，病程长，久病耗气，气虚则运化无力，津液不得布散，聚湿成痰，痰瘀互结，阻滞气机，因虚致实，后期虚实夹杂，故在健脾温肾的基础上应用薏苡仁、白术、砂仁、草果等以健脾化痰祛湿；久病多痰多瘀，再佐以当归、川芎、全蝎等以活血化瘀、搜筋通络。如此配伍，脾肾得温，气机得行，痰瘀得化，肌肉得养，病情向愈。

案8：肌萎缩侧索硬化症案

王某，男，58岁。初诊日期：2011年4月11日。

【主诉】言语不清，周身无力2年余（其妻代诉）。

【现病史】患者于2年前无明显诱因出现构音障碍，吐字不清，言语困难，遂先后就诊于多家知名医院，最终被确诊为肌萎缩侧索硬化症。患者长期服用脑蛋白水解物片，注射维生素B_1、维生素B_6、维生素B_{12}营养神经，中药前医曾以滋阴补肾、利尿开窍之属，但病情并未缓解，日益加重，遂今日来诊。现症：吐字不清，言语困难，上肢萎缩，下肢无力，周身倦怠，胁痛，恶心，纳差，进食呛咳，口角流涎，声音嘶哑，失眠多梦，盗汗，筋惕肉𬌗，大便尚可，小便无力，尿少，舌质红，舌边尖有瘀点，舌体胖大，边有齿痕，苔厚腻，脉濡、重按无力。查体：神情，言语不清，吞咽困难，双上肢肌肉萎缩，双上肢肌力4级（弱），双下肢肌力3级。肌张力适中，未见不自主运动。双侧巴宾斯基征（＋）。

【辨证要点】

1. 言语不清，吐字困难，肢体萎缩无力，周身乏力，纳呆呕恶。

2. 声音嘶哑，失眠多梦，盗汗，筋惕肉𬌗。

3. 舌质红，舌体胖大，边有齿痕，舌边尖有瘀点，苔厚腻，脉濡、重按无力。

综上，均脾虚湿困、痰浊阻窍之象。

【既往史】高血压病3级、胆囊炎、前列腺增生、视网膜动脉硬化、空腹血糖受损。

【中医诊断】痿证。

【中医辨证】脾虚湿困，痰浊阻窍。

【西医诊断】肌萎缩侧索硬化症；高血压病3级；胆囊炎；前列腺增生；视网膜动脉硬化。

【治则】健脾燥湿，涤痰开窍。

【处方】解氏补土救痿方加减。

炙黄芪100g	土炒党参25g	土炒山药30g	土炒薏苡仁30g
陈皮10g	白芍30g	制首乌15g	土炒白术30g
忍冬藤30g	怀牛膝15g	草果仁15g	砂仁10g
桂枝10g	冬桑枝15g	炮山甲3g	全蝎10g
僵蚕10g	黄连15		

7剂，水煎，早晚温服。

二诊：服药7剂，患者自述前症均明显缓解，自觉言语较前畅利。舌质红，舌边尖有瘀点，苔薄白，稍腻。处方调整如下：

炙黄芪100g	土炒党参25g	土炒山药30g	土炒薏苡仁30g
陈皮10g	白芍30g	制首乌15g	土炒白术30g
忍冬藤30g	怀牛膝15g	草果仁15g	砂仁10g
桂枝10g	冬桑枝15g	炮山甲3g	全蝎10g
僵蚕10g	黄连15g	半夏15g	海浮石30g

| 地龙30g | 泽泻30g | 桔梗15g | 麝香0.2g |

14剂,水煎,早晚温服。

之后随症加减,共服中药80余剂。其步履、语言等情况皆已基本如常人,生活自理,病已向愈。结合ALS功能评分量表,言语、流涎、吞咽、书写、使用餐具(未行胃肠造瘘术)、穿衣和洗漱、床上翻身和调整被褥、行走、爬楼梯、呼吸均可达到4分。

随访1年未复发。

【按】该患者前医曾以滋阴补肾、利尿开窍之属,但病情未缓日重,何然?余分析认为,脾为后天之本,主四肢肌肉,主运化气血。脾胃虚弱,或因病致虚,由虚致损,使脾胃受纳运化失常,气血生化乏源,无以生肌,四肢不得禀水谷之气,无以为用,故出现四肢肌肉萎缩、无力,甚至吞咽困难、咀嚼无力、张口流涎等症状。本案以健脾和胃为重中之重,且因虚致实,辨证为脾虚湿困、痰浊阻窍之痿证。治拟健脾燥湿、涤痰开窍之解氏补土救痿方加减。方中以炙黄芪、党参、白术、山药健脾益气,脾胃健运则津液气血生化有源,筋脉肌肉得以营养。余临证重视炙黄芪的使用,最大剂量可用至200g,黄芪为补药之长,补气之功最优,且性柔不燥,大量使用常能起沉疴。脾虚不健则痰湿内生,故用薏苡仁、陈皮、半夏、海浮石、桔梗、草果仁祛痰化湿。久病必瘀,瘀久生热,用黄连清中焦之热;痰浊血瘀阻络,更用全蝎、炮山甲、僵蚕、地龙等虫类药舒筋活血通络,兼顾标本。经对证施治,患者病情得以改善,随访而未复发。

案9:肌萎缩侧索硬化症案

林某,男,67岁。初诊日期:2011年5月30日。

【主诉】语言不清、吞咽困难7年,四肢无力伴肌萎缩6个月。

【现病史】患者自1995年始出现言语不清,吞咽困难,饮水呛咳,医院查颅脑MRI示脑干梗死。9个月前发现发作性下肢无力,曾跌倒在地3次,发作时神清,并就诊于市中心医院,诊断为"跌倒发作"。6个月前自觉四肢无力,肌肉瞤动,并发现四肢肌肉对称性萎缩。病情加重,曾以"肌萎缩侧索硬化症"在医院神经内科治疗,检查发现血压160/90mmHg(高血压病史20年),言语不清,舌肌萎缩,四肢肌力4级,肌张力适中,双侧冈上肌、冈下肌、三角肌、大小鱼际肌萎缩,双下肢股四头肌、腓肠肌萎缩,可见束颤。颅脑MRI示右侧大脑腔隙性脑梗死,颈动脉彩超示右颈动脉斑块。予阿司匹林抗血小板聚集、B族维生素营养神经、盐酸丁咯地尔缓释片改善微循环治疗,当时患者症状有所缓解,并可出院。出院后患者自觉病情继续发展,日趋加重,前医曾以补肝益肾、强筋通络、濡养筋脉不效。遂于今日来诊。现症见:语言不清,吞咽困难,四肢痿软,下肢尤重,左侧为主,头晕,耳鸣,目涩,纳差,口干,泛酸,舌质暗,苔腐腻,舌体稍胖,脉细滑。细询每日腹泻3次,苦不堪言,晨起腹痛即泻,甚有便意,伴见腰膝酸软。

【辨证要点】

1. 言语不清,吞咽困难,四肢痿软,下肢尤重,久治不愈。

2. 头晕,耳鸣目涩,纳差口干,腰膝酸软,晨起腹痛即泻。

3. 舌体稍胖,舌质暗,苔腐腻,脉细滑。

综上,均脾肾阳虚、顽痰阻络之象。

【中医诊断】痿证。

【中医辨证】脾肾阳虚,顽痰阻络。

【西医诊断】肌萎缩侧索硬化症。

【治则】温补脾肾,涤痰活络。

【处方】解氏补土救痿方加减。

炙黄芪120g	土炒党参25g	土炒山药30g	炒薏苡仁30g
陈皮10g	醋白芍30g	制首乌30g	炒白术30g
海浮石30g	炮姜10g	砂仁10g	炒扁豆30g
藿香15g	补骨脂20g	肉豆蔻10g	乌贼骨25g

7剂,水煎,早晚温服。

二诊:2011年6月6日。患者四肢痿软有所缓解,精神渐复,大便黄软,日行2次,已基本成形,病情好转,血压良好(120/75mmHg)。处方调整如下:

炙黄芪120g	土炒党参25g	土炒山药30g	全蝎10g
陈皮10g	醋白芍30g	制首乌30g	炒白术30g
海浮石30g	怀牛膝30g	炮姜10g	砂仁10g
炒扁豆30g	补骨脂20g	肉豆蔻10g	乌贼骨25g
桂枝10g	白芥子10g		

14剂,水煎,早晚温服。

三诊:2011年6月20日。腹泻止,大便黄软,日行1次,成形,行动逐渐见强,现仍自觉纳差,乏力,口干。处方调整如下:

| 炙黄芪120g | 土炒党参25g | 土炒山药30g | 全蝎10g |
| 陈皮10g | 醋白芍30g | 制首乌30g | 炒白术30g |

海浮石30g	怀牛膝30g	炮姜10g	砂仁10g
炒扁豆30g	补骨脂20g	肉豆蔻10g	乌贼骨25g
桂枝10g	白芥子10g	沙参20g	炒麦芽30g

14剂,水煎,早晚温服。

之后随症加减,共服中药90余剂,病情稳定并好转,现行动能力明显见强,已经能单独活动1～2小时,而以前需要人陪护,继续随方加减以巩固治疗。结合ALS功能评分量表,言语、流涎、吞咽、书写、使用餐具(未行胃肠造瘘术)、穿衣和洗漱、床上翻身和调整被褥、行走、爬楼梯、呼吸均可达到4分。随访2年未复发。

【按】该患者前医曾以补肝益肾、强筋通络、濡养筋脉不效,然,将该患责之肝肾,误以为精血不荣、筋脉肌肉失养,明显是未知此病之病机使然。《内经》云"治痿独取阳明"。余辨证为脾肾阳虚、顽痰阻络痿证,治拟温补脾肾、涤痰活络之解氏补土救痿方加减。方中以党参、黄芪、白术、山药土炒健脾益气,尤其重用黄芪,大补脾胃之元气,使气旺以促血行,通利经络。略顾久病必瘀,加用全蝎佐以通络之效。患者久泻正气渐虚,是故立即止泻显得尤为重要,方中补骨脂、肉豆蔻、炮姜,配合健脾药物,温肾暖脾止泻,标本兼治。此案辨证用药精准,全面统筹,多方兼顾,故患者得以数诊即愈。

案10:运动神经元病案

孙某,女,49岁。初诊日期:2011年5月15日。

【主诉】双上肢无力伴言语不能1年余。

【现病史】1年前患者无明显诱因出现言语不能、饮水呛咳、双上肢无力等症状,诊断为运动神经元病。给予营养神经等药治疗,效不佳,病情日趋加重,遂来诊。现症见:言语不能,饮水呛咳,双上肢无力伴肌肉萎缩,双下肢发凉,月经色暗,有血块,经行腹痛,纳差,现自觉健忘,反应迟钝,双目干涩,耳鸣,痰多,咳不出,胸闷,纳寐可,二便调,舌质淡,苔薄腻,脉沉细。查体:双上肢、双手大小鱼际、大拇指、示指肌群均萎缩,双上肢肌力2级,双下肢肌力4级,肌张力低,四肢腱反射亢进,双侧霍夫曼征(＋),双侧巴宾斯基征(＋),浅深感觉正常。肌电图提示:广泛神经源性损害。

【辨证要点】

1. 言语不清,饮水呛咳,双上肢痿软无力,下肢发凉。

2. 健忘,双目干涩,耳鸣,痰多而黏,月经色暗,有血块,经行腹痛。

3. 舌质淡,苔薄腻,脉沉细。

综上,均脾肾阳虚、痰湿阻络之象。

【中医诊断】痿证。

【中医辨证】脾肾阳虚,痰湿阻络。

【西医诊断】运动神经元病。

【治则】温补脾肾,化痰除湿。

【处方】解氏补土救痿方加减。

炙黄芪100g	土炒党参15g	土炒山药30g	土炒薏苡仁30g
陈皮10g	制附子40g	白芍30g	何首乌15g
忍冬藤30g	怀牛膝15g	草果仁15g	砂仁10g
土炒白术30g	桂枝10g	冬桑枝15g	红参10g
川芎20g	当归20g	全蝎10g	炮山甲3g

7剂,水煎,早晚温服。

二诊:患者服中药7剂,饮水呛咳、肢体无力发凉、双目干涩、耳鸣、痰多、胸闷等症状减轻,纳食增加。效不更法,处方调整如下:

炙黄芪100g	土炒山药30g	土炒薏苡仁30g	当归20g
陈皮10g	制附子40g	白芍30g	熟地25g
怀牛膝15g	草果仁15g	砂仁10g	全蝎10g
土炒白术30g	桂枝10g	冬桑枝15g	红参10g
川芎20g			

14剂,水煎,早晚温服。

随症加减,共服中药90余剂痊愈,随访18个月未复发。

【按】临床中应注意脉络瘀滞情况的存在。气虚致瘀,痿证患者脾气亏虚多见,气虚则无力推动血液运行,气虚则血停。血虚致瘀,精血亏虚,血虚则脉道涩,血流不畅而成瘀。阴虚致瘀,精血同源,肾阴不足,脉道失于濡润,无以载血,则血行涩滞。痰凝成瘀,脾气亏虚,运化无力,痰浊内生,阻滞经络,气机受阻,则血脉瘀滞。瘀血阻滞经络,气血流通不畅,肌肉筋骨失于濡养,从而影响康复。故治疗时常佐以活血化瘀通络之品,如全蝎、炮山甲、地龙、川牛膝、土鳖虫、骨碎补、鸡血藤等。本案在解氏补土救痿方的基础上加全蝎、穿山甲等药加强息风通络的疗效。服药7剂即见效,服14剂后患者症状继续好转,舌质淡红,苔白,脉沉细,言语逐渐清晰,饮水呛咳缓解,上方加钩藤20g续服。后随症加减,患者治疗1个疗程,共服药90余剂。1个疗程后结合 ALS 功能评分量表,患者言语、流涎、吞咽、书写、使用餐具(未行胃肠造瘘术)、穿衣和洗漱、床上翻身和调整被褥、行走、爬楼梯均可达到3分,呼吸可达到4分标准。较服药之前大大改善。后随访半年,病情稳固,患者生活如常人,基本达到治疗的目的。

第七章　气血津液难顽重症

案1:口舌干燥案

柳某,女,49岁。初诊日期:2011年11月8日。

【**主诉**】口干、舌干半年,加重2个月。

【**现病史**】患者自半年前起,出现口腔干燥,经常于半夜间因口干而醒,同时伴见有舌面粗糙干燥,如同粗砂纸表面,醒后需饮水以稍润口舌,方可再次入睡。曾经中医治疗,前医以补益肺肾、养阴止渴治疗不效。故于今日来诊,现症见口干,口中黏腻,甚至口中如若含胶,导致张口困难。自觉双目发痒,有热火自鼻腔向外喷出,检查血糖未见异常。患者平素月经按时,月经量多,细问之下,发现患者近2个月来出现晨起急便,每日清晨稍一肠鸣,则需立即如厕,急不可耐,伴见有头痛乏力、气短、耳鸣、健忘、心慌不适等症状,2个月来常觉腰膝酸软,夜寐不佳,多梦纷纭,白天则精神萎靡,闷闷不乐,神情呆滞默默,反应欠伶俐,常常答非所问,或是精神不集中,需反复提问方可作答。

【**辨证要点**】

1. 口干舌燥,口渴欲饮,口若含胶,口鼻冒火。

2. 晨起腹泻,肠鸣则泻,腰膝酸软,精神萎靡。

3. 头痛多梦,表情呆滞,闷闷不乐。

综上,一派肝郁气结、肾阴阳两虚之象。

【**中医辨证**】阴阳两虚,肝郁气结。

【**治则**】温补脾肾,滋阴润燥,疏肝安神。

【**处方**】

补骨脂20g	肉豆蔻10g	西洋参10g	炮姜10g
沙参30g	麦冬30g	五味子10g	醋白芍30g
白扁豆30g	诃子肉10g	乌梅^{炒炭}10g	佛手10g

乌梅^{炒炭}10g

夜交藤25g　　　煅龙齿30g

3片生姜、3枚大枣捣泥为引,7剂,水煎,早晚温服。

二诊:自述服中药7剂,口舌干燥有所减轻,但醒后仍需饮水以润口舌,方可再次入睡。口干,口中黏腻如若含胶,张口困难仍存。晨起肠鸣腹泻好转,余症如前。处方调整如下:

补骨脂20g	肉豆蔻10g	西洋参10g	炮姜10g
沙参60g	麦冬50g	五味子10g	醋白芍30g
白扁豆30g	诃子肉10g	乌梅^{炒炭}10g	制首乌40g
煅龙齿30g	天冬40g	炒山药60g	

7剂,水煎,早晚温服。

三诊:自述服中药14剂,口舌干燥、黏腻如胶,目痒鼻热,腰膝酸软,头痛乏力,耳鸣心慌气短等症状减轻,大便黄软,日行1次,精神好转,气力自觉增加,处方调整如下:

西洋参10g	炮姜10g	生熟地各50g	玄参39g
沙参60g	麦冬50g	五味子10g	醋白芍30g
郁金20g	乌梅^{炒炭}10g	炙黄精30g	枸杞15g
天冬40g	益智仁25g	黄连30g	

7剂,水煎,早晚温服。

四诊:服中药21剂,前症明显减轻,腰膝酸软、夜寐不佳、多梦纷纭、精神萎靡、闷闷不乐、神情呆滞等已基本消失,且精神爽快,应答伶俐切题,处方调整如下:

西洋参10g	生熟地各60g	玄参50g	益智仁25g
沙参60g	麦冬50g	五味子10g	醋白芍30g
郁金20g	乌梅^{炒炭}10g	炙黄精30g	枸杞15g
天冬40g			

7剂,水煎,早晚温服。

后随症加减,共服中药40剂痊愈,随访1年未复发。

【按】本案中,前医辨证为一派阴虚内热、虚火上炎之象,以补益肺肾、养阴止渴治疗不效,按照排他思维辨证法,不能单纯以阴虚立论,在详细问诊下得知患者有五更泻的表现。余以为出现五更泻是因为脾肾阳虚,不能温运水谷,水谷不化,积谷为滞,湿滞内生,则发为鸡鸣泻。初看本案之消渴乃是阴虚为本,燥热为标所致。然细细观之,并非全然如此。七七天癸竭,此患者年四十九,正值天癸将竭之际,肾精不足,肝气郁结。肝气不舒,则三焦水道失运,津液不能上承于上焦,上焦虚火,故口舌干燥,鼻腔冒火。水聚成湿,湿邪下注,则发为泄泻。按照多端性思维辨证法,此案患者为阴阳两虚、肝郁气结之证。故治之以西洋参、沙参、麦冬、天冬、五味子等生津清热、气阴双补之品。然患者并非单纯的真阴亏耗,水源不充,相火独亢,虚热妄炎之证,滋阴生津的方中加入补骨脂、肉豆蔻、白扁豆等温胃暖脾止泻之品,附加疏肝解郁之醋白芍等,标本兼治,补虚泻实。

案2:糖尿病周围神经病变案

王某,女,81岁。初诊日期:2012年8月3日。

【主诉】口干、多尿20余年,伴四肢麻木6年。

【现病史】患者20多年前无明显原因出现口干、多尿症状,于省人民医院诊断为2型糖尿病,应用二甲双胍、阿卡波糖等药物控制血糖。6年前无诱因出现手尖、脚尖麻木,未系统诊治,逐渐加重,后诊断为糖尿病周围神经病变,予降糖、改善微循环、营养神经治疗效果不佳。后又经中医治疗,前医以益气养阴、活血通脉治疗,但疗效不佳,今患者慕名来诊。现症见:口干多饮,五心烦热,四肢酸软、疼痛,手尖、脚尖麻木,持物不稳,下肢轻度水肿,步履困难,精神萎靡,面色㿠白,语声低微,气短汗出,时有头晕,胃寒纳呆呃逆,小便频数,大便正常,夜寐欠佳。舌质暗红,少苔。查体:双下肢轻度水肿,双膝腱、踝反射减退,双足针刺感减弱。下肢肌电图示:神经传导速度减慢。空腹血糖11mmol/L。

【辨证要点】

1. 年迈体衰,久病缠身,口干多饮,气短汗出,小便频数,五心烦热,四肢酸软。

2. 四肢疼痛,指尖麻木,舌质暗红,少苔。

3. 头晕目眩,胃脘畏寒,纳呆呃逆。

综上,一派气阴两虚、瘀阻脉络、胃寒上逆之象。

【既往史】高血压病史11年,口服硝苯地平、美托洛尔控制血压,未系统监测。

【中医诊断】消渴;痹证。

【中医辨证】气阴两虚,脉络瘀阻。

【西医诊断】2型糖尿病;糖尿病周围神经病变;高血压。

【治则】益气养阴,化瘀通脉,和胃降逆。

【处方】

西洋参10g	生黄芪100g	炒山药30g	麦冬30g
丹参30g	怀牛膝25g	生地25g	熟地25g
鸡血藤30g	地龙25g	金樱子30g	山茱萸15g
全蝎10g	神曲30g	公丁香10g	砂仁10g
天麻10g

7剂,水煎,早晚温服。

二诊:2012年8月11日。服药7剂,患者四肢麻木症状减轻,双下肢水肿消失,头晕、心悸减轻,仍觉口干、纳呆,时有呃逆,舌质暗红,少苔。处方调整如下:

西洋参10g	生黄芪100g	炒山药50g	麦冬40g
槟榔20g	怀牛膝25g	生地30g	熟地30g
焦山楂30g	地龙25g	金樱子30g	山茱萸15g
全蝎10g	神曲30g	公丁香10g	砂仁10g
天麻10g

7剂,水煎,早晚温服。

三诊:患者自觉周身轻松,手足麻木进一步改善,口干减轻,舌质暗红,苔薄白。处方调整如下:

西洋参10g	生黄芪120g	炒山药50g	麦冬40g
槟榔20g	怀牛膝25g	生地40g	熟地40g
焦山楂30g	地龙25g	金樱子30g	山茱萸15g
全蝎10g	神曲30g	公丁香10g	砂仁10g
天麻10g	川芎15g

7剂,水煎,早晚温服。

后随症加减,患者共服药90余剂,3个疗程后结合多伦多临床评分系统(Toronto clinical scoring system,TCSS),患者症状分1分,反射分4分,感觉实验分1分,总计6分,基本向愈。随访1年未复发。

【按】近代中医学家经过多年的临证实践探寻,对糖尿病周围神经病变的发病机制进行了深入钻研,多数认为本病是消渴病久,耗损气阴,致气血、阴阳亏虚,气行血运不畅,从而痹阻脉络,属本虚标实之证。本案为气阴两虚、虚实夹杂之证,应攻补兼施,从虚从瘀论治。补虚当益气养阴为主,前医辨证虽尚准确,然顽疾已久,病重药轻,疗效欠佳,正所谓"差之毫厘,谬以千里",故方中以西洋参、生黄芪、炒山药大补元气,气盛则脾胃功能正常,气血生化有源,经脉筋骨得以营养,其中重用生黄芪100～120g,大补脾胃之元气,使气旺以促血行,祛瘀通络而不伤正,用时佐砂仁以防壅滞,此乃点睛之笔;重用生地、熟地、山茱萸滋养肝肾血以濡养筋脉;脾虚胃弱,运化不足,故用神曲、公丁香、砂仁、焦山楂等消食化积,促进运化;久病必瘀,血瘀阻络,应用丹参、怀牛膝、鸡血藤等活血化瘀,更加地龙、全蝎等虫类药,增强活血通络药力。辨证用药准确,疗效甚佳,效不更方,同时继续增加益气养阴之黄芪、山药、生熟地之药量,直到病情向愈。

案3:糖尿病周围神经病变案

贺某,男,70岁。初诊日期:2012年11月16日。

【主诉】口干多饮、多尿25年,伴四肢麻木7年。

【现病史】患者25年前无诱因出现口干多饮、多尿,于医院测血糖升高,19.7mmol/L,诊断为2型糖尿病,给予门冬胰岛素30注射液联合阿卡波糖、二甲双胍,空腹血糖控制在8.5mmol/L左右。近7年无诱因出现上下肢麻木,手筒、袜筒样感觉,近6年来多次于各中西医院治疗,予西医改善微循环、营养神经等对症治疗,效果不佳,中医前医曾以补气养阴、活血通络治疗,但疗效均欠佳,故于今日特来求治,现症见:口干多饮,四肢麻木、重着、酸软无力,头目昏沉,视物模糊,时有咳痰,痰黏难咳,食欲尚可,夜尿频数,大便不成形,入睡困难,睡后易醒,舌质瘀暗,边有齿痕,苔白中根厚腻,脉弦。查体:双下肢无水肿,双膝反射、踝反射减退,下肢针刺感减弱,位置觉减弱。下肢肌电图示:神经传导速度减慢。

【辨证要点】

1. 年迈体衰,久病缠身,口干多饮,夜尿频数,腰酸膝软。

2. 四肢麻木,重着无力,舌质瘀暗。

3. 时有咳痰,痰黏难咳,大便不成形,舌边有齿痕,苔白中根厚腻。

综上,一派气阴两虚、瘀阻脉络、痰湿中阻之象。

【既往史】高血压病史23年,最高血压190/105mmHg,口服硝苯地平降压,平素血压控制在160/90mmHg左右。

【中医诊断】消渴;痹证。

【中医辨证】气阴两虚,痰瘀阻络。

【西医诊断】2型糖尿病;糖尿病周围神经病变;高血压3级(极高危)。

【治则】补气养阴,祛痰通络。

【处方】

西洋参10g	生黄芪80g	炒山药50g	炒白术30g
紫苏15g	白豆蔻30g	沙参30g	山萸肉15g
制黄精30g	金樱子30g	鹿角霜30g	鸡血藤30g
炙远志30g	茯神30g	砂仁5g	怀牛膝20g
青葙子10g			

14剂,水煎,早晚温服。

二诊:服药14剂。患者双手、双足麻木、重着减轻,咳痰减轻,纳食、睡眠改善,仍感视物模糊,舌体瘀暗,边有齿痕,苔白微腻,脉弦。处方调整如下:

西洋参10g	生黄芪80g	炒山药50g	炒白术30g
沙参30g	山萸肉15g	决明子15g	枸杞子10g
制黄精30g	金樱子30g	鹿角霜30g	鸡血藤30g
茯神30g	砂仁5g	怀牛膝20g	青葙子15g

14剂,水煎,早晚温服。

三诊:患者四肢麻木进一步减轻,咳痰向愈,唯见心胸烦闷,口干。处方调整如下:

西洋参10g	生黄芪80g	炒山药50g	炒白术30g
沙参30g	山萸肉15g	枸杞子10g	天冬30g
制黄精30g	金樱子30g	鹿角霜30g	鸡血藤30g
茯神30g	怀牛膝20g	玄参30g	檀香10g
青葙子15g	丹参30g		

14剂,水煎,早晚温服。

四诊:患者口干、乏力,五心烦热,大便正常。处方调整如下:

西洋参10g	生黄芪120g	炒山药50g	炒白术30g
沙参60g	枸杞子10g	天冬30g	黄连40g
制黄精30g	金樱子30g	鹿角霜30g	熟地50g
怀牛膝20g	玄参60g	檀香10g	生地50g
青葙子15g	丹参30g		

14剂,水煎,早晚温服。

五诊:尿频减轻,仍觉时有四肢麻木。处方调整如下:

西洋参10g	生黄芪120g	炒山药50g	炒白术30g
沙参60g	枸杞子15g	天冬30g	黄连40g
制黄精30g	鹿角霜30g	熟地50g	红花10g
怀牛膝25g	玄参60g	檀香10g	生地50g
青葙子15g	丹参30g		

14剂,水煎,早晚温服。

六诊:患者已服药90余剂,自觉周身轻松,神清气爽,气力大增,大便通畅,四肢麻木基本向愈,偶有左手中指尖发麻,空腹血糖7～8mmol/L,胸闷减轻,仍见口干。减檀香,加生地60g、熟地60g、乌梅10g,继续随方加减以巩固治疗。结合TCSS评分,患者症状分2分,反射分4分,感觉实验分1分,总计7分,与服药之前相比大大改善。后随访半年,病情稳定,基本达到治疗目的。处方调整如下:

西洋参10g	生黄芪120g	炒山药50g	炒白术30g
沙参60g	枸杞子15g	天冬30g	黄连40g
制黄精30g	鹿角霜30g	熟地60g	红花10g
怀牛膝25g	玄参60g	生地60g	乌梅10g
青葙子15g	丹参30g		

14剂,水煎,早晚温服。

【按】本案从病情分析,主要责之于气阴两虚,气虚使血的生成不足、运行弛缓,血虚则营养滋润作用失常,复因虚热内生,煎熬津液,筋脉肌肉失之濡养,可见肢体感觉异常。又因先天不足,肾精不充,不能温养经脉筋骨,逐渐出现四肢无力,甚或萎缩。前医予以益气养阴、活血通络,效果欠佳,分析仍是辨证不够准确,用药不当,中医素有"痰瘀同源""痰瘀同病"之说,二者既是病理产物,又是致病因素,同为津液所化,互生互助,相互影响。该患者气阴两虚,瘀血阻络,合并痰湿凝滞经络,方以健脾益气、滋补肝肾、舒筋通络为治,处方仍以虚立论,以西洋参、黄芪、白术、山药、砂仁健脾益气,重用生黄芪、山药,治疗顽疾;山萸肉、沙参、黄精等补肝肾之阴;鹿角霜血肉有情之品,温肾填精,以达阳中求阴、阴阳互补之效;牛膝强筋骨,引血下行,配以鸡血藤活血通络,又加少许化痰湿药物,诸药合用,复诊收效甚佳。效不更方,继续服药。

案4:糖尿病周围神经病变案

王某,男,52岁。初诊日期:2012年7月17日。

【主诉】口干多饮28年,四肢麻木10余年,加重1年。

【现病史】患者28年前因情志不遂出现口干、多饮症状,无明显多食,体重下降10kg,遂于医院就诊,查得空腹血糖21mmol/L,诊为2型糖尿病,给予口服二甲双胍、格列齐特、阿卡波糖、消渴丸等药物,但血糖控制不佳,故20年来长期使用胰岛素注射治疗至今。10年前患者无明显原因出现下肢麻木,逐渐加重,继而出现双手麻木、四肢疼痛、水肿,确诊为糖尿病周围神经病变,西医予以胰岛素控制血糖、硫辛酸注射液改善微循环、维生素营养神经等治疗,症状时轻时重。1年前患者因遇寒上症加重,口服改善微循环、营养神经药物效果不佳,后又求诊于中医,前医先后以益气养阴活血通络、补益肝肾养阴活血等治疗不佳,于今日辗转来诊。现症见:口干多饮,疲劳乏力,五心烦热,形体消瘦,胸闷心悸,视物模糊,口唇紫暗,四肢麻木、疼痛。细询患者:四肢不温,下肢尤重,下肢水肿,按之如泥,时有转筋,胃寒喜得温按,纳食尚可,大便稀溏,小便频数,夜寐欠佳。舌质暗红,边有瘀斑,苔黄白相间微腻,脉弦细。查体:双下肢中度水肿,双膝反射、踝反射减退,下肢针刺感减弱,振动觉减弱。下肢肌电图示:神经传导速度减慢。

【辨证要点】

1. 口干多饮,疲劳乏力,五心烦热,形体消瘦。

2. 四肢不温,下肢尤重,下肢水肿,按之如泥,时有转筋,胃寒喜得温按。

3. 四肢麻木、疼痛,舌质暗红,边有瘀斑。

综上,一派阴阳两虚、瘀阻脉络之象。

【中医诊断】消渴;痹证。

【中医辨证】阴阳两虚,血瘀阻络。

【西医诊断】2型糖尿病,糖尿病周围神经病变。

【治则】阴阳双补,化瘀通络。

【处方】

西洋参10g	炒白术30g	炒山药50g	生黄芪100g
鹿茸3g	肉桂10g	枸杞子10g	青葙子10g
地龙30g	川芎30g	菟丝子30g	全蝎10g
狗脊30g	焦山楂30g	怀牛膝25g	炮姜10g
车前子30g	白茅根30g	檀香10g	天冬30g

7剂,水煎,早晚温服。

二诊:患者服药7剂,自觉五心烦热症状减轻,口干改善不明显,仍有四肢

冷麻疼症状,下肢水肿减轻,大便正常,舌质暗红,边尖尤甚,苔薄白稍腻,脉弦细。处方调整如下:

西洋参10g	炒白术30g	炒山药50g	生黄芪100g
鹿茸3g	肉桂10g	枸杞子10g	青葙子10g
地龙30g	川芎30g	菟丝子30g	全蝎10g
狗脊30g	焦山楂30g	怀牛膝25g	炮姜10g
车前子30g	檀香10g	天冬40g	

7剂,水煎,早晚温服。

三诊:患者下肢水肿明显减轻,四肢得温,麻木、疼痛症状好转,口干、乏力减轻,唯感胸闷痛。舌质暗红,边有瘀斑,舌苔薄白微腻,脉弦细。处方调整如下:

西洋参10g	炒白术30g	炒山药50g	生黄芪100g
鹿茸3g	天冬40g	枸杞子10g	青葙子10g
地龙30g	川芎30g	菟丝子30g	全蝎10g
狗脊30g	焦山楂30g	怀牛膝25g	炮姜10g
车前子30g	檀香10g	降香5g	

7剂,水煎,早晚温服。

后随证加减,3个疗程后结合 TCSS 评分,患者症状分2分,反射分4分,感觉实验分1分,总计7分。较服药之前大大改善。

【按】该患者前医先后以益气养阴活血通络、补益肝肾养阴活血等治疗不佳,明显是辨证失误,用药失准所致。该患者糖尿病多年,合并糖尿病周围神经病变,详查患者已是阴损及阳、阴阳两虚之证,治拟益气滋阴温阳、活血化瘀通络之法。重用黄芪益气固表;西洋参、白术、山药益气健脾,气行则血行,脾胃健则气血生化有源,五脏功能恢复;鹿茸、菟丝子、狗脊合用温肾助阳;天冬、枸杞子益阴填精,阴阳互补,阴生阳长;川芎、牛膝活血化瘀,舒筋活络,并加用虫类要药地龙、全蝎以加强化瘀通络之力。治疗期间嘱患者避免劳累,防寒保暖,适量进行肢体关节活动,以促疾病康复。

案5:糖尿病周围神经病变案

李某,男,56岁。初诊日期:2012年7月17日。

【主诉】口干、多饮11年,伴四肢冷、麻5年。

【现病史】患者11年前无诱因出现口干多饮,未在意,未系统诊治,后体检时发现血糖升高至22mmol/L,诊断为2型糖尿病,口服消渴丸等药物治疗。5年前因受寒出现手足末端冷、麻,遂于内分泌科诊治,诊断为糖尿病周围神经病变,口服瑞格列奈、二甲双胍等治疗,空腹血糖控制在8mmol/L左右,但四肢冷、麻症状改善不明显,且进行性加重,后又求助中医治疗,前医以滋阴活血治疗不佳,患者为求进一步诊治慕名来诊。现见:口干多饮,疲劳乏力,腰膝酸软,双足针刺感,因疼痛行走困难,四肢冷、麻、疼痛,遇冷加重,下肢尤甚,夜尿频数,大便正常。舌质淡暗,边有瘀斑,舌苔白稍腻,脉沉。查体:双下肢无水肿,双膝、踝反射减退,双下肢针刺感减弱。

【辨证要点】

1. 口干多饮,疲劳乏力,腰膝酸软。

2. 双足刺痛,行走困难,四肢麻痛,舌质淡暗,边有瘀斑。

3. 四肢冷痛,遇冷加重,舌苔白稍腻,脉沉。

综上,一派阴阳两虚、脉络瘀滞之象。

【既往史】 高血压病史11余年,口服硝苯地平,血压控制在160～170/90mmHg左右。

【中医诊断】 消渴;痹证。

【中医辨证】 阴阳两虚,脉络瘀滞。

【西医诊断】 2型糖尿病;糖尿病周围神经病变;高血压3级(极高危)。

【治则】 阴阳并补,化瘀通脉。

【处方】

西洋参10g	炒山药30g	天冬30g	菟丝子30g
炒杜仲30g	鹿茸3g	怀牛膝25g	生白芍30g
川芎30g	制附片25g	制黄精30g	熟地25g
山萸肉15g	枸杞子10g		

14剂,水煎,早晚温服。

二诊:服药14剂,患者四肢冷、麻、疼痛症状稍有改善,舌脉同前。处方调整如下:

西洋参10g	炒山药30g	天冬30g	菟丝子30g
炒杜仲30g	鹿茸3g	怀牛膝25g	生白芍30g
川芎30g	制附片25g	制黄精30g	熟地25g
山萸肉15g	枸杞子10g	鸡血藤30g	

14剂,水煎,早晚温服。

三诊:患者手足麻木、疼痛进一步减轻,四肢得温,仍觉口干、口渴。处方调整如下:

西洋参10g	炒山药40g	天冬30g	菟丝子30g
炒杜仲30g	鹿茸3g	怀牛膝25g	生白芍30g
川芎30g	制附片25g	制黄精30g	熟地25g
山萸肉15g	枸杞子10g	鸡血藤30g	天冬40g

14剂,水煎,早晚温服。

后随症加减,共服药3个疗程,90余剂,根据 TCSS 评分,患者症状分2分,反射分4分,感觉实验分0分,总计6分。病情向愈。

【按】消渴以阴虚为本,由于阴阳相互依存,互为其根,若病程日久,可最终导致阴阳两虚。前医只知消渴益气养阴,不知阴阳俱损,好比盲人摸象,法不对而方不同,收效甚微。该案紧紧抓住消渴阴虚为本、燥热为标、久病入络、阴阳俱虚这一重要病机,灵活运用益气养阴、温肾助阳、活血化瘀、化痰通络之法辨治糖尿病周围神经病变这一顽疾。故重用西洋参、山药益气养阴,培补后天;以熟地、山萸肉、枸杞子固肾益精,附子、鹿茸、菟丝子温肾助阳,两两相合,阴中求阳,阳中求阴。怀牛膝活血化瘀,引火下行,鸡血藤化瘀通络。诸药合用,标本兼治,阴精充沛,阳气固密,血脉和通,脏腑安和,长期坚持服药而愈。

案6:干燥综合征案

张某,女,78岁。初诊日期:2012年10月19日。

【主诉】口干多饮3月余。

【现病史】患者3个月前无明显诱因出现口干多饮,伴进干食吞咽困难,至医院检查诊断为干燥综合征,遂至中医院治疗。前医予滋阴润燥等中药及滴眼液对症治疗,疗效甚微。特来求诊。现症见:口干多饮,无唾液,进干食吞咽困难,双眼干涩、痒痛,皮肤干裂、瘙痒,毛发不荣,细查伴膝关节僵硬,活动不利,体倦乏力,五心烦热,健忘,智力下降,小便正常,大便干燥,2~3日1次,夜寐欠佳。舌质暗红,苔少而无津,脉细涩。

【既往史】高血压40余年,脑梗死5年,脑萎缩3年,阿尔茨海默病3年,重度失眠10年。

【辨证要点】

1. 口干多饮,双眼干涩,五心烦热,苔少而无津。

2. 膝关节僵硬,活动不利,舌质暗红,脉细涩。

3. 年迈体衰,顽疾日久。

综上,一派气阴两虚、脉络瘀阻之象。

【中医诊断】燥证(内燥)。

【中医辨证】气阴两虚,瘀血阻络。

【西医诊断】干燥综合征。

【治则】益气养阴,活血活络。

【处方】

麦冬30g	沙参30g	生地25g	熟地25g
西洋参10g	炙黄芪100g	玉竹10g	玄参30g
黄连15g	淡竹叶10g	制黄精30g	生山药30g
红花10g	五味子10g	怀牛膝25g	地龙25g
川芎25g	鳖甲10g	醋白芍30g	

甘蔗汁50g 为药引。

用法:取中药14剂,水煎,早晚温服。

二诊:2012年11月6日。自述服药14剂诸症减轻,自觉口干有所缓解,口中可分泌少量唾液,纳食增多,双眼痒痛减轻,体力增加,精神爽快,指甲逐渐转红润,大便干燥较前减轻,1～2日1次,舌质暗红,苔少而少津,脉细涩。处方调整如下:

麦冬30g	沙参50g	生地35g	熟地35g
西洋参10g	炙黄芪120g	玉竹10g	玄参30g
黄连30g	淡竹叶10g	制黄精30g	生山药30g
红花10g	五味子10g	怀牛膝25g	地龙25g
川芎25g	鳖甲10g	醋白芍30g	

甘蔗汁50g 为药引。

中药14剂,水煎,早晚温服。

三诊:2012年11月23日。自述服药14剂,口干进一步减轻,喜饮,唾液分泌增加,双眼泪液分泌有所增加,现仍感食欲不佳,纳食少,但较前改善,咳少量白黏痰,大便稍干燥,1～2日1次,夜寐欠佳。舌质暗红,苔薄而少津,脉细涩。处方调整如下:

麦冬30g	沙参50g	生地35g	熟地35g
西洋参10g	炙黄芪120g	玉竹10g	玄参30g
黄连30g	丹参30g	制黄精30g	生山药30g

| 栀子10g | 五味子10g | 怀牛膝25g | 地龙25g |
| 川芎25g | 鳖甲10g | 醋白芍30g | |

甘蔗汁50g 为药引。

中药14剂,水煎,早晚温服。

四诊:2012年12月7日。自述服药14剂,口干明显缓解,舌津增加,食欲可,纳食偏少,泪液分泌增加,大便黄软,夜寐一般。舌质红,苔薄而有津,脉涩。处方调整如下:

麦冬30g	沙参50g	生地35g	熟地35g
西洋参10g	炙黄芪120g	玉竹10g	玄参30g
黄连30g	丹参30g	制黄精30g	生山药30g
栀子10g	玄参50g	怀牛膝25g	地龙25g
川芎25g	鳖甲10g	醋白芍30g	乌梅10g

甘蔗汁50g 为药引。

中药14剂,水煎,早晚温服。

随症加减,共服中药70余剂痊愈,随访10个月未复发。

【按】干燥综合征属于中医"燥证"的范畴。其病因有外燥、内燥两种,外燥多与气候环境有关。本病以内燥为主,其病机为肺胃阴虚,久而肝肾阴虚,阴虚不复,燥热自内而生。病理关键在于阴虚燥热,轻则肺胃阴伤,重则肝肾阴虚。肺主津液输布、司呼吸,燥邪易先犯肺,胃为水谷之海,喜润而恶燥,故出现口干多饮,无唾液,双眼干涩,皮肤干裂、瘙痒,毛发不荣,大便干燥;阴液亏虚,燥热内生,故五心烦热。余辨证为气阴两虚、瘀血阻络之燥证,治疗重当滋阴救液,清燥生津,方中予以沙参、麦冬、熟地、玉竹等诸多滋阴药物,清养肺胃,补益肝肾;淡竹叶、黄连清热除烦。脾胃为气血生化之源,重用炙黄芪,取其补气升阳、益气培中之功效。现代药理研究证明,黄芪有明显的增强免疫力、增加新陈代谢的作用,对免疫性疾病有奇效。因久病易瘀血阻络,故宜配通窍活络类药地龙、川芎、红花,使得血脉畅通,津液分布通畅,故获得良效,四诊而愈。

案7:干燥综合征案

李某,女,40岁。初诊日期:2012年10月12日。

【主诉】口、眼、鼻干燥2年,加重3个月。

【现病史】患者自述2年前感冒后出现口、眼、鼻干燥,唾液匮乏,泪液明显减少,纳食困难,咽堵,心烦心悸,胸胁胀痛,即于多家医院行中西医治疗。西医曾以慢性咽喉炎、干燥综合征、咽部畸形异物感症等治疗,给予甲泼尼龙片16mg口服、免疫抑制剂环磷酰胺0.2g静脉注射、左氧氟沙星滴眼液缓解眼干、甲钴胺肌内注射对症治疗,疗效不佳,且患者因口服激素导致体型日渐臃肿。中医前医多以益气养阴、清热生津、滋阴降火、滋水涵木等方法治疗不效。近3个月在无明显诱因情况下病情加重,故于今日来诊。现症见:口舌干涩,目鼻干燥,少泪咽干,进食必须有水送服,咳嗽有痰,色白而黏,胸中室闷,胃痛时作,恶心纳呆,多梦易惊,善悲欲哭。舌质淡红,苔厚腻乏津,脉弦细而滑,重按无力。实验室检查:结膜干燥,双侧沙眼Ⅱ+,双眼希尔默试验(-)。胃镜检查示:轻度浅表性胃炎及十二指肠炎。血液检查:抗"O"800U,血沉80mm/h,谷丙转氨酶200U/L。麝香草酚浊度试验8U,麝香草酚絮状试验(+)。胸片示:两肺纹理增粗。

【辨证要点】

1. 口舌干涩,目鼻干燥,少泪咽干,舌质淡红,苔厚腻少津,脉象无力。

2. 恶心纳呆,多梦易惊,善悲欲哭。

综上,一派肝郁气滞、津液失布之象。

【中医诊断】燥证(内燥)。

【中医辨证】肝气郁结,瘀血内阻,津气失布。

【西医诊断】干燥综合征。

【治则】疏肝理气,化瘀行气布津。

【处方】

菊花10g	柴胡15g	当归15g	枳壳20g
白芍30g	赤芍30g	郁金15g	乌药20g
款冬花20g	沙参30g	乌梅10g	黄芪30g
桔梗15g	桑枝30g	生地30g	玉竹15g
茯苓30g	香附15g		

二诊:服药7剂,咽堵、口咽干燥等症状明显好转,但近两日正值经期,痛经时作,色暗夹块。处方调整如下:

菊花10g	柴胡15g	当归15g	枳壳20g
白芍30g	赤芍30g	郁金15g	乌药20g
款冬花20g	沙参30g	乌梅10g	黄芪30g
桔梗15g	桑枝30g	生地30g	玉竹15g

| 茯苓30g | 香附15g | 五灵脂15g | 蒲黄15g |

桑叶10g

三诊：服药后自觉病情进一步好转，且口中唾液渐增，精神好转，又嘱患者继服10剂，巩固疗效。1个月后复查，血液检查及肝功能均恢复正常，胸透(－)。

此后随访患者8个月，再未发病。

【按】　该案前医多以益气养阴、清热生津、滋阴降火、滋水涵木等方法治疗，均不效。经分析辨证为肝气郁结、瘀血内阻、津气失布之燥证。治拟疏肝理气、化瘀行气布津之法，服药半月而向愈，足见临床辨证精准、知常达变、用药精妙，治病速获奇效在所必然。根据"燥者濡之"的原则，方中用沙参、玉竹、生地、乌梅等，正是养阴润燥的集中体现。方中诸药合用，养阴生津，益气活血，祛瘀通络，使肝肾得养，阴精充沛，阳气布化，血脉畅通，肌肤润泽，阴平阳秘，脏腑安和。结合四诊所见，患者一派肝郁气结之象，同时有燥症表现，因肝主情志、主疏泄，肝气郁结则情志失常，喜哭善悲，肝失疏泄则气机不畅，气不行则津不布，配合解氏解郁菊花方加减，收效甚佳，三诊愈。

案8：干燥综合征案

田某，女，54岁。初诊日期：2012年11月10日。

【**主诉**】乏力伴食欲下降2个月。

【**现病史**】患者自述2个月前无明显诱因出现乏力症状，四肢无力，肌肉酸痛，晨轻暮重，伴有食欲下降，无发热、反酸、烧心、恶心、呕吐，无身黄、尿黄，2个月来该症状持续存在。查肝功能示：谷丙转氨酶660U/L，谷草转氨酶741U/L；尿常规正常；肝炎病毒提示阴性。门诊给予多烯磷脂酰胆碱保肝治疗（具体治疗剂量及时间不详），患者自述症状并无明显缓解。后行血常规检查提示：白细胞$2.51×10^9$/L，血小板计数$81×10^9$/L。患者多方求医问药均无确切答案，并曾自服仙灵骨葆胶囊，无明显效果，2个月内体重下降约2.5kg。患者苦于病痛折磨，特来求诊。现症见：神疲乏力，四肢酸痛，口干涎少，食欲下降，关节酸痛，腰膝酸软，牙齿松动，脱发，急躁易怒，胁肋胀痛，夜眠不安，大便干燥，小便量少，舌光燥少苔，脉沉细。C反应蛋白0.27mg/dl，血沉41mm/h，抗SSA、抗SSB抗体强阳性，唇黏膜活检符合干燥综合征诊断。

【**辨证要点**】

1. 口干涎少，大便干燥，小便量少，舌光燥少苔。

2. 神疲乏力，腰膝酸软，牙齿松动，脱发，脉沉细。

3. 肝病日久,胁肋胀痛,急躁易怒。

综上,一派肝郁气结、肾精亏虚、阴虚燥热之症。

【中医辨证】肾阴亏虚,精血不足。

【西医诊断】干燥综合征。

【治则】滋阴益肾,养血生津。

【处方】

菊花10g	当归15g	柴胡15g	醋白芍30g
丹参30g	香附15g	沙参30g	麦冬30g
玉竹20g	山茱萸15g	黄精30g	西洋参10g
黄芪80g	乌药20g	熟地30g	槟榔20g
合欢皮25g	酸枣仁20g	夜交藤25g	枳壳20g

7剂,水煎,早晚温服。

二诊:服药7剂,患者食欲有所改善,大便秘结情况缓解,四肢肌肉气力渐增,夜眠情况好转,仍有脱发,但脱发程度大大减轻。处方调整如下:

菊花10g	当归15g	柴胡15g	醋白芍30g
丹参30g	香附15g	沙参30g	麦冬30g
玉竹20g	山茱萸15g	黄精30g	西洋参10g
黄芪80g	乌药20g	熟地30g	槟榔20g
合欢皮25g	何首乌20g	夜交藤25g	枳壳20g
乌梅10g			

14剂,水煎,早晚温服。

三诊:服药14剂,患者初诊时症状明显改善,自觉发丝强健,关节有力,腰部无酸痛感,肌肉充实,夜眠香甜,二便调,饮食可,体重近来增加2kg。复查肝功能:谷丙转氨酶121U/L,谷草转氨酶65U/L,各项指标较初诊时有明显好转,后又调方继服1个月,患者肝功能基本恢复正常,生活质量明显提高,患者笑逐颜开。

后随访患者3个月,始终未发病。

【按】《景岳全书·虚损》指出:"虚邪之至,害必归阴,五脏之伤,穷必及肾。"基于此理论,余以为燥证的根本病因就是肾精虚损。肾主水液,主一身之津液和一身之阴,为先天之本,肾气壮实则先天充足,肾气虚衰则全身津液不足。而肾阴又是人体阴液的源泉,对五脏六腑、四肢百骸有濡养滋润的作用,肾精充而肺阴、胃阴满,肾精虚则肺胃津亏。肺胃津亏,导致肝血枯燥,从而致多脏衰,津血枯,经脉气血痹阻。本案治以疏肝理气,滋阴益肾,养血生津,使得肝气条达,津液分布良好,肾气充盈,肾阴滋润功能正常,收效良好,病情痊愈。

案9:干燥综合征案

王某,女,53岁。初诊日期:2013年12月12日。

【主诉】口干、眼干半年,关节疼痛1个月。

【现病史】患者半年前无诱因出现口干、眼干,食用固体喜配汤送服,近3个月出现进食固体食物吞咽困难,近1个月出现双肘关节、双腕关节疼痛,反复低热,脱发严重。医院查免疫学提示抗核抗体阳性,抗核抗体滴度3 200(+),抗SSA抗体(+),应用泼尼松60mg/d,并间断应用环磷酰胺、甲氨蝶呤、雷公藤多苷、来氟米特治疗3个月,效果不明显。后又发现甲状腺结节合并颈部淋巴结肿大、右肺上叶结节,患者对自身身体状况极为焦虑,苦于每日大剂量服用西药。现症见:口干、眼干,泪少乏津,关节疼痛,尤其双下肢疼痛明显,伴有双下肢发凉,如置于冷水之中,胸痛心慌,失眠多梦,烦躁焦虑,时时惊恐,心中惴惴不得安,大便干结,腹中胀气,舌红苔黄,脉细数。

【中医诊断】燥证(内燥)。

【中医辨证】肝郁气滞,痰浊阻络,燥结成毒。

【西医诊断】干燥综合征。

【治则】疏肝理气,化痰散结。

【处方】

菊花10g	当归15g	柴胡15g	醋白芍30g
丹参20g	川芎20g	香附15g	郁金15g
神曲30g	桑寄生30g	沙参10g	枸杞10g
桂枝10g	浙贝30g	玄参30g	牡蛎30g
白芥子10g			

7剂,水煎,早晚温服。

二诊:服药7剂,患者口鼻干涩明显缓解,眼干缓解,服药至第3剂时吐出大量黄色黏液痰,矢气频转,大便正常,日1～2次,胸闷烦躁症状明显减轻,但仍有失眠。处方调整如下:

乌梅10g	当归15g	柴胡15g	醋白芍30g
丹参20g	川芎20g	龙齿30g	郁金15g

神曲30g	桑寄生30g	沙参10g	枸杞10g
桂枝10g	浙贝30g	玄参30g	牡蛎30g
白芥子10g	鱼腥草10g		

14剂,水煎,早晚温服。

三诊:现双下肢发凉、四肢疼痛明显缓解,自觉四肢关节微微发热,有温暖感,睡眠时间有所延长、质量稍有提高,处方调整如下:

乌梅10g	当归15g	柴胡15g	醋白芍30g
丹参20g	川芎20g	川断30g	郁金15g
神曲30g	桑寄生30g	沙参10g	枸杞10g
浙贝30g	玄参30g	牡蛎30g	白芥子10g

患者前后共服药2个月,惊恐感明显减轻,眼中湿润,口不乏津,二便调,关节活动自如,四肢冷痛现象缓解。

后跟踪随访18个月未复发,患者生活质量明显提高,情绪乐观向上。

【按】本病由于病邪侵犯的器官不同而临床表现多种多样,所累及的脏器越多,临床病情就越重。除了各个脏器和系统的表现外,患者常有全身乏力、嗜睡和消瘦。中医自古就有"久病多瘀"之说,余认为"血瘀"是许多干燥综合征的致病因素之一。"久病顽疾,多有瘀血阻滞之势",即使在干燥综合征起病初期没有血瘀的特征表现,也不能排除在疾病发展过程中兼夹瘀血的可能。在治疗"久病顽疾"时,既要考虑到气血不足的一面,更应注意从瘀着手,方中疏肝理气、滋阴润燥,同时加用化痰散结、活血化瘀之药物,意义即在此。

第八章 妇科男科难顽重症

案1：顽固性月经后期案

翟某，女，34岁。初诊日期：2010年8月24日。

【主诉】月经延后12年余。

【现病史】患者12年前月经不调，周期延长，经血不能按时而下，量少，多次就诊于中西医医院，给予对症及口服中药治疗，效果不理想，故今日慕名来诊。现症见：月经延后，量少，色黑夹块，面色晦暗，怕冷，疲劳乏力，平日性情急躁易怒，喜悲伤欲哭，胁痛，善太息，口干口苦，纳食尚可，喜热食，经期小腹部疼痛畏寒，得温痛减，早晨3—5点大便，大便溏泄，日行1次，眠差。舌质紫暗，边尖点刺，苔中根厚腻，脉沉涩。进一步追问病史，3个月前因情志不遂再次致月经至今未潮，现腰膝酸冷，少腹冷疼，夜尿频数，带下量多，性冷淡，时或遗尿。严重影响患者工作生活。

【辨证要点】

1. 月经延后，量少，色黑夹块。

2. 面色晦暗，畏寒乏力，急躁易哭，胁痛，口干口苦，喜热食，经期小腹部疼痛畏寒，得温痛减。

3. 舌质紫暗，边尖点刺，苔中根厚腻，脉沉涩。

综上，一派肝气郁结、肾阳衰疲之象。

【中医诊断】月经后期。

【中医辨证】肝气郁结，肾阳衰疲。

【治则】疏肝解郁，温补肾阳。

【处方】

鹿茸3g	金樱子30g	制附片30g	香附15g
丹参30g	川芎25g	煅龙骨30g	煅牡蛎30g
西洋参10g	炒杜仲30g	车前子30g	郁金15g

焦神曲 30g	小茴香 15g	蒲黄 15g	当归 10g
醋白芍 30g	柴胡 15g	益母草 30g	王不留行 30g
炙甘草 10g			

7 剂,水煎,早晚温服。

二诊:自述服中药 7 剂,情绪明显好转,胁痛口苦、小腹冷痛、腰酸痛减轻,遗尿好转,带下量减少,舌质紫暗,边尖点刺,苔中根厚腻,脉沉涩。处方调整如下:

鹿茸 3g	金樱子 30g	制附片 30g	香附 15g
丹参 25g	川芎 25g	煅龙骨 30g	煅牡蛎 30g
西洋参 10g	炒杜仲 30g	车前子 30g	郁金 15g
焦神曲 30g	小茴香 15g	蒲黄 15g	当归 10g
醋白芍 30g	柴胡 15g	益母草 30g	王不留行 25g
炙甘草 10g			

14 剂,水煎,早晚温服。

三诊:今患者欣喜而至,自述服中药第 15 剂时月经来潮,量多色暗红,夹有大量血块,来潮第 3 天经色转红,自觉精神爽快,胁痛口苦、小腹冷痛、腰酸痛明显缓解,遗尿消退,舌质暗红,苔白稍腻,脉沉细。处方调整如下:

鹿茸 3g	金樱子 30g	制附片 30g	山茱萸 15g
丹参 25g	川芎 25g	煅龙骨 30g	煅牡蛎 30g
西洋参 10g	王不留行 30g	车前子 30g	炙甘草 10g
焦山楂 25g	小茴香 15g	蒲黄 15g	当归 10g
醋白芍 30g	柴胡 15g	益母草 30g	

14 剂,水煎,早晚温服。

后随症加减,共服中药 3 个月,月经按月又来 2 次,精神爽快,工作生活恢复正常,随访 10 个月,月经皆正常、如期而至。

【按】肝主疏泄,性喜条达,恶抑郁,疏则疏理血脉,泄则宣泄气机,疏泄有节,气血通调经自畅。若情志抑郁,木失条达,疏泄无度,厥阴肝气失宣,妇科诸病起焉。本案中,患者急躁易怒,喜悲伤欲哭,胁痛,善太息,口苦咽干等,呈现出明显肝郁之象,且进一步查问,3 个月前因情志不遂再次致月经未潮,可知该患者的病因在于长期肝气郁结,疏泄无常,从而导致月经不调。处方中给予醋白芍、郁金、柴胡等用于疏肝解郁,恢复肝脏生理功能,其中醋白芍可起到引经作用,肝肾、精血同源,肝郁日久必累及肾,故以"疏肝解郁,补益肝肾"之法治疗,给予鹿茸、附子、杜仲等药物,补肾阳,益精血。

案2:重度痛经案

赵某,女,22岁。初诊日期:2008年7月25日。

【主诉】经期腹痛6年,加重2年。

【现病史】患者14岁月经初潮,初潮后无明显诱因,每至经期腹痛,曾就诊于附近中医诊所,前医分别以活血止痛、温经止痛治疗,但效果不佳。2年前患者于经期因情志不遂、恼怒而使病情加重,每至月经首日即小腹疼痛难忍,并伴呕吐,抽搐,双手握固,大汗淋漓,胃中嘈杂,自服止痛药物、热敷而不解,经期1周,月经量少,大便稀溏,日行1次,平素饮食不慎即腹泻。曾就诊于西医院治疗无效,遂又至中医院,前医先后以活血化瘀及补肾活血等治疗,均不见效,遂来诊。患者自述:每至经期首日即小腹疼痛难忍,并伴呕吐,抽搐,双手握固,大汗淋漓,形体消瘦,面色萎黄,精神不振,饮食睡眠皆可,大便干燥,舌质暗红,苔薄白,脉沉弦。细查患者经期腹痛而畏寒怕冷,虽便干而溲清长。

【辨证要点】

1. 经行畏寒怕冷,疼痛难忍,伴大汗淋漓,小便溲长。

2. 形体消瘦,面色萎黄,精神不振。

3. 舌质暗红,苔薄白,脉沉弦。

综上,皆为脾胃虚寒、寒滞经脉之象。

【中医诊断】痛经。

【中医辨证】寒滞经脉证。

【治则】温经活络,止惊定痛。

【处方】

当归10g	熟地20g	红花10g	赤芍30g
蒲黄15g	五灵脂25g	川芎20g	小茴香15g
制附片30g	砂仁10g	炒白术30g	炒扁豆30g
制乳香3g	制没药3g	菟丝子30g	丝瓜络15g
蜈蚣1条	白芍30g	炙甘草10g	

7剂,水煎,早晚温服。

二诊:2008年8月1日。精神不振,饮食睡眠皆可,便干溲调,舌质暗红,苔薄白,脉沉弦。服药后便溏腹泻减轻,白带多,无味。处方调整如下:

当归10g	熟地20g	红花10g	赤芍30g
蒲黄15g	五灵脂25g	川芎20g	小茴香15g
制附片40g	制乳香3g	制没药3g	菟丝子30
丝瓜络15g	蜈蚣1条	白芍30g	炙甘草10
砂仁10g	炒白术30g	炒扁豆30g	白果20g
炒薏苡仁30g			

10剂,水煎,早晚温服。

三诊:2008年8月12日。服药14剂后,月经6天已止,疼痛程度明显减轻,双手握固、疼痛汗出消失,大便黄软,日1次。处方调整:

当归15g	熟地20g	红花10g	赤芍30g
蒲黄15g	五灵脂20g	川芎25g	小茴香15g
延胡索10g	川楝子10g	桂枝10g	菟丝子30g
丝瓜络15g	蜈蚣1条	白芍30g	炙甘草10g
砂仁10g	炒白术30g	白果20g	

12剂,水煎,早晚温服。

后嘱其每至经前15日服中药,随症加减,40余剂后诸症消失,患者面色红润,精神爽快,纳食香甜,二便正常,生活复常。随访1年6个月,痛经未犯。

【按】痛经有虚实之分,临床按照病机可分气滞血瘀、寒湿凝滞、气血虚弱、湿热下注四个证型。虽证型各异,临床中却是错综复杂、相互影响的。余认为此患者为本虚标实之证,虚寒体质,寒凝血脉,不通则痛,重用附子等温阳之品;且该患病程长,需用虫类药以通痼血,虫类药既活血化瘀,又能去死血。处方以当归、红花、赤芍活血散瘀,养血调经,辅以川楝子、砂仁、延胡索、蒲黄、五灵脂、乳香、没药疏肝理气,活血祛瘀,散结定痛,熟地、白芍滋阴养血调肝,白术、甘草、菟丝子健脾益肾,标本兼治,蜈蚣为虫类药,联合丝瓜络通络祛瘀。诸药合用,经通痛亦止。

案3:重度痛经案

韩某,女,30岁。初诊时间:2012年6月19日。

【主诉】痛经16年余,加重2年。

【现病史】患者16年前因月经来潮前贪吃冷饮出现经前少腹疼痛,得热则痛减,痛能忍受,查B超示子宫附件等正常,曾多次服用中药温经散寒,疗效不甚理想。近2年无明显诱因出现经前小腹冷痛加重,影响正常生活,伴吹风样耳鸣声,腰骶腿痛,因耳鸣曾至医院求诊,诊断为血管神经性耳鸣,经妇科及神经内科西药治疗不效,今为求系统治疗来诊。现症见经前小腹冷痛,得热痛减,难以忍受,末次月经6月14日,月经周期正常,经量偏少,色暗,夹有血块,伴神疲乏力,胃喜暖恶凉,偶吹风样耳鸣声,腰骶腿痛,手心热,脚凉感,纳食香甜,大便质软,一日一行,舌质暗淡,苔薄白,脉沉弱。

【辨证要点】

1. 经行小腹冷痛,得热痛减。

2. 经量偏少,色暗,夹有血块,伴神疲乏力,耳鸣,腰骶腿痛,手心热,脚凉感。

3. 舌质暗淡,苔薄白,脉沉弱。

综上,皆为血虚寒滞、瘀血阻滞之象。

【中医诊断】痛经。

【中医辨证】血虚寒滞,瘀血阻滞。

【治则】补血散寒,祛瘀止痛。

【处方】

西洋参10g	桂枝10g	炮姜10g	炙鳖甲10g
当归10g	生地25g	熟地25g	枸杞10g
川芎30g	益母草20g	王不留行20g	柴胡15g
酒白芍30g			

7剂,水煎,早晚温服。

二诊:2012年6月29日。自述服药7剂,面色红润,精力充沛,耳鸣消失,小腹喜暖怕凉,大便正常。处方调整如下:

制附片20g	桂枝10g	炮姜10g	炙鳖甲10g
当归10g	生地25g	熟地25g	枸杞10g
川芎30g	益母草20g	王不留行20g	柴胡15g
酒白芍30g	鹿茸20g		

10剂,水煎,早晚温服。

三诊:2012年7月10日。患者诉服药17剂耳鸣痊愈,平稳十余日未发作,余症均减轻,现稍觉关节酸痛,大腿凉痛,早晨醒来较显,大便正常。处方调整如下:

制附片25g	桂枝10g	炮姜10g	炙鳖甲10g
当归10g	生地25g	熟地25g	枸杞10g

| 川芎 30g | 益母草 30g | 王不留行 25g | 柴胡 15g |
| 酒白芍 30g | 鹿茸 20g | 炙甘草 10g | |

14剂,水煎,早晚温服。

四诊:诉痛经症状明显好转,胃寒症状已基本缓解。后嘱其每至经前15日服中药,随症加减,30余剂经前小腹疼痛、畏寒怕冷、耳鸣等症消失,患者面色红润,精神爽快,纳食香甜,二便正常,生活复常。随访1年,痛经未犯。

【按】该患痛经由来已久,寒凝胞宫,病久损阳,久病必瘀,前医虽亦予温经散寒药物,然病重药轻,收效甚微。余治疗女科擅用附子,附子辛、热,乃补先天命门之火第一药剂。同为温经之方,余加用制附片、鹿茸,皆因该患病程数十年之久,非大辛大热药难以奏效。鹿茸血肉有情,非金石草木例也,能栽培身肉之精血。该患耳鸣之疾,病根亦在肾阳虚,故虽未曾专用开窍之药物,病亦随之而愈,盖中医所言:法因证立,方随法出,实属意料之中。

案4:子宫内膜不典型增生案

赵某,女,43岁。初诊日期:2012年11月9日。

【主诉】下腹痛1年,加重1月。

【现病史】患者于1年前出现下腹隐痛,痛引腰骶,每于经期加重,月经结束后上症缓解,兼有月经量多,质稠,色深红,夹杂大量血块,月经周期35～45天,行经7～10天。患者于青岛市中医医院口服温经止血汤药,略见缓解。1个月前因劳累及情志不遂,致使病情加重,就诊于妇产医院,行诊刮后确诊为"子宫内膜不典型增生",建议其住院手术治疗。患者因惧怕手术,特来求诊。症见:面色青黄沉暗,眉眼之间隐有怒色,下腹隐痛,痛引腰骶,腰部酸痛而畏寒,经期加重,伴有月经后期,经期延长,经水量多,兼有烦躁易怒,胸闷腹胀,心悸失眠,噩梦连连,每于睡梦中惊醒,双目干涩,眼角处瘙痒难忍,口干不欲多饮,纳食可,小便色黄,大便黏腻。舌质暗淡,苔白稍腻,左寸关弦滑,两尺脉沉。

【辨证要点】

1.下腹隐痛,痛引腰骶,腰部酸痛而畏寒,经期加重,伴有月经后期,经期延长,经水量多。

2.平素烦躁易怒,噩梦连连,双目干涩,眼角瘙痒。

3.兼见头痛眩晕,腰部及少腹冷痛,双下肢畏寒喜暖。

4.口干不欲多饮,舌质暗淡,苔白稍腻,左寸关弦滑,两尺脉沉。

综上,皆为肝气郁结、瘀血阻滞之象。

【中医诊断】腹痛。

【中医辨证】肝气郁结,瘀血阻滞。

【西医诊断】子宫内膜不典型增生。

【治则】疏肝解郁,化瘀止血。

【处方】

炙黄芪80g	王不留行20g	三七10g	菊花10g
醋白芍30g	当归10g	柴胡15g	香附15g
郁金15g	丹参30g	川芎30g	小茴香15g
神曲30g	桑寄生30g	车前子30g	蒲黄15g
煅龙齿30g	枸杞子15g	制首乌30g	五灵脂15g

7剂,水煎,早晚温服。

二诊:2012年11月16日。服药7剂,下腹痛、腰痛明显缓解,心悸、胸闷、夜眠多梦明显减轻,患者诉1周来睡眠安稳,未见噩梦,纳食增加,排便量大为增加,排出大量深褐色黏糊状臭粪,现觉心中痛快,精神爽快。处方调整如下:

炙黄芪80g	王不留行20g	三七10g	菊花10g
醋白芍30g	当归10g	柴胡15g	香附15g
丹参30g	川芎30g	小茴香15g	益母草25g
神曲30g	桑寄生30g	车前子30g	制首乌30g
煅龙齿30g	枸杞子15g		

14剂,水煎,早晚温服。

三诊:2012年12月7日。患者服药后自感舒爽,自行于社区药房抓药继服。现面色红润而有光泽,精神爽快,眉心平展,自服药以来纳食增加,体重增加5kg左右,现腹痛症状基本消失,月经周期正常,但经血量仍偏大,行经7日,经血颜色正常,无血块,兼有经期腰酸。处方调整如下:

炙黄芪80g	王不留行20g	三七10g	菟丝子30g
醋白芍30g	当归10g	柴胡15g	枸杞子15g
丹参30g	川芎30g	小茴香15g	益母草25g
熟地20g	桑寄生30g	车前子30g	制首乌30g
煅龙齿30g			

21剂,水煎,早晚温服。

四诊:2012年12月28日。患者共服药50剂,现觉腹痛、腰痛痊愈,烦躁易

怒、心悸胸闷症状基本消失,夜寐香甜,神爽,纳佳。处方调整如下:

炙黄芪80g	王不留行20g	三七10g	菟丝子30g
醋白芍30g	当归10g	柴胡15g	枸杞子15g
丹参30g	川芎30g	小茴香15g	益母草25g
熟地25g	桑寄生30g	车前子30g	制首乌30g
山萸肉15g			

21剂,水煎,早晚温服。

五诊:2013年1月15日。现无腹痛、腰痛,月经周期28～30天,经期5天,血量正常,色红,无血块,心悸、烦躁痊愈,夜眠安稳,唯觉劳累后偶发腰酸。昨日复查宫腔镜示正常,今特来复诊。处方调整如下:

炙黄芪80g	王不留行20g	三七10g	菟丝子30g
醋白芍30g	当归10g	柴胡15g	枸杞子15g
丹参30g	川芎30g	小茴香15g	益母草25g
车前子30g	制首乌30g	栀子10g	野菊花10g
山萸肉15g	生地25g		

10剂,水煎,早晚温服。

随访1年,未见病情复发。

【按】该病瘀阻宫中,气机不畅,治疗当疏肝理气、化瘀止血。前医仅以温经止血汤药,故收效甚微。本案方中三七化瘀活血止血,配合王不留行等活血药,使得活血而不出血;加用解氏菊花解郁方疏肝理气,气行则血行,血行瘀祛。方中重用黄芪,配当归益气生血行血,一举两得,最后辅以补肝肾、安神药物,兼顾诸症。

案5:乳腺增生、盆腔积液案

尹某,女,41岁。初诊日期:2010年11月5日。

【主诉】双乳房疼痛7年,加重1年。

【现病史】患者7年前无明显诱因出现双侧乳房胀痛,每于经前及生气后加重,兼见烦躁胸闷,时悲伤欲哭,头晕健忘,月经提前,半月一行,量多,色暗有块,行经时小腹部疼痛难忍,冷汗淋漓,手足冰凉,恶心呕吐,腰酸冷痛,近1年疼痛症状明显加重,无疼痛间歇期。曾先后至多家医院就诊,长期服用平消片等中成药物治疗,效果欠佳。2010年5月18日妇科阴式彩超示:盆腔积液。2010年10月8日双乳腺彩超示:双侧乳腺增生,双侧乳腺实性占位(多发)。为求进一步中医治疗特来诊。现症见：面色萎黄无泽,疲劳乏力,头晕健忘,双侧乳房疼痛,兼见周身畏寒喜温,腰以下尤甚,烦躁胸闷,时悲伤欲哭,头晕健忘,睡眠欠安,纳差,时感胃脘胀痛,食生冷食物后加重,尿频,小便淋沥不尽,伴阴道灼热感,大便日行1次。舌暗红,苔薄白,脉弦。查体：双乳房对称,乳头无凹陷、无溢液,左乳外上象限及右乳外上象限可触及多枚肿块,大小不等,大者约如绿豆粒大,质硬,压痛,活动可,表面皮肤无破溃。

【辨证要点】

1. 双侧乳房胀痛,每于经前及生气后加重。

2. 平素烦躁胸闷,时悲伤欲哭。

3. 面色萎黄无泽,疲劳乏力,头晕健忘,睡眠欠安,乳房多结节伴压痛。

4. 小便淋沥不尽,伴阴道灼热感,舌暗红,苔薄白,脉弦。

综上,皆为肝郁气滞、血瘀阻络之象。

【中医诊断】乳癖；痛经；脏躁；胃脘痛。

【中医辨证】肝郁气滞,血瘀阻络。

【治则】疏肝解郁,通络化瘀,软坚散结。

【处方】

醋白芍30g	当归10g	柴胡15g	醋香附15g
郁金15g	丹参30g	川芎20g	蒲黄15g
桑寄生30g	小茴香10g	焦神曲30g	丝瓜络10g
车前子30g	琥珀0.8g	玄参30g	浙贝母30g
生牡蛎30g	肉桂10g	菟丝子30g	白茅根30g
泽泻30g	路路通20g	狗脊30g	三七10g

7剂,水煎,早晚温服。

二诊：2010年11月12日。患者服药7剂后,烦躁胸闷症状减轻,现觉胃脘胀痛,食生冷食物后加重,纳眠可,大便日行1次,小便淋沥不尽。

醋白芍30g	当归10g	柴胡15g	醋香附15g
丹参30g	川芎20g	蒲黄15g	荜澄茄10g
桑寄生30g	小茴香10g	焦神曲30g	丝瓜络10g
车前子30g	玄参30g	浙贝母30g	炒山药30g
生牡蛎30g	肉桂10g	菟丝子30g	白茅根30g
路路通20g	狗脊30g	三七10g	

14剂,水煎,早晚温服。

三诊:2010年11月26日。患者服药20剂,自觉头晕、烦躁等症状减轻,现微觉胃脘胀,食生冷食物后加重,嗳气,纳可,睡眠欠安,溲便调。处方调整如下:

醋白芍 30g	当归 10g	柴胡 15g	醋香附 15g
丹参 30g	川芎 20g	蒲黄 15g	丁香 10g
桑寄生 30g	小茴香 15g	焦神曲 30g	煅龙齿 30g
车前子 30g	玄参 30g	浙贝母 30g	炒山药 30g
生牡蛎 30g	肉桂 10g	菟丝子 30g	合欢皮 25g
路路通 20g	三七 10g		

7剂,水煎,早晚温服。

四诊:2010年12月3日。患者正值经期,月经色红,量正常,血块减少,行经时仍腹部疼痛,伴头痛。处方调整如下:

醋白芍 30g	当归 10g	柴胡 15g	醋香附 15g
丹参 30g	川芎 20g	蒲黄 15g	丁香 10g
桑寄生 30g	小茴香 15g	焦神曲 30g	煅龙齿 30g
车前子 30g	玄参 30g	浙贝母 30g	炒山药 30g
生牡蛎 30g	肉桂 10g	菟丝子 30g	合欢皮 25g
路路通 20g	三七 10g	川楝子 10g	醋延胡索 10g

28剂,水煎,早晚温服。

五诊:2011年3月25日。患者服药70余剂,体力增加,精神爽快,心胸烦躁症状消失,乳腺肿块明显变软、缩小,疼痛减轻,月经20余天一行,行经时腹痛明显减轻,胃脘痛消失,偶有手足心烦热,大便时或干燥,纳眠可,于2011年3月18日行妇科彩超检查示:子宫双附件未见明显异常,子宫内膜5mm,盆腔未见明显积液影像。处方调整如下:

醋白芍 30g	当归 10g	柴胡 15g	醋香附 15g
郁金 15g	丹参 30g	川芎 20g	蒲黄 15g
桑寄生 30g	丝瓜络 10g	菟丝子 30g	炒杜仲 30g
车前子 30g	玄参 20g	浙贝母 20g	生地 25g
生牡蛎 20g	肉苁蓉 30g	炒枳壳 10g	胡黄连 15g

诸症向愈,继续服用14剂以巩固疗效。随访1年未复发。

【按】乳癖,多因情志不遂、肝郁痰凝、痰瘀互结乳房所致。如《疡医大全》说:"乳癖……多由思虑伤脾,怒恼伤肝,郁结而成也。"另外,《医林改错》说:

"气无形不能结块,结块者必有形之血也。"本案中,以疏肝解郁、通络化瘀、软坚散结为治,柴胡、醋香附、郁金疏肝解郁,醋白芍、当归养血和血敛阴,五药同用,补肝体而助肝用,升散而无耗血之弊;以丹参、川芎、蒲黄活血化瘀;肝肾同源,故以桑寄生、菟丝子、肉桂、狗脊补肝肾;玄参、浙贝母、生牡蛎软坚散结;路路通、丝瓜络通络活血,通经;泽泻、白茅根、车前子清热利水渗湿;小茴香、焦神曲温胃健脾;加三七以化血止血,不留瘀。共服药60余剂,随访1年未发。

案6:闭经案

王某,女,22岁。初诊日期:2009年3月18日。

【主诉】闭经6年。

【现病史】患者现年22岁,外观女性容貌,未有月经初潮,亦从未行经。12岁于医院检查发现染色体缺失;20岁进行妇科检查,诊为幼稚子宫,外阴发育正常。口服黄体酮2个月,仍无月经迹象,慕名来诊。视诊见患者身材娇小,乳房发育幼小,无乳晕,乳头发育不佳。舌淡,苔白。其母述怀孕前口服避孕药避孕,停药未超过2个月即有孕,怀孕期间在乳胶厂工作,每日接触刺激性化学气体。古书有云,女子"二七而天癸至,任脉通,太冲脉盛,月事以时下"。肾藏先天之精,患者其母在孕期接触有毒物质,因此,不排除患者年过三七却仍未行经与其母之有毒物质接触史有关,先天之精不足,因而导致其月事不行。患者平素自觉手足心热,虽貌似性格较为开朗,但时心胸烦闷欲哭,五心烦热,大便日1次,便不成形,饮食、睡眠尚可。舌体瘦小,舌质红,苔薄白,脉细弱。

【辨证要点】

1. 年方三七,从未行经,形体弱小。

2. 时心胸烦闷欲哭,五心烦热。

3. 舌体瘦小,舌质红,苔薄白,脉细弱。

综上,皆为先天不足、肝郁肾虚之象。

【中医诊断】闭经。

【中医辨证】先天不足,肝郁肾虚。

【西医诊断】幼稚子宫,染色体缺失。

【治则】疏肝理气,补肾填精。

【处方】

酒白芍30g　　　当归15g　　　柴胡15g　　　香附15g

生地25g	熟地25g	鳖甲10g	西洋参10g
何首乌25g	菟丝子30g	车前子30g	覆盆子25g
枸杞子15g	五倍子25g	女贞子30g	制黄精30g
丝瓜络10g			

红枣5枚、小麦粒1把为引。

7剂,水煎,早晚温服。

二诊:2009年3月25日。自述服中药7付,手足心热,心胸烦闷等好转,精神转好,性格开朗,排便正常。处方调整如下:

酒白芍30g	当归15g	柴胡15g	香附15g
生地25g	熟地25g	鳖甲10g	西洋参10g
何首乌25g	菟丝子30g	车前子30g	覆盆子25
枸杞子15g	五倍子25g	女贞子30g	制黄精30g
路路通30g			

红枣5枚,小麦粒1把为引。

20剂,水煎,早晚温服。

三诊:2009年4月1日。自述服中药月余,精神转好,性格开朗,排便正常。手足心热、心胸烦闷等消失。处方调整如下:

酒白芍30g	当归15g	柴胡15g	香附15g
生地25g	熟地25g	西洋参10g	王不留行25
何首乌25g	菟丝子30g	车前子30g	覆盆子30
枸杞子15g	五倍子25g	女贞子30g	制黄精30g
路路通20g	益母草30g		

红枣5枚,小麦粒1把为引。

20剂,水煎,早晚温服。

后随症加减,共服中药60剂,月经每月来潮,病情痊愈。为巩固疗效令其又服30剂,随访1年,月事正常。

【按】幼稚子宫是指胚胎发育时,双侧副中肾管融合形成子宫并穿通后即停止发育所致。中医学属经闭、血枯、不孕范畴。余根据多年临证经验总结出幼稚子宫患者的一些特点:身材矮小,发育不良,蹼颈,桶状胸,通常伴原发性闭经,神情少神或呆滞,白带量少,性欲淡漠,脉沉细弱,尺无力,舌淡。幼稚子宫是原发性不孕的原因之一。

本案患者以无经6年为主诉就诊,属于原发性闭经,详询病史并结合体征,明确其属先天不足。且其平素自觉手足心热,心胸烦闷,偶觉欲哭,此为肝气郁结之象,木郁不达,横逆犯脾,故便溏。此案为肝郁肾虚型,予疏肝理气、补肾填精之法,佐以行气健脾之品,顾护先天及后天之本,使患者精气复原,药到病除。

案7:附睾炎、精索静脉曲张案

宋某,男,28岁。初诊日期:2011年2月11日。

【主诉】阴囊疼痛半年,加重2个月。

【现病史】患者半年前无明显诱因出现阴囊、附睾疼痛,坠胀不适,每于劳累、站立过久及性生活后症状加重,平卧休息后减轻,自诉平时阴囊潮湿伴会阴部瘙痒,无尿急、尿频、尿痛。查彩超示:附睾炎、前列腺炎、精索静脉曲张。半年来间断性静脉滴注左氧氟沙星、替硝唑等抗炎药物,效果欠佳,为求进一步治疗来诊。现症见:患者面色黧黑无泽,阴囊潮湿、坠胀疼痛不适,兼见会阴部瘙痒,腰膝酸软而痛,畏寒喜温,汗多,耳鸣如蝉,按之则减,健忘,滑精早泄,疲劳乏力,下肢时有麻木,大便稀溏,日3～4次,小便调,纳眠可,口唇暗红,舌暗红,苔薄白,脉沉弱。

【辨证要点】

1. 阴囊、附睾疼痛,坠胀不适,劳累后加重。

2. 面色黧黑,会阴部瘙痒,腰膝酸软而痛,畏寒喜温,耳鸣,健忘,滑精早泄,疲劳乏力,下肢时有麻木。

3. 口唇暗红,舌暗红,苔薄白,脉沉弱。

综上,皆为肾气虚衰、脉络瘀滞之象。

【中医辨证】肾气虚衰,脉络瘀滞。

【治则】补肾通络,活血化瘀。

【处方】

车前子30g	怀牛膝20g	熟地30g	山茱萸15g
金樱子30g	路路通25g	白芍30g	甘草10g
炙黄精30g	菟丝子30g	九香虫10g	炒山药30g
西洋参10g	女贞子20g	桑椹20g	砂仁10g
丝瓜络10g	陈皮10g	白茅根20g	

14剂,水煎,早晚温服。

二诊:2011年3月1日。服药14剂,阴囊、附睾疼痛不适、畏寒等症明显减轻,体力大增,精神爽快,大便爽快,日行 1 次,小便调,纳眠可,脉沉,舌暗红,苔薄白。上方去九香虫、女贞子,加何首乌25g。处方调整如下:

车前子30g	怀牛膝20g	熟地30g	山茱萸15g
金樱子30g	路路通25g	白芍30g	甘草10g
炙黄精30g	菟丝子30g	何首乌25g	炒山药30g
西洋参10g	桑椹20g	砂仁10g	丝瓜络10g
陈皮10g	白茅根20g		

14剂,水煎,早晚温服。

三诊:2011年3月8日。患者自诉近日因劳累、性生活频繁而致阴囊疼痛症状稍有复作,纳眠可,溲便调,脉沉,舌暗红,苔薄白。上方去桑椹、白茅根、砂仁,加泽兰15g以增强化瘀通络之功。处方调整如下:

车前子30g	怀牛膝20g	熟地30g	山茱萸15g
金樱子30g	路路通25g	白芍30g	甘草10g
炙黄精30g	菟丝子30g	何首乌25g	炒山药30g
西洋参10g	丝瓜络10g	陈皮10g	泽兰15g

14剂,水煎,早晚温服。

后随症加减,病情痊愈,随访1年未复发。

【按】本案患者就诊时见面色黧黑无泽,肾色外露,可知此病日久,肾精匮乏;肾藏精,主生长发育生殖,肾开窍于耳及前后二阴,肾气亏虚,肾不固摄,精关不固,故见滑精早泄;髓海失养,故见耳鸣健忘;久病必瘀,肾络瘀滞,痰湿阻络,故见阴囊、附睾疼痛、坠胀。治以补肾通络,活血化瘀。以熟地、牛膝、山茱萸、黄精、菟丝子、女贞子、桑椹、山药补肾填精,温补肾阳;精血同源,加白芍以养血敛阴;车前子、白茅根清下焦湿热;路路通、丝瓜络活血通络;九香虫理气止痛,温肾壮阳;以西洋参补气健脾,养阴生津;加砂仁、陈皮行气健脾,防止大量滋腻之品碍脾;甘草健脾,调和诸药。

西医以静脉滴注左氧氟沙星、替硝唑等抗炎药物,效果欠佳,何故?余以为本案西医的治则相当于中医攻伐之法,而本案患者为本虚标实,肾虚为本,痰湿瘀血阻络为标,一味攻伐只会损伤机体的元气,使正气更虚,故疗效不佳也在意料之中。

案8:顽固性滑精案

张某,男,38岁。初诊日期:2011年5月17日。

【**主诉**】遗精、滑精10余年,加重1年。

【**现病史**】患者10年前由于泌尿系统感染出现滑精现象,于当地医院对症治疗无效,未行系统治疗。2009年11月因饮酒导致失眠后痼疾复发,间断遗精滑精不止,于当地医院超声诊断为前列腺钙化灶(多发),行对症治疗效果不佳。后就诊于多家知名医院,疗效亦不佳。为求系统治疗,患者于2011年4月13日以"尿中泡沫增多5年余,伴尿频、尿急20余天"为主诉入住某院肾内科。尿常规:尿蛋白(＋),白细胞1～3/HP,诊断为隐匿型肾小球肾炎、泌尿系感染,给予抗感染、改善循环、抗氧化等对症治疗,病情好转出院。住院期间患者遗精滑精现象未得到改善,仍觉十分困扰,遂四处就医问药,遍尝各种民间经方、验方,效果不佳。后又慕名求诊于多位名中医,前医多以补肾填精等法治疗,虽有成效,但病情时好时坏,迁延日久,始终未愈,遂慕名来诊。现症见:遗精滑精不止,无论白昼,精液常染被褥衣裤,形体虚胖,面色无华,神倦体乏,少白发,腰膝酸软,双脚自觉寒冷刺骨,甚至睡中仍需裹厚袜而眠,时有胁痛,完谷不化,失眠多梦,尿等待。舌体偏瘦,舌质紫暗,苔薄白,脉弦细。

【**辨证要点**】

1. 遗精滑精不止,无论白昼。

2. 形体虚胖,面色无华,神倦体乏,少白发,腰膝酸软,双脚自觉寒冷刺骨。

3. 时有胁痛,完谷不化,失眠多梦。

4. 舌体偏瘦,舌质紫暗,苔薄白,脉弦细。

综上,皆为肾精亏虚、肾阳不足、肝脉瘀滞之象。

【**中医诊断**】滑精。

【**中医辨证**】肾精亏虚,肾阳不足,肝脉瘀滞。

【**治则**】补肾填精,疏肝理气,固精止遗。

【**处方**】

补骨脂20g	诃子肉10g	炙黄芪80g	熟地20g
黄精30g	山茱萸10g	白芍30g	当归10g
柴胡15g	山药30g	炮姜5g	金樱子30g
锁阳30g	天冬30g	生地25g	砂仁5g
菟丝子30g	鹿茸2g	煅龙齿40g	

7剂,水煎,早晚温服。

二诊:2011年5月24日。自述服中药7剂,白昼滑精有所减轻,大便有所成形,但夜间遗精未缓解,面淡、神疲、腰膝酸软、双脚寒冷等如前。处方调整如下:

补骨脂20g	诃子肉10g	炙黄芪80g	熟地20g
黄精30g	山茱萸10g	白芍30g	当归10g
柴胡15g	山药30g	炮姜10g	金樱子30g
锁阳30g	天冬30g	鹿角霜30g	砂仁5g
罂粟壳10g	菟丝子30g	鹿茸3g	制附片40g
煅龙齿40g			

15剂,水煎,早晚温服。

三诊:2011年6月9日。自述服中药22剂,白昼滑精明显减少,夜间遗精次数也明显减少,大便黄软成形,日行1次,面稍红润,神疲、腰膝酸软、双脚寒冷等缓解。处方调整如下:

西洋参10g	熟地30g	黄精30g	山茱萸10g
白芍30g	当归10g	柴胡15g	山药30g
炮姜10g	金樱子30g	锁阳30g	天冬30g
鹿角霜30g	菟丝子30g	鹿茸3g	制附片40g
煅龙齿40g			

15剂,水煎,早晚温服。

后随症加减,为增固疗效共服中药70剂痊愈,随访1年未复发。

【按】治疗遗精时,同时要进行情志调节,放松患者的紧张情绪,转移其注意力。前医只知一味补肾,而不知虚实兼顾,情志同调。治病应从繁复的表象中探寻到疾病的本质,切中要害,整体调节,各方兼顾。补骨脂、菟丝子、黄精、熟地、山药、山茱萸、诃子、金樱子、煅龙齿等可补肾阳,益肾气,收敛固涩;炙黄芪、白芍、当归可补气养血;柴胡、炮姜、砂仁等可健脾,疏肝行气;锁阳、鹿茸等可补肾阳,益精血。

案9:顽固性遗精案

赵某,男,36岁。初诊日期:2014年8月15日。

【主诉】遗精伴腰、足跟痛5年。

【现病史】患者因上学时常手淫致遗精5年,劳累或深睡时加重,平均1周1~2次,5年来间断服中药治疗,求诊于各大名中医处中药治疗,每每自服1个月稍感好转即停药,致病反复。今觉遗精较前明显加重,每周遗精频率逐渐增加,已影响日常生活。前医曾以"补肾滋阴、祛湿降火"之法治疗效不佳,遂慕名来诊。现症见:患者形体消瘦,面色少华,全身畏寒伴阳痿早泄,肢体乏力,头晕健忘,耳鸣,眼睛干涩,腰膝酸软,双足跟痛,站立稍长时间即感不适,口干咽痛,眠差多梦,夜尿频数,大便可。舌淡苔白,脉沉细无力。

【辨证要点】

1. 遗精不止,逐渐加重。

2. 形体消瘦,面色少华,畏寒乏力,头晕健忘,耳鸣,腰膝酸软,双足跟痛。

3. 夜尿频数,舌淡苔白,脉沉细无力。

综上,皆为肾阳亏损、气不摄精之象。

【中医辨证】肾阳亏损,气不摄精。

【治则】温补肾阳,益气固精。

【处方】

熟地黄25g	山茱萸15g	炙黄精25g	炙黄芪80g
西洋参10g	煅龙齿30g	天冬25g	金樱子30g
锁阳30g	鹿角霜30g	陈皮10g	山药25g
桂枝10g	炒杜仲30g	木瓜25g	枸杞子15g
煅龙骨30g	煅牡蛎30g	生地黄25g	

14剂,水煎,早晚温服。

二诊:2014年8月29日。服药14剂,头晕健忘、耳鸣、眼睛干涩较前明显好转,全身畏寒稍好转,气力稍增加,但睡眠仍差,腰及足跟痛无明显好转,大便干燥,日1次。处方调整如下:

熟地黄25g	山茱萸15g	炙黄精25g	炙黄芪80g
西洋参10g	琥珀^{同煎}30g	天冬25g	金樱子30g
锁阳30g	鹿角霜30g	陈皮10g	山药25g
桂枝10g	菟丝子30g	木瓜25g	枸杞子15g
煅龙骨30g	煅牡蛎30g	生地黄25g	

14剂,水煎,早晚温服。

三诊:2014年9月12日。遗精较前好转,现2周遗精1次。全身畏寒、睡眠较前明显好转,气力增加,头晕健忘、耳鸣、眼睛干涩基本消退。但腰腿痛及足跟痛仍无好转,大便可。处方调整如下:

熟地黄25g	山茱萸15g	炙黄精25g	炙黄芪80g
西洋参10g	天冬25g	金樱子30g	枸杞子15g
锁阳30g	鹿角霜30g	陈皮10g	山药25g
菟丝子30g	鹿茸3g	炒杜仲30g	生地黄25g

煅龙骨30g　　　煅牡蛎30g

14剂,水煎,早晚温服。

四诊:2014年9月26日。近2周内平均1周2次遗精,均因深睡眠引起,腰痛及足跟痛好转,但每次遗精后疼痛加重。现觉口干,便溏。处方调整如下:

熟地黄25g	山茱萸15g	炙黄精25g	炙黄芪80g
西洋参10g	天冬25g	金樱子30g	枸杞子15g
锁阳30g	鹿角霜30g	陈皮10g	麦冬25g
诃子肉10g	鹿茸3g	杜仲炭30g	生地黄25g
煅龙骨30g	煅牡蛎30g		

14剂,水煎,早晚温服。

五诊:2014年10月14日。遗精较前明显好转,近2周仅遗精1次。腰痛及足跟痛进一步好转,全身畏寒基本消退,现仍觉口干,眠尚可,但梦多,大便较前好转但仍偏稀溏。处方调整如下:

熟地黄25g	山茱萸20g	炙黄精25g	炙黄芪80g
西洋参10g	天冬25g	金樱子30g	枸杞子15g
锁阳30g	鹿角霜30g	陈皮10g	麦冬25g
诃子肉15g	鹿茸3g	杜仲炭30g	生地黄30g
煅龙齿50g	煅牡蛎30g	丝瓜络15g	

14剂,水煎,早晚温服。

六诊:2014年11月14日。服药3个月余,初诊诸症基本消退。1个月来未遗精,面有光泽,气力较前明显增加,多梦明显改善,腰痛及足跟痛基本好转,大便转为正常,现仅偶感下肢微乏力。舌淡苔薄白,脉细。处方调整如下:

熟地黄25g	山茱萸20g	炙黄精25g	炙黄芪80g
西洋参10g	天冬25g	金樱子30g	枸杞子15g
锁阳30g	鹿角霜30g	陈皮10g	川断30g
诃子肉15g	鹿茸3g	木瓜30g	生地黄30g
煅龙齿50g	煅牡蛎30g	丝瓜络15g	

14剂,水煎,早晚温服。

【按】本案中,患者虽有头晕健忘、口干咽痛、眠差多梦等阴虚火旺之症,但细查,患者呈现出全身畏寒、夜尿频数、脉沉细等一派肾阳亏损之象,故前医以"补肾滋阴、祛湿降火"之法治疗效不佳。《诸病源候论·虚劳梦泄精候》说:"肾虚,为邪所乘,邪客于阴,则梦交接。肾藏精,今肾虚不能制精,因梦感动而泄也。"故方中,熟地黄、山茱萸、山药、天冬、枸杞补肾固精;肾阳亏虚,失其温煦故形寒肢冷,阳痿早泄,加入大量鹿角霜、杜仲、桂枝等温补肾阳之品。另外,王纶在《明医杂著·梦遗滑精》中指出:梦遗滑精,世人多作肾虚治,而用补肾涩精之剂不效,殊不知此证多由脾虚,饮酒厚味、痰火湿热之人多有之。故方中加入西洋参、炙黄芪、黄精等大量健脾补气之品;金樱子、锁阳、煅龙牡收敛涩精以治标。方中益气、滋阴、温阳之品相互为用,标本兼顾,故收到了满意的疗效。

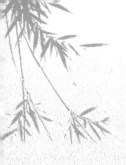

第九章 皮肤科难顽重症

案1:慢性干燥性湿疹案

丁某,女,8岁。初诊日期:2010年7月13日。

【主诉】周身皮肤散在斑疹伴剧烈瘙痒8年。

【现病史】患者从出生至今,8年来反复无明显诱因全身皮肤出现多形性、对称分布的红色斑疹,伴剧烈瘙痒,搔抓后可糜烂渗液,其间反复奔波于各大医院治疗,中医以黄连、黄柏、地丁、炉甘石、地榆、白鲜皮、地肤子、金银花、大黄等清热解毒、凉血燥湿之属不效;西药如抗组胺药、镇静剂及糖皮质激素等不计其数,但无论内服还是外敷,都效果欠佳。故而今家长带患儿慕名来诊。刻下:面色萎黄,疲劳乏力,全身皮肤遍布稍高出皮肤的暗红色斑疹皮损,尤其是耳后、颈部与手肘内侧及下肢处,大小形状不一,最大皮损面积如鸡蛋般大小。皮损呈对称性分布,皮肤肥厚粗糙,表面较为干燥,皮纹增宽加深,色素沉着,其上布有搔痕血痂,且瘙痒无度,夜间加剧,整夜不眠。患儿表情十分痛苦,于诊间仍瘙痒难忍,时时搔抓。白睛内有虫斑数枚。胃纳尚可,二便无殊。舌质淡红,苔腻,脉濡。

【辨证要点】

1. 全身多处暗红色皮疹,皮肤肥厚粗糙,色素沉着,瘙痒无度,夜间加剧。

2. 面色萎黄,疲劳乏力。

3. 舌质淡红,苔腻,脉濡。

综上,皆为脾虚湿困、风热内蕴、肾虚毒瘀之象。

【中医诊断】湿疮。

【中医辨证】脾虚湿困,风热内蕴,肾虚毒瘀。

【西医诊断】慢性顽固性干燥性湿疹。

【治则】益气健脾燥湿,清热祛风止痒,补肾解毒化瘀。

【处方】

荆芥5g	防风5g	苦参10g	乌梢蛇15g
白鲜皮7g	川芎7g	车前子7g	僵蚕7g
生甘草7g	生黄芪30g	炒白术10g	熟地10g
山萸肉10g	炒山药15g	白芥子5g	陈皮5g
茯苓10g			

7剂,水煎,早晚温服。

嘱:忌食辛辣刺激、腥发动风的海产品及大热的牛羊肉等食物;忌搔抓斑疹皮损;外用复方酮康唑软膏。

二诊:2010年7月20日。服上药7剂后,患儿气力增加,面色退黄,表情平静,斑疹明显减退,颜色变淡,皮损处结痂已经愈合。现瘙痒能忍,纳差,二便无殊。舌质淡红,苔白,脉细。处方调整如下:

荆芥5g	防风5g	苦参10g	乌梢蛇15g
白鲜皮7g	川芎7g	车前子7g	僵蚕7g
生甘草7g	生黄芪30g	炒白术10g	熟地10g
山萸肉10g	炒山药15g	白芥子5g	陈皮5g
茯苓10g	藿香5g	槟榔10g	

14剂,水煎,早晚温服。

嘱:忌食辛辣刺激、腥发动风的海产品及大热的牛羊肉等食物;注意皮肤卫生,勤剪指甲,避免搔抓及肥皂、热水烫洗;外用复方酮康唑软膏。

三诊:2010年8月6日。服药21剂后,耳后、颈部及下肢斑疹皮损完全消退,左上肢肘内侧仍有较淡的2cm×3cm的斑疹皮损2处。现日间斑疹皮损已无瘙痒,夜间仍有瘙痒,但不影响睡眠。舌质淡红,苔白,脉细。处方调整如下:

荆芥5g	防风5g	苦参10g	乌梢蛇15g
白鲜皮7g	川芎7g	僵蚕7g	丝瓜络5g
生甘草7g	生黄芪30g	炒白术10g	熟地10g
山萸肉10g	炒山药15g	白芥子5g	陈皮5g
藿香5g	槟榔10g	佩兰5g	

14剂,水煎,早晚温服。

四诊:2010年8月20日。服药35剂后,患者面色改善,精神爽快,左上肢肘内侧斑疹皮损已基本消退,现皮损处偶有夜间瘙痒,间或有小复作。纳食香甜,睡眠正常,二便无殊。舌质淡红,苔薄白,脉有力。处方调整如下:

荆芥 5g	防风 5g	苦参 10g	乌梢蛇 15g
白鲜皮 7g	川芎 7g	僵蚕 7g	丝瓜络 5g
生甘草 7g	生黄芪 30g	炒白术 10g	熟地 10g
山萸肉 10g	炒山药 15g	陈皮 5g	地肤子 7g
藿香 5g	槟榔 10g	佩兰 5g	

14剂,水煎,早晚温服。

随访18个月未复发。

【按】本病属中医湿疮范畴,常因饮食失节,嗜酒或过食辛辣腥发动风之品,伤及脾胃,脾失健运,致使湿热内蕴,又外感风湿热邪,内外两邪相搏,充于腠理,浸淫肌肤发为本病;或因素体虚弱,脾为湿困,肌肤失养;或因湿热蕴久,耗伤阴血,化燥生风,而致血虚风燥,肌肤甲错。而此案病情较为复杂,其久病体虚,脾失健运而为湿困,蕴久化热而生内风,热久酿毒而成瘀血,终累及肾脏,辨证为脾虚湿困,风热内蕴,肾虚毒瘀;前医只知以黄连、黄柏、炉甘石、地榆等清热解毒、凉血燥湿治之,不明病机,不懂知常达变,不效也属必然。本案治拟益气健脾燥湿,清热祛风止痒,补肾解毒化瘀,方以荆芥、防风祛风消疮,胜湿止痒;苦参、白鲜皮清热解毒燥湿,祛风消疮止痒;乌梢蛇、僵蚕祛风止痒;川芎、车前子活血化瘀通络;生甘草、生黄芪、炒白术益气和中,健脾燥湿,清热解毒,托毒生肌,兼固卫表;熟地、山萸肉、炒山药平补肾中阴阳;白芥子、陈皮、茯苓理气健脾,燥湿化痰,利水解毒。全方共奏益气健脾燥湿,清热祛风止痒,补肾解毒化瘀之功。

案2:慢性重度湿疹案

王某,男,26岁。初诊时间:2012年8月3日。

【主诉】皮肤红色丘疹、水疱兼瘙痒1年余。

【现病史】患者因留学而旅居日本,1年前无明显诱因于四肢、腹背等多处出现小米至绿豆样红色丘疹,夹杂透明水疱,瘙痒难耐,甚至难以入睡,遇湿热及阴雨天气则加重。皮损日久者现皮肤角质增生,粗糙皮屑及色素沉着。现向上发展,上延至脖颈及头皮,难以忍受,曾在日本当地医院就诊,西药治疗不效,遂回国求医。现症见:脖颈及头皮、四肢、腹背等多处出现小米至绿豆样红色丘疹,夹杂透明水疱,瘙痒难耐,难以入睡,遇阴雨天加重,皮肤角质增生,粗糙皮屑及色素沉着,无发热、畏寒、腹泻等明显不适。大便黏腻,小便正常。舌质暗红,苔白厚腻,脉滑。

【辨证要点】

1. 全身多处红色丘疹,夹杂透明水疱,瘙痒无度,皮肤增生、粗糙及色素沉着,遇阴雨天加重,久治不愈。

2. 大便黏腻,舌质暗红,苔白厚腻,脉滑。

综上,皆为血虚风燥、痰湿阻络之象。

【中医诊断】慢性湿疹。

【中医诊断】湿疮。

【中医辨证】血虚风燥,痰湿阻络。

【西医诊断】慢性湿疹。

【治则】养血润燥,祛湿化痰。

【处方】

藿香10g	厚朴10g	槟榔20g	苦参30g
白鲜皮20g	荆芥10g	防风10g	白芥子10g
蜈蚣1条	生地25g	丹皮10g	车前子30g
生甘草10g	黄连10g	乌梢蛇30g	

7剂,水煎,早晚温服。

二诊:2012年8月10日。服药7剂,双上肢湿疹完全消退,仅余淡褐色或粉红色色素沉着。腰腹部皮损减轻,余少数未消者亦觉瘙痒大减,颈部红疹及水疱减轻。大便糊状,日3次,但觉舒畅,无乏力肢软等不适反应。处方调整如下:

藿香10g	厚朴10g	槟榔20g	苦参30g
白鲜皮20g	荆芥10g	防风10g	白芥子10g
黄连20g	生地20g	丹皮10g	车前子30g
生甘草10g	黄连10g	乌梢蛇30g	炒扁豆30g
败酱草15g			

14剂,水煎,早晚温服。

服用后遍身湿疹几近消尽,后又带药30剂左右至日本,以兹巩固。随访2年未复发。

【按】慢性湿疹多血虚风燥,治宜养血润肤,方中用生地、丹皮、生甘草养血凉血润燥,辅以白鲜皮、黄连、苦参、车前子清热利湿,荆芥、防风祛外风,藿香、厚朴理气化湿,蜈蚣、乌梢蛇、白芥子搜风通络祛痰,为治疗顽症之良药,诸药合用,药到病除。

案3：顽固性面部红疹案

王某,女,50岁。初诊日期:2013年3月15日。

【主诉】反复面部红疹2年。

【现病史】患者2年前无明显原因出现面部红疹,2年来辗转于各大医院皮肤科等,考虑为脂溢性皮炎。内服外用消炎、止痒药(具体不详),效果不佳,患者十分痛苦,故于今日慕名来诊。现症见:面部红疹,粟粒样,高于皮肤,抚之碍手,针刺样瘙痒,细查之伴有胸闷,精神抑郁,心中烦乱,口干欲饮,时有头晕,腰痛,纳呆,大便干燥,夜寐欠佳,舌质红,苔薄黄,脉弦。

【既往史】高血压病史10余年,血压最高180/100mmHg,口服厄贝沙坦,未予监测血压。高脂血症7年,口服阿托伐他汀钙片调脂、稳定斑块。

【辨证要点】

1. 面部红疹,反复发作,瘙痒难忍。

2. 精神抑郁,胸闷烦躁,口干欲饮,时有头晕,腰痛,纳呆。

3. 舌质红,苔薄黄,脉弦。

综上,皆为肝郁肾虚、风热上扰之象。

【中医辨证】肝郁肾虚,风热上扰。

【西医诊断】脂溢性皮炎;高血压3级(极高危);高脂血症。

【中医辨证】疏肝解郁,祛风止痒。

【处方】

野菊花10g	当归10g	柴胡15g	醋白芍30g
丹参30g	川芎20g	香附15g	郁金15g
桑寄生30g	小茴香10g	车前子30g	神曲30g
乌药20g	槟榔20g	枳壳20g	生地25g
荆芥10g	防风10g	生石膏30g	知母10g

10剂,水煎,早晚温服。

二诊:2013年3月26日。服药10剂,患者面部红疹减轻,颜色变浅,瘙痒减轻,心情改善,但仍时有轰热烦躁,手足心热,腰痛,大便较前顺畅,舌脉同前。处方调整如下:

野菊花10g	当归10g	柴胡15g	醋白芍30g
丹参30g	川芎20g	香附15g	郁金15g
桑寄生30g	小茴香10g	车前子30g	神曲30g

乌药20g	槟榔20g	枳壳20g	生地30g
荆芥10g	防风10g	生石膏35g	知母10g
乌梢蛇30g	炙远志30g		

14剂,水煎,早晚温服。

三诊:2013年4月12日。患者病情平稳,面部红疹明显减轻,无瘙痒,心情舒畅,睡眠改善,大便通畅。处方调整如下:

野菊花10g	当归10g	柴胡15g	醋白芍30g
丹参30g	川芎20g	丹皮10g	金银花10g
桑寄生30g	小茴香10g	车前子30g	神曲30g
乌药20g	槟榔20g	枳壳20g	生地30g
荆芥10g	防风10g	生石膏45g	知母10g
乌梢蛇30g			

14剂,水煎,早晚温服。

共服药40剂,面部红疹完全消退,心情舒畅,二便正常,诸症悉平,随访10个月未复发。

【按】患者素体肝气郁结,且嗜食肥甘厚味,以致湿热蕴结,肝火上炎至头面部发为红疹。方中石膏、知母清热泻火,配以生地凉血润燥,荆芥、防风消风止痒,加用菊花方,疏肝解郁,行气活血,盖"治风先治血,血行风自灭"。复诊,红疹明显消退,效不更方,加大石膏剂量,继续清阳明经血热,乌梢蛇祛风止痒,后三诊继续加大石膏剂量,循序渐进,直至病愈。

案4:风瘙痒案

高某,女,67岁。初诊日期:2012年10月17日。

【主诉】皮肤瘙痒8年。

【现病史】患者糖尿病8年,8年前出现皮肤瘙痒且日渐加重,严重时需用尖锐物品划破皮肤出血方能止痒。患者痛苦异常,8年来寻求中西药治疗未效,观其处方,西医以对症治疗,中医曾以养血润燥、平肝息风为治疗法则。现症见:患者四肢及躯干部皮肤干燥,瘙痒无度,入夜为甚,抓痕血痂遍布,兼见神疲乏力,心烦急躁,口渴,夜卧不安,二便调,舌淡红,苔白,脉弦细。

【辨证要点】

1.年老体虚,皮肤干燥,瘙痒难忍,入夜尤甚,伴有抓痕血痂。

2.神疲乏力,心烦急躁,口渴,夜卧不安。

3. 舌淡红,苔白,脉弦细。

综上,皆为气阴两虚、血瘀阻络之象。

【中医诊断】 风瘙痒。

【中医辨证】 气阴两虚,血瘀阻络。

【西医诊断】 慢性瘙痒。

【治则】 益气养阴,活血搜风。

【处方】

生黄芪80g	赤芍25g	乌梢蛇30g	全蝎10g
木瓜30g	地龙30g	川芎30g	西洋参10g
炒山药30g	玄参30g	天冬30g	白芥子10g
枸杞子10g	丹参30g	鸡血藤30g	怀牛膝25g

15剂,水煎,早晚温服。

二诊:2012年10月31日。皮肤瘙痒基本消失,精神爽快,夜眠可。处方调整如下:

生黄芪80g	赤芍25g	乌梢蛇30g	全蝎10g
木瓜30g	地龙30g	川芎30g	西洋参10g
炒山药30g	玄参30g	天冬30g	白芥子10g
枸杞子10g	丹参30g	鸡血藤30g	怀牛膝25g
陈皮10g	炙龟甲^{先煎}10g		

15剂,水煎,早晚温服。

三诊:2012年11月15日。皮肤瘙痒消失,神爽力增,纳香眠好。原方加减增固疗效,处方调整如下:

生黄芪80g	乌梢蛇30g	荆防各10g	陈皮10g
地龙30g	川芎30g	西洋参10g	炙龟甲^{先煎}10g
炒山药30g	玄参30g	天冬30g	白芥子10g
生地20g	丹参30g	鸡血藤30g	怀牛膝25g

15剂,水煎,早晚温服。

【按】 风瘙痒是指无原发性皮肤损害而以瘙痒为主要症状的皮肤感觉异常性皮肤病。中医又称之为"风痒""血风疮""痒风"等。本案中,患者虽四肢及躯干部皮肤干燥,瘙痒无度,抓痕血痂遍布,似血虚风燥之象,然细查,患者兼见心烦急躁,夜卧不安,瘙痒入夜尤甚,且患有糖尿病8年,其病机以阴虚为本、燥热为标,阴虚内热,阴耗灼液,病久入络,均易导致血行不畅、肌肤失于濡养而成瘙痒之症。故前医单纯以养血润燥,平肝息风法治疗不效。该患者病程日久,年老体弱,气血亏虚,故以益气养阴为主、活血搜风为辅,以大剂量黄芪为君药以益气行血生血。病久必瘀,加用赤芍、地龙、丹参等药物是画龙点睛之笔,同时,用全蝎、乌梢蛇等虫类药物搜风止痒,效果更佳。

案5:漆疮案

郭某,女,57岁。初诊日期:2010年12月17日。

【主诉】面颊皮肤红肿,似薄膜剥脱,瘙痒灼疼反复发作5年。

【现病史】自述5年前因化妆品过敏而出现两颧面部皮肤表皮剥脱,角质极薄,如覆一层薄膜,红肿、灼热疼痛伴有痒感。最初仅偶尔发作,近2年来逐渐加重。曾先后就诊于多家知名中西医院,先后疑似诊为皮炎、湿疹等,西医给予消炎、激素对症治疗,中医以凉血祛风、清热解毒为主要治疗方法,皆效果不佳,并日渐加重,已严重影响患者生活。患者感欲死不能,痛苦至极,其家属代述患者曾轻生2次未遂。故于今日慕名来诊。症见:两颧部红肿、灼痛、瘙痒,每于日晡时分尤重;面部角质极薄,如覆一层薄膜,按之凹陷,自觉皮肤干燥、紧箍撕裂感,稍有面部表情即有明显撕裂灼痛(眼睛有灼痛感),冬天尤为严重,遇风、冷加重;面部灼热瘙痒疼痛,颜面及眼睑水肿;脸皮似塑料薄膜裂掉状,甚时夜间眼睛灼痛欲脱,冷热不能,兼见烦躁欲哭,口渴喜饮,心中烦热,体温正常,自觉低热(36.8℃),大便干燥,2～3日一行,舌淡暗胖大,苔有裂纹,右侧脉弦、尺脉弱。

【辨证要点】

1. 面颊皮肤红肿,似薄膜剥脱,瘙痒灼疼反复发作,久治不愈。

2. 烦躁欲哭,口渴喜饮,心中烦热,自觉低热,大便干燥。

3. 舌淡暗胖大,苔有裂纹,右侧脉弦、尺脉弱。

综上,皆为津亏液耗、燥热内扰之象。

【中医诊断】漆疮。

【中医辨证】津亏液耗,燥热内扰。

【西医诊断】慢性皮炎。

【治则】滋阴清热,祛风止痒。

【处方】

| 炙黄芪60g | 生地黄25g | 山萸肉10g | 炙黄精30g |
| 制鳖甲10g | 制龟甲10g | 胡黄连15g | 银柴胡15g |

荆芥10g	防风10g	苦参30g	乌梢蛇30g
地肤子10g	乌药25g	槟榔25g	牡丹皮10g
炒杏仁10g	栀子炭10g	生甘草10g	败酱草10g
川芎20g			

7剂,水煎,早晚温服。

二诊:2010年12月24日。服药7剂,现下午面部两颧灼热疼痛感减轻,皮肤瘙痒较明显,日晡较重,平旦明显减轻,服药后大便日2～3次,舌淡暗胖大,苔少有裂纹,右侧脉缓弦,左侧弦细。处方调整如下:

炙黄芪80g	生地黄30g	山萸肉10g	炙黄精30g
制鳖甲10g	制龟甲10g	胡黄连15g	银柴胡15g
荆芥10g	防风10g	苦参30g	乌梢蛇30g
地肤子10g	牡丹皮10g	藿香10g	炒扁豆15g
栀子炭10g	生甘草10g	败酱草10g	当归10g
川芎20g	地龙10g	制首乌20g	

14剂,水煎,早晚温服。

三诊:2011年1月7日。两侧颧部皮肤灼痛减轻,仍觉面部瘙痒;纳眠可,大便稀,每日1～2次。处方调整如下:

炙黄芪80g	生地黄30g	山萸肉10g	炙黄精30g
制鳖甲10g	制龟甲10g	胡黄连15g	银柴胡15g
荆芥10g	防风10g	苦参30g	乌梢蛇30g
地肤子10g	牡丹皮10g	藿香10g	炒扁豆30g
栀子炭10g	生甘草10g	败酱草10g	当归10g
川芎20g	地龙10g	制首乌20g	炒山药30g

14剂,水煎,早晚温服。

四诊:2011年1月21日。现两颧部红肿灼痛、皮肤瘙痒明显减轻,面部皮肤干燥紧箍撕裂感大减,面部表情已较自如,面部皮肤90%明显恢复至正常,眼睛夜间略有灼痛,口渴喜饮,无低热。大便黄软,一日2次,舌淡暗胖大,苔少有裂纹,右侧脉缓弦,左侧弦细。处方调整如下:

炙黄芪80g	生地黄30g	山萸肉10g	炙黄精30g
制鳖甲10g	制龟甲10g	胡黄连15g	炒白术30g
荆芥10g	防风10g	苦参30g	乌梢蛇30g
地肤子10g	牡丹皮10g	藿香10g	炒扁豆30g

| 栀子炭10g | 生甘草10g | 败酱草10g | 当归10g |
| 川芎20g | 地龙10g | 制首乌20g | 炒山药30g |

14剂，水煎，早晚温服。

五诊：2011年2月4日。服药35剂，患者两颧红肿灼痛、瘙痒、紧箍撕裂感消失，面部表情自如，面部皮肤完全恢复正常，大便黄软，日1次，舌淡红，苔薄白，脉弦细。患者精神爽快，面色润泽。后据病情，以上方加减嘱其再服14剂增固疗效。随访2年未复发，生活工作皆复正常。

【按】此病属中医学"漆疮""膏药风""粉花疮""马桶癣"等范畴。多为禀赋不耐，内蕴湿热，腠理不密，玄府失固，复因外涂脂粉或接触漆器，以致染毒化热，侵袭肌肤，发为本病。本案中，患者5年前因化妆品过敏而导致面部皮肤剥脱，角质变薄，虽有两颧部红肿、灼痛、瘙痒，遇风加重等似血热风动之征，然细查兼见烦躁欲哭，口渴喜饮，心中烦热，自觉低热，大便干燥，2～3日一行，舌淡暗胖大，苔有裂纹等，一派阴虚燥热之象，故前医仅以"凉血祛风、清热解毒"之法效不佳。该患者年近六旬，久病反复发作，加之长期中西药多法治疗不当，久治不愈，耗液伤津，机体阴阳失衡，经络瘀阻，成为坏病，故治疗以滋阴清热、养血祛风、燥湿止痒为主。患者素体虚弱，故重用炙黄芪益气补中健脾，提高机体免疫力；生地黄、山萸肉、牡丹皮养血活血，取"治风先治血，血行风自灭"之意；炙黄精、制鳖甲、制龟甲、胡黄连、银柴胡滋阴清热；痒自风而来，止痒必先疏风，故佐以荆芥、防风、苦参、乌梢蛇、地肤子疏风散邪止痒；乌药、槟榔、炒杏仁、栀子炭理气润肠通便；瘀血不去新血不生，故以牡丹皮、败酱草、川芎活血祛瘀、消肿止痛。诸药合用，使气复津生，痒止痛消，皮肤新生。

案6：气郁热疹案

胡某，男，18岁。初诊日期：2008年7月8日。

【主诉】反复发作全身起丘疹伴瘙痒3年，加重20天。

【现病史】患者于3年前，因打篮球汗出当风，始现全身皮肤起粉红色丘疹，先见于后背及前胸部，继则遍及全身，浑身发麻，丘疹出透后发痒，洗澡后全消，发作时全身瘙痒。患者曾先后就诊于各大医院，诊断为湿疹，注射地塞米松等无效。中医曾以搜风止痒等法医治，但疗效不佳，故于今日来诊。现症见：全身见粉红色粟粒丘疹，瘙痒难忍，心烦口渴，大便干燥，时或便血（肛裂史），胆红素略高，别无不适，舌体胖大，苔白腻，脉滑数。细查患者平素性情急躁，每逢遇事不遂、心急烦热则全身瘙痒、丘疹骤起，体重100kg，儿时曾患过敏性紫癜。

【辨证要点】

1. 丘疹伴瘙痒反复发作,久治不愈。

2. 平素性情急躁,每逢遇事不遂、心急烦热则全身瘙痒丘疹骤起。

3. 大便干燥,舌体胖大,苔白腻,脉滑数。

综上,皆为气郁湿阻之象。

【中医诊断】 热疹。

【中医辨证】 气郁湿阻型。

【西医诊断】 慢性湿疹。

【治则】 疏肝解郁,清热除湿,解毒止痒。

【处方】

荆芥 10g	防风 10g	青皮 10g	陈皮 10g
乌梢蛇 30g	苦参 30g	白鲜皮 30g	生白芍 30g
当归 25g	柴胡 15g	炒栀子 10g	淡竹叶 10g
车前子 30g	白茅根 30g	灯心草 10g	瞿麦 20g
藿香 15g	佩兰 10g	白豆蔻 20g	生地 25g
莱菔子 30g	滑石粉 30g	石膏 15g	茵陈蒿 15g

7剂,水煎,早晚温服。

二诊:2008年7月15日。服药后症状有所减轻,痒和麻都减轻,服药后自觉手心发热,有冒火感,黄疸指数略高。处方调整如下:

荆芥 10g	防风 10g	青皮 10g	陈皮 10g
乌梢蛇 30g	苦参 30g	白鲜皮 30g	生白芍 30g
当归 25g	银柴胡 15g	炒栀子 10g	淡竹叶 10g
车前子 30g	白茅根 30g	灯心草 10g	瞿麦 20g
藿香 15g	佩兰 10g	白豆蔻 20g	生地 25g
石膏 15g	茵陈蒿 15g	生黄芪 20g	

7剂,水煎,早晚温服。

三诊:2008年7月29日。服药后丘疹情况明显减轻,现仅后背部略多,二便可。处方调整如下:

荆芥 10g	防风 10g	青皮 10g	陈皮 10g
乌梢蛇 30g	苦参 30g	白鲜皮 30g	生白芍 30g
当归 25g	银柴胡 15g	生石膏 15g	生黄芪 20g

车前子30g	白茅根30g	灯心草10g	瞿麦20g
佩兰10g	白豆蔻20g	生地25g	茵陈蒿15g

7剂,水煎,早晚温服。

四诊:2008年8月5日。服药21剂病情进一步减轻,后背粉红色粟粒丘疹基本消失,麻木减轻,饮食睡眠均可,大便干燥,小便色黄,矢气恶臭。无心烦发热。处方调整如下:

荆芥10g	防风10g	青皮10g	陈皮10g
乌梢蛇30g	苦参30g	白鲜皮30g	生白芍30g
当归25g	银柴胡15g	生黄芪50g	虎杖20g
车前子30g	白茅根30g	瞿麦20g	竹茹15g
佩兰10g	白豆蔻20g	生地25g	黄柏10g
茵陈蒿30g	栀子15g	藿香20g	

7剂,水煎,早晚温服。

后随症加减,30余剂后诸症消失,舌质淡红,苔薄白,精神爽快,纳食香甜,二便正常,随诊半年未发作。

【按】该患性情急躁,肝郁化火,木旺乘土,湿热内生,复感外邪,湿疹外发,既往医者见痒祛风,不究其因,效亦惘然。方以柴胡、当归、白芍疏肝柔肝,理气活血,气行则血行,血行风自灭;乌梢蛇、苦参、白鲜皮、茵陈清热燥湿止痒、炒栀子、车前子、白茅根、灯心草、瞿麦利湿清热,使热从小便消,石膏清热,荆芥、防风祛风止痒。诸药合用,共治湿疹,盖湿疹缠绵难愈,久病必耗阴伤气,辅以生地凉血滋阴,后随症加减黄芪。

案7:顽固性痤疮案

郭某,女,23岁。初诊日期:2010年10月16日。

【主诉】痤疮3年。

【现病史】自述3年来无明显原因痤疮起,初起时面部粉刺,继而遍及胸背部等处,形成粉刺、丘疹、炎性丘疹、脓疱结节或囊肿及瘢痕,伴有皮脂溢出,分布对称。初起为毛囊口黑色圆锥形丘疹,挤压可见黄白色半透明性蠕虫样脂栓排出。周围可形成炎症性丘疹,其顶端可形成结节囊肿,消退后遗留瘢痕或瘢痕疙瘩。3年来曾先后在多家医院行中西医治疗,中医曾先后以清热凉血解毒、清泄肺胃、解毒散结、调理冲任、活血散瘀等法治疗。均不效。患者极度痛苦,故今日来诊。症见:粉刺黑头白头密布,顶端为黑色,用手可挤出1mm

左右的乳白色脂栓;兼有针尖大小的灰白色小丘疹,不易挤出脂栓,伴炎症性丘疹、脓疱、结节、脓肿、囊肿和瘢痕。细问得知3年前曾遇事不遂,兼见情绪烦躁不宁,喜怒无常,紧张焦虑,喜悲伤欲哭,时作欠伸,健忘,乍寒乍热,阵发性面部潮红,汗多,手颤肢麻,失眠多梦,头痛眩晕,胸闷心悸,食欲不振,月经紊乱,大便黄软,日行1次,神志清楚。查心电图、脑电图均正常。血和尿中卵泡刺激素(FSH)及黄体生成素(LH)明显升高。

【中医诊断】肺风粉刺。

【中医辨证】肝郁气滞,湿热痰瘀。

【西医诊断】痤疮。

【治则】疏肝解郁,清热利湿,排毒散结。

【处方】

野菊花10g	醋白芍30g	当归25g	柴胡15g
香附15g	郁金20g	制鳖甲10g	栀子10g
玄参30g	蒲黄15g	车前子30g	桑寄生30g
连翘25g	小茴香10g	菟丝子30g	焦神曲30g
生地30g	黄连20g	浙贝30g	熟地30g
煅龙骨20g			

7剂,水煎,早晚温服。

二诊:2010年10月23日。服药第3剂始,排出大量质硬黝黑及如黄油样宿便,但患者无不适,反自觉舒心,故继服中药,并于第5天晨起突见痤疮消退,现服中药1周,面部及胸背部等处粉刺、炎性丘疹、脓疱结节或囊肿等基本痊愈,心情愉悦,容光焕发,已显秀美,故随症加减,处方调整如下:

野菊花10g	醋白芍30g	当归25g	柴胡15g
香附15g	郁金20g	西洋参10g	栀子10g
蒲黄15g	车前子30g	桑寄生30g	连翘15g
小茴香10g	菟丝子30g	焦神曲30g	生地30g
熟地30g	煅龙骨20g	黄连10g	

7剂,水煎,早晚温服。

三诊:2010年10月31日。面部及胸背部等处粉刺、炎性丘疹、脓疱结节或囊肿等痊愈,患者精神爽快,面色红润清秀,与初诊时判若两人,处方调整如下:

野菊花10g	醋白芍30g	当归25g	柴胡15g

香附 15g	郁金 25g	西洋参 10g	栀子 10g
蒲黄 15g	车前子 30g	桑寄生 30g	连翘 15g
小茴香 10g	菟丝子 30g	焦神曲 25g	生地 25g
熟地 30g	煅龙骨 20g	黄连 10g	

14剂,水煎,早晚温服。

随访1年未复发。

【按】治病不能照本宣科,应该根据每个患者的具体情况四诊合参辨证施治,临证只有做到知常达变方可取效。细问之下得知三年前因遇事不遂,治疗以疏肝解郁、滋阴清热、排毒散结。

案8:带状疱疹案

刘某,女,56岁。初诊日期:2011年3月29日。

【主诉】右侧上眼睑、额部、头皮出现成簇水疱伴疼痛1个月。

【现病史】患者1个月前遇事情志不遂而后右侧上眼睑、额部、头皮出现成簇的水疱并疼痛20余天,西医诊断为带状疱疹,给予静脉滴注大量青霉素等消炎、抗病毒、营养神经对症治疗1周,无效(具体用药不详),疼痛进行性加剧,故今日慕名来诊。现症见:患者极痛苦表情,精神萎靡,不欲言语,右侧上眼睑、额部、头发有成簇水疱并伴有灼痛、跳痛,疱疹一连成片,大小如蚕豆、玉米粒不等,透明发亮,患者疼痛难忍,每5分钟左右发作1次,吃止疼片方可缓解,夜不能眠,纳差,恶心,时有反酸,大便干,3～5天一行,舌质红,苔黄厚,脉弦紧。

【辨证要点】

1. 年老体虚,情志不遂,而后出现成簇水疱。

2. 水疱并伴有灼痛、跳痛,透明发亮,纳差,恶心,时有反酸。

3. 大便干,舌质红,苔黄厚,脉弦紧。

综上,皆为肝经郁热、火毒内蕴之象。

【既往史】高血压(今日血压140/90mmHg)、肠癌术后。

【中医诊断】蛇串疮。

【中医辨证】肝经郁热,火毒内蕴。

【西医诊断】带状疱疹。

【治则】清热解毒,理气柔肝止痛。

【处方】

太子参 15g	黄连 15g	金银花 10g	瓜蒌仁 30g

鱼腥草10g	板蓝根10g	川楝子10g	醋延胡索10g
蜈蚣1条	陈皮10g	木香10g	乌药20g
槟榔20g	鸡内金10g	醋白芍30g	生甘草10g
怀牛膝15g			

10剂,水煎,早晚温服。

外敷解氏蛇盘叮3天。嘱停用一切西药,忌辛辣、牛羊肉、烟酒及海产品。

二诊:2011年4月8日。患者精神好转,疼痛消失,面部成簇的水疱已经消退,纳食可,大便2～3天一行,苔薄黄,脉弦。处方调整如下:

太子参15g	黄连20g	金银花10g	瓜蒌仁30g
鱼腥草10g	板蓝根10g	川楝子10g	醋延胡索10g
蜈蚣1条	陈皮10g	木香10g	乌药20g
槟榔20g	鸡内金10g	醋白芍30g	生甘草10g
怀牛膝15g			

7剂,水煎,早晚温服。

共服中药17剂痊愈,无任何后遗症,随访1年健康,生活工作如常,面部无任何瘢痕。

【按】带状疱疹后遗神经痛的老年患者,治疗颇为棘手,既要照顾到年事已高、气血虚弱、不耐攻伐的一面,又应虑及疼痛当前,患者痛苦难耐的一面。此案患者年事已高,复因遇事不遂,情志内伤,以致肝气郁结,郁久化火,肝胆火盛,邪火其性燔灼、升腾上炎至头面,故患者右侧上眼睑、额部、头皮出现成簇的水疱并伴有灼痛、跳痛,疼痛难忍;外受毒邪诱发,毒邪化火与肝火搏结,阻于经络致气血不通,不通则痛。火邪灼津,故大便干结;肝火犯胃,故患者纳差、恶心伴有反酸;肝火脾湿郁于内,毒邪乘之诱于外,气血瘀阻为其果,气血阻于经络,致使经气不宣,脉络失疏,不通则痛,故疼痛不休,彻夜难眠。临证紧抓气滞血瘀而致疼痛这一主证,同时,重视患者年事已高,且久病伤元(肠癌术后),气血两虚的实质,结合体质特点,在活血化瘀的同时,佐以补气养血、疏肝理气之品,最终"症状全消,临床治愈",前后仅服17剂中药,实乃奇效。

案9:紫斑案

巩某,女,53岁。初诊日期:2012年7月3日。

【主诉】反复发作双下肢皮下青紫斑块1年。

【现病史】患者1年前因遇事不遂,突发双下肢皮肤青紫斑块,先后就诊于多家医院,多次查血常规提示正常,确诊为"过敏性紫癜",给予抗组胺、改善血管通透性药物,并自服复方参芪维E胶囊,效果不佳。1年来患者甚为苦恼,为求中医治疗辗转来诊。现症见:双下肢青紫斑块融合成片,对称分布,不痛不痒,压之不褪色,触之不碍手,洗澡后可减轻,3天后复作。诊察期间患者突然泣不成声,细问之,患者1年前生意失败,不被家人理解,每每提及悲伤欲哭。兼见神疲乏力,双目干涩,眼圈发乌,腰膝酸软怕冷,饮食正常,大便日一行,舌淡红,苔白腻,脉细数。

【辨证要点】

1. 双下肢青紫斑块融合成片,对称分布,不痛不痒,压之不褪色,触之不碍手。

2. 神疲乏力,双目干涩,眼圈发乌,腰膝酸软怕冷。

3. 舌淡红,苔白腻,脉细数。

综上,皆为气不摄血、血溢肌腠之象。

【中医诊断】紫斑。

【中医辨证】气不摄血,血溢肌腠。

【西医诊断】过敏性紫癜。

【治则】补气摄血,止血消斑。

【处方】

西洋参10g	炙黄芪80g	炒白术30g	茯神30g
龙眼肉30g	木香10g	丹皮炭10g	三七10g
白茅根炭30g	生地25g	杜仲炭30g	玄参30g
金银花炭10g	炒山药30g		

10剂,水煎,早晚温服。

二诊:2012年7月13日。服药10剂,双下肢皮下出血斑明显消退,颜色变暗变淡,气力增加,精神爽快,唯觉腰痛,手心热,大便偏稀,一日2次。处方调整如下:

西洋参10g	炙黄芪80g	炒白术30g	茯神30g
炒扁豆25g	木香10g	丹皮炭10g	三七10g
白茅根炭30g	生地25g	杜仲炭30g	玄参30g
金银花炭10g	炒山药30g	藕节炭25g	地榆炭10g
胡黄连15g			

10剂,水煎,早晚温服。

后随症加减,服药30剂,病愈。

【按】患者反复发生肌衄,久病不愈,神疲乏力,辨证当属气不摄血。方以归脾汤加减,重用黄芪,益气摄血,加用金银花、丹皮、生地、玄参凉血消斑,方中部分药物炭用,加强了止血作用,防止血瘀。诸药合用,使得沉疴得起。

案10:过敏性紫癜案

金某,女,57岁。初诊日期:2014年9月5日。

【主诉】过敏性紫癜4年,加重半年。

【现病史】患者4年前因食异物(具体不详)出现双下肢紫癜,并多次因饮食不慎而发病,病情反复,每次发病首先表现皮肤瘙痒。半年前因食鸭脖而复发,且病情较前为重,出现双下肢大片皮下出血点,有些融合成片,以左下肢为重。曾以药膏外治及中药"清热解毒,益气活血"之法治疗5个月,效不佳。经人介绍,慕名来诊。现症见:双下肢皮肤紫斑密布,色紫黑,融合成片,左侧甚,如手掌大小。神疲乏力,心慌,口干,眠差,腰膝酸软,舌红苔黄,脉沉数。

【辨证要点】

1. 双下肢皮肤紫斑密布,色紫黑。

2. 神疲乏力,心慌,口干,腰膝酸软。

3. 舌红苔黄,脉沉数。

综上,皆为血热妄行、气阴两虚兼肾阴虚之象。

【既往史】风湿性关节炎5年余。

【中医诊断】肌衄。

【中医辨证】血热妄行,气阴两虚兼肾虚。

【西医诊断】过敏性紫癜。

【治则】益气养阴,凉血止血,兼补肾。

【处方】

生地25g	丹皮炭10g	紫草10g	醋白芍25g
当归10g	玄参25g	车前子^{包煎}25g	水牛角10g
杜仲炭30g	陈皮10g	丝瓜络10g	白茅根炭25g
三七10g	生甘草10g	炙黄芪80g	炮姜10g
炒山药25g			

14剂,水煎,早晚温服。

二诊:2014年9月19日。服药半月,双下肢紫癜明显减轻,左侧面积明显

减小,颜色变淡,大便由稀水样转为成形。处方调整如下:

生地25g	丹皮炭10g	紫草10g	醋白芍30g
当归10g	玄参25g	车前子^{包煎}25g	水牛角10g
杜仲炭30g	陈皮10g	炒山药30g	白茅根炭30g
三七10g	生甘草10g	炙黄芪80g	炮姜10g

7剂,水煎,早晚温服。

之后,以前方为主方,随症加减,前后服药2个月余,患者紫癜消退。随访半年,未见复发。

【按】患者病情迁延不愈,分析病因目前已非实热之毒,现以虚热之毒为主,且久病多虚、多瘀,辨证为肾气阴两虚、血热妄行之肌衄。治拟益气养阴,凉血止血兼补肾虚。重用养阴益气、兼顾活血。故方中应用生地、丹皮、水牛角、玄参、紫草以养阴清热凉血,黄芪、当归以健脾益气、补血扶正,车前子、白茅根以利水。方中白茅根炒炭,既防其寒凉伤脾,又使止血、利尿功效进一步增强;丹皮炒炭后可活血化瘀,使血流行而不留瘀,血热清而不妄行;杜仲炒炭后补益作用明显增强,且兼止泻之功。纵观全方,辨证精准,用药细腻,方可效如桴鼓。

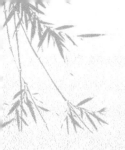

第十章 五官科难顽重症

案1：难治性耳鸣案

毕某，女，56岁。初诊日期：2010年4月20日。

【主诉】耳鸣反复发作5年余，加重2年。

【现病史】患者5年前因儿子车祸去世，备受打击，出现耳鸣，头晕，头昏沉，患者及其家属未予重视。5年来病情反复，时轻时重。近2年来无明显诱因上述症状加重，患者先后至各大医院就诊，西药以改善微循环，中医以补益肝肾、活络通窍之法等治疗，症状未见缓解，给患者生活带来极大的痛苦，特于今日慕名来诊。现症见：耳鸣如蝉，头昏沉，疲乏无力，腰膝酸软，健忘，眼目干涩，视物不清，细询则喜叹息，静时喜悲伤欲哭，晨起右侧头面发麻，小便畅，大便稀溏，日行1次。舌淡苔薄白，脉弦细，尺部重按无力。细查之腰酸怕冷，夜尿较频，大便晨起即泻。

【辨证要点】

1. 年老体虚，耳鸣久治不愈。

2. 耳鸣如蝉，头晕健忘，头麻，眼目干涩，腰膝酸软，喜悲伤欲哭。

3. 舌淡苔薄白，脉弦细，尺部重按无力。

综上，皆为肝气郁结、脾肾阳虚之象。

【中医诊断】耳鸣。

【中医辨证】肝气郁结，脾肾阳虚。

【治则】疏肝解郁，温补脾肾。

【处方】

当归10g	柴胡15g	丹参30g	川芎30g
菊花10g	香附15g	醋白芍30g	郁金15g
桑寄生30g	蒲黄15g	五灵脂15g	西洋参10g
炒白术30g	高良姜10g	菟丝子30g	狗脊30g

| 枸杞子10g | 黄芩5g | 蝉蜕5g | 怀牛膝25g |
| 夏枯草10g | 全蝎10g | 白芷10g | 乌贼骨30g |

5枚大枣、一把小麦作药引。7剂,水煎,早晚温服。

二诊:2010年4月27日。服上药7剂后,耳鸣等上述症状减轻,现诉睡眠差,大便仍稀溏,不成形且黏腻不爽,畏寒怕冷,背尤甚,心烦。处方调整如下:

当归10g	柴胡15g	丹参30g	川芎30g
香附15g	醋白芍30g	郁金15g	制附片25g
五灵脂15g	西洋参10g	炒杜仲30g	白芷10g
炒白术30g	高良姜10g	菟丝子30g	狗脊30g
枸杞子10g	黄芩5g	蝉蜕5g	怀牛膝25g
夏枯草10g	全蝎10g		

5枚大枣、一把小麦作药引。14剂,水煎,早晚温服。

共服中药21剂,耳鸣痊愈,后随访1年未复发。

【按】本案中患者虽有耳鸣如蝉、头昏沉、腰膝酸软、健忘等肾虚之症,然细询患者平素喜悲伤欲哭及多年患病史,辨证系因情志导致肝郁上扰清窍方致耳鸣。前医以补益肝肾、活络通窍之法,辨证失于精准,故难奏效,经分析辨证为肝气郁结、脾肾阳虚之耳鸣,治疗当以疏肝解郁为主,佐以健脾益肾,填精益髓。方中西洋参、炒白术、高良姜以益气健脾;菊花、黄芩清肝泻火,桑寄生、怀牛膝、菟丝子补益肝肾;柴胡、醋白芍、香附、郁金以疏肝,条达肝气;当归养血和营以柔肝;夏枯草、蝉蜕以清肝明目。诸药合用,使肝气得疏,肝血得补,故疗效显著。

案2:虹膜睫状体炎案

姚某,女,37岁。初诊日期:2010年10月17日。

【主诉】自觉双目疼痛、畏光、流泪及视力减退8年,加重2年。

【现病史】自述8年前无明显原因,自觉双目疼痛、畏光、流泪及视力减退,即到医院眼科救治,当时查得:双眼睫状充血、结膜水肿、角膜后沉着物、房水混浊、虹膜纹理不清、玻璃体混浊。诊断为:虹膜睫状体炎。西药以1%阿托品滴眼剂散瞳,每日3～6次,待瞳孔扩大、炎症稍解后,每日1～2次,以保持扩大瞳孔至炎症消退后半月至1个月,以资巩固。同时口服肾上腺皮质激素及环磷酰胺、乙双吗啉等免疫抑制剂之属,但长期治疗无效。自觉2年来加重,多年来长期在各大医院中西药治疗,疗效不佳,故于今日来诊。现症见:双目干涩疼痛,畏光流泪、视力减退、视物模糊。查:双眼睫状充血、结膜水肿、角膜后沉着物、房水混浊、虹膜纹理不清、玻璃体混浊、房角粘连。伴见心胸郁闷,头晕烦躁,失眠多梦,腰膝酸软,五心烦热,月经延后量少,色暗夹块,脉沉细而涩,舌质稍暗红,体瘦少苔。

【辨证要点】

1. 双目干涩疼痛,视力减退,视物模糊。

2. 心胸郁闷,头晕烦躁,失眠多梦,腰膝酸软,五心烦热,月经延后量少,色暗夹块。

3. 脉沉细而涩,舌质稍暗红,体瘦少苔。

综上,皆为肾精亏虚、肝郁脉瘀之象。

【中医辨证】 肾精亏虚,肝郁脉瘀。

【西医诊断】 虹膜睫状体炎。

【治则】 补肾疏肝,活血化瘀。

【处方】

菊花10g	生白芍30g	当归10g	柴胡15g
枸杞子10g	白蒺藜15g	五灵脂15g	蒲黄20g
香附10g	郁金20g	桑寄生20g	焦神曲20g
浙贝25g	玄参25g	三七10g	炙龟甲10g
车前子30g	石斛15g	桂枝10g	砂仁10g
熟地30g			

7剂,水煎,早晚温服。

二诊:双目干涩疼痛、畏光流泪症状明显减轻,余症亦有缓解。处方调整如下:

菊花10g	生白芍30g	当归10g	柴胡15g
枸杞子10g	白蒺藜25g	五灵脂15g	蒲黄20g
香附10g	郁金20g	浙贝25g	山萸肉10
玄参25g	炙龟甲10g	车前子30g	石斛15g
砂仁10g	熟地30g		

7剂,水煎,早晚温服。

后随症加减,共服中药30余剂,诸症消失,视力恢复正常,视物清晰。复查:双眼睫状充血和结膜水肿消失,角膜后沉着物、房水混浊、房角粘连、玻璃体混浊等也基本消除。

【按】气能生血、生津,又能行血、行津,肝主疏泄,具有调畅人体气机的重要功能。肝气通于目,凡是供给眼部的血液、津液,无不依赖气的推动,而人体气机是否调畅,又与肝的疏泄功能密切相关。在补肾的同时,辅以疏肝理气、活血化瘀,方能使肝气冲和条达,眼才能够辨色视物。故方中应用白芍、柴胡、郁金、当归、枸杞等养血敛阴、补肾疏肝,菊花、车前子、砂仁等清热明目、利水,肝肾同调,方能使疗效达到最佳。

案3:花剥舌案

吴某,男,57岁。初诊日期:2009年1月16日。

【主诉】花剥舌1年。

【现病史】患者于1年前因饮热食后感舌痛,始发现舌苔剥落似地图。后求诊于多家医院行中西医治疗,中药曾以健脾燥湿等法,效果均不佳,患者疑有癌变风险,日夜焦虑不安,极度痛苦。为求进一步诊治,遂来诊。现症见:面微赤,口干,日饮水量1 500～2 000ml,平素性情急躁易怒,饮食不规律,胃脘部不适,口臭,偶有反酸、呃逆感,血压135/80mmHg,大便正常,日1次,睡眠可,小便略频,舌质红,花剥苔,脉弦数。

【辨证要点】

1. 舌痛,舌苔剥落似地图。

2. 平素性情急躁易怒,面微赤,口干口臭,偶有反酸、呃逆感。

3. 小便频,舌质红,花剥苔,脉弦数。

综上,皆为胃阴亏虚之象。

【既往史】十二指肠球部溃疡术后(1986年手术)。

【中医辨证】胃阴亏虚。

【治则】滋养胃阴。

【处方】

沙参25g	麦冬25g	玉竹25g	生地30g
炒山药30g	五味子10g	淡竹叶15g	香橼15g
佛手15g	西洋参10g	石斛15g	紫苏叶15g
黄连10g	木香10g		

7剂,水煎,早晚温服。

二诊:2009年1月24日。面赤口干,急躁易怒,胃脘不适,口臭,反酸呃逆等明显缓解,日饮水量降至1 000ml 以下,血压130/80mmHg,大便正常,日1次,睡眠可,小便畅,舌质红,花剥苔减轻,脉弦数。处方调整如下:

沙参35g	麦冬30g	玉竹15g	生地30g
炒山药30g	五味子10g	淡竹叶15g	香橼15g
佛手15g	西洋参10g	木香10g	紫苏叶15g
黄连10g			

7剂,水煎,早晚温服。

后随症加减,服药20余剂,诸症消失,精神爽快,纳食香甜,二便正常,舌淡红,苔薄白,脉弦细,生活复常。

【按】花剥舌为舌苔部分剥脱,露出苔下的红色舌质。西医把部分花剥舌称为地图样舌,因为花剥舌的中央凹陷,呈鲜红色,而边缘呈灰白色的小隆起,犹如地图模型上的蜿蜒国界。该案前医以健脾燥湿等法,效均不佳,属辨证错误。该患外感热病后期,胃中余热不清,耗伤胃阴,日久阴液亏损。其症见舌红苔剥,口干少津,不思饮食,食不知味,或食后饱胀,或干呕反胃,大便干结,余治拟益胃汤或沙参麦冬饮以滋养胃阴。方中以沙参、麦冬、玉竹、生地、五味子清热养阴生津,山药、西洋参健脾生津,香橼、佛手、紫苏叶健脾理气,淡竹叶、石斛清热生津,少佐以黄连清中焦湿热,大量滋阴之品少佐以木香以防滋腻碍脾。

案4:顽固性舌痛案

李某,女,59岁。初诊日期:2011年3月10日。

【主诉】舌尖烧灼疼痛3年。

【现病史】患者3年前因遇事不遂引起舌尖及右侧舌边烧灼痛,连及上腭部,3年来先后在多个医院的口腔科、神经内科、心理科及中医科等科室诊治。西医给以抗菌、增强免疫力及心理治疗,不效,中医给以清热解毒、补血化瘀等方法,亦未见明显疗效。患者十分痛苦,今日慕名来诊。现症见:舌尖及右侧舌边烧灼痛,如火烧、开水烫,连及上腭部,自觉舌头有多处溃破,但视诊未见异常红肿及溃破,说话时舌体疼痛,口干欲饮,纳差,大便干,小便色黄,时或尿频、尿急。无高血压、糖尿病。舌质红,苔薄黄,舌边尖点刺,脉弦。

【辨证要点】

1. 舌尖烧灼疼痛难忍。

2. 自觉舌头有多处溃破,但视诊未见异常,舌体疼痛,口干欲饮。

3. 舌质红,苔薄黄,舌边尖点刺,脉弦。

综上,皆为肝气郁结、热邪伤阴之象。

【中医辨证】肝气郁结,热邪伤阴。

【西医诊断】灼口综合征。

【治则】疏肝解郁,清热生津。

【处方】

当归10g	柴胡15g	野菊花10g	紫花地丁10g
佛手10g	香橼15g	郁金20g	生甘草10g
车前子30g	淡竹叶10g	生地25g	蜈蚣1条
麦冬20g	淡豆豉10g	白茅根30g	生白芍30g
紫苏叶10g			

7剂,水煎,早晚温服。

二诊:2011年3月17日。舌尖及右侧舌边烧灼痛减轻,但腭部疼痛未减轻,口干欲饮、纳差好转,大便黄软,尿淡黄,舌质边尖红,苔薄黄,脉弦数。处方调整如下:

当归10g	柴胡15g	野菊花10g	紫花地丁20g
生石膏30g	水牛角10g	郁金20g	生甘草10g
车前子30g	淡竹叶10g	生地25g	蜈蚣1条
麦冬20g	黄芩10g	白茅根30g	生白芍30g

7剂,水煎,早晚温服。

三诊:2011年3月25日。舌尖、腭部及右侧舌边烧灼痛明显缓解,口干欲饮等消失,纳香,大便黄软,尿清长,舌质淡红,边尖稍红,苔薄白,脉弦细。处方调整如下:

当归10g	柴胡15g	野菊花10g	紫花地丁20g
生石膏30g	水牛角10g	郁金20g	生甘草10g
车前子30g	淡竹叶10g	生地25g	沙参25g
麦冬20g	黄芩10g		

7剂,水煎,早晚温服。

前后共服中药21剂痊愈,随访半年未复发,生活工作复常。

【按】灼口综合征是以舌部为主要发病部位,以灼烧样疼痛为主要表现的一组综合征,又称舌痛症、舌感觉异常、口腔黏膜感觉异常。《灵枢·经脉》曰"是主脾所生病者,舌本痛"。《证治汇补》曰"心脉系舌根,脾络系舌傍,肝脉络舌本,肾液出舌端"。故中医认为心、脾、肝、肾等各脏腑之邪均可上攻舌脉而致舌痛。本案中,前医一味运用清热解毒之剂,殊不知此类药物极为苦寒,且热邪伤阴,患者虽表现为舌边尖烧灼痛,但其阴液已伤,若此时运用大剂苦寒之品,只会适得其反。患者3年前因遇事不遂至肝气郁结,郁久化热,久病及心,病变脏腑在心、肝两脏,故在舌象上反映为舌尖及舌边有烧灼痛。且患者已年过半百,肝肾阴虚,心肾阴液亦亏,肾水虚则心阴虚,肾水不能上济心火,心火独旺,虚火上炎,故舌尖灼痛如火烧。前医只关注到舌边尖灼热的表象,而忽略了其内在的病因,故疗效不显。本案在清降心肝之火的同时加强滋阴药物的使用,标本同治,药到病除。

案5:口臭案

兰某,女,25岁。初诊日期:2012年5月29日。

【主诉】口腔异味2年,加重1年。

【现病史】患者2年前无明显诱因出现口腔异味,无其他不适症状,患者并未重视。去年本科毕业工作后,渐觉口气臭秽难闻,于口腔科检查后排除口腔病变。患者自觉口臭影响工作生活,遂经人介绍慕名来诊。症见:患者自觉口气臭秽,晨起加重,于刷牙后稍减轻,1个小时后恢复如常。细询之,患者近1年来夜班频频,饮食及睡眠无规律,平素喜食甜腻食物。患者舌红,苔中根黄腻,脉弦,兼见纳差,大便黏腻,小便如常,月经后期,量少色暗,经期小腹冷痛。

【辨证要点】

1. 口气臭秽,经久不愈。

2. 平素嗜食甜腻食物,饮食及睡眠无规律,精神紧张,情志不舒。

3. 舌红,苔中根黄腻,脉弦。

综上,皆为肝气郁结、气滞痰凝之象。

【中医辨证】肝气郁结,气滞痰凝。

【治则】疏肝解郁,行气化痰。

【处方】

藿香10g	厚朴10g	姜半夏15g	茯苓30g
白豆蔻10g	紫苏梗10g	酒白芍30g	当归10g
柴胡5g	王不留行20g	益母草30g	菟丝子30g
桂枝10g	香附15g	小茴香10g	

7剂,水煎,早晚温服。

二诊:2012年6月8日。口腔异味稍减轻,舌苔稍薄。处方调整如下:

藿香10g	厚朴10g	姜半夏15g	茯苓30g
白豆蔻10g	紫苏梗10g	酒白芍30g	当归10g
柴胡5g	王不留行20g	益母草30g	菟丝子30g
桂枝10g	小茴香10g	滑石30g	黄连15g
瓜蒌仁30g			

7剂,水煎,早晚温服。

三诊:2012年7月27日。服中药28剂后口腔黏腻感稍减轻,舌苔稍薄。嘱其多饮水,禁食甜腻辛辣炙煿。处方调整如下:

藿香15g	厚朴10g	姜半夏15g	茯苓30g
白豆蔻15g	紫苏梗10g	酒白芍30g	当归10g
柴胡5g	王不留行20g	益母草30g	菟丝子30g
桂枝10g	小茴香10g	滑石30g	黄连30g
瓜蒌仁30g	川楝子15g	蚕沙10g	

14剂,水煎,早晚温服。

四诊:2012年8月17日。患者服药42剂,口腔无异味,纳可,二便调,月经色红量可,白带稍多,舌红苔薄。处方调整如下:

藿香15g	厚朴10g	姜半夏15g	茯苓30g
白豆蔻15g	紫苏梗10g	酒白芍30g	当归10g
柴胡5g	王不留行20g	益母草30g	槟榔20g
炒薏苡仁30g	小茴香10g	滑石30g	白果15g
瓜蒌仁30g	川楝子15g	芡实10g	车前子30g

14剂,水煎,早晚温服。

随诊6个月未复发。

【按】口臭是指口内出气臭秽的一种症状。清代《杂病源流犀烛》中说:"虚火郁热,蕴于胸胃之间则口臭,或心劳味厚之人亦口臭,或肺为火烁亦口臭。"口臭的原因复杂,但主要以胃火为主,胃腑积热,胃肠功能紊乱,消化不良,胃肠出血,便秘等,引起脾虚气滞,寒热互结,升降失司所致。本案以半夏厚朴汤为基本方,加用柴胡、白芍、当归疏肝理气,养肝柔肝。

案6:痰涎案

鞠某,女,51岁。初诊日期:2011年2月27日。

【主诉】胸咽、七窍痰涎涌盛似潮滚5年。

【现病史】患者自诉5年前无明显诱因出现呃逆频频而音低沉，自觉大量痰涎自心下上至喉咙，似潮涌翻滚，同时伴有七窍痰涎似瀑布般涌入口腔，咯吐大量黄黏痰涎，伴胸膈满闷窒塞，恶心嗳气，四肢困重。5年来曾先后在医院消化内科、神经内科等中西医治疗，前医多辨证为病在肺脾，以宣肺化痰、健脾燥湿、降逆止呕之法论治，未见明显疗效。西医多以消炎、化痰、止呕等对症治疗（具体不详），不效。5年的病痛折磨让患者深感痛苦，影响其正常的工作生活，故而今日慕名来诊。现症见：呃逆频作，声音低沉，自觉大量痰涎自心下上至喉咙，似潮涌翻滚，同时伴有七窍痰涎似瀑布般涌入口腔，咯吐大量黄黏痰涎，每次连续发作2小时后自觉天旋地转，目胀欲脱，伴胸膈满闷窒塞，眩晕，步履不稳，恶心嗳气，四肢瘫软困重。面色㿠白，舌体胖，边有齿痕，苔白厚腻，脉弦滑细。耐心询问其病史，得知其5年前遇事不遂致情志不畅，故辨证此病乃患者肺脾肾三脏气化失调，兼肝气失疏，三焦失调所致。

【辨证要点】

1. 因情志不畅诱发，痰涎壅盛，呃逆频作，声音低沉，经久不愈。

2. 面色㿠白，胸膈满闷窒塞，眩晕，步履不稳，恶心嗳气，四肢瘫软困重。

3. 舌体胖，边有齿痕，苔白厚腻，脉弦滑细。

综上，皆为肝气郁结、三焦失调之象。

【中医诊断】痰饮。

【中医辨证】肝气郁结，三焦失调。

【治则】疏肝理气，温脾补肾。

【处方】

炒白术30g	姜半夏15g	公丁香15g	浙贝母30g
茯苓30g	九香虫10g	荜澄茄15g	木香10g
乌药30g	槟榔30g	枳壳15g	红花10g
桑寄生30g	白芍30g	当归15g	柴胡15g
瓜蒌25g	紫苏子10g	海浮石50g	西洋参10g

7剂，水煎，早晚温服。

二诊：2011年3月6日。患者精神爽快，眩晕止，步履稳健，前症大减，病情明显好转。面色㿠白，舌体胖，边有齿痕，苔白，脉弦滑细。处方调整如下：

炒白术30g	姜半夏15g	公丁香15g	浙贝母30g
茯苓30g	九香虫10g	荜澄茄15g	木香10g

乌药25g	槟榔25g	枳壳10g	红花10g
桑寄生30g	白芍30g	当归15g	柴胡15g
瓜蒌25g	紫苏子10g	海浮石50g	西洋参10g

14剂,水煎,早晚温服。

三诊:2011年3月20日。患者精神爽快,工作生活复常,诸症悉平,病情痊愈。舌体淡红,苔薄白,脉和缓有力。为增固疗效,嘱其继服。处方调整如下:

炒白术30g	姜半夏15g	茯苓30g	九香虫10g
乌药30g	槟榔30g	枳壳15g	红花10g
桑寄生30g	醋白芍30g	当归15g	柴胡15g
西洋参10g	荜澄茄15g	木香15g	

14剂,水煎,早晚温服。

后随访1年未复发,工作生活复常。

【按】本案前医以宣肺化痰、健脾燥湿、降逆止呕之法论治,然疗效甚微,原因何在?痰饮的病理机制虽为三焦气化失司,肺、脾、肾气化失常,然中医临证讲究治病求本,病因是万万不可忽略的。痰在清窍则病眩晕,痰在脾胃则病呕恶,痰在心胸则病癫狂,痰在经络则病肢麻,痰在肌肤则病瘿瘤。本案患者存在大量痰液可知其以有形之痰为主。然每次连续发作2小时后自觉天旋地转,目胀欲脱,伴胸膈满闷窒塞,眩晕,步履不稳,恶心嗳气,四肢瘫软困重,可知该患亦有无形之痰。其5年前情志不畅,肝气郁结,气滞则水停,故辨证此病乃患者肺脾肾三脏气化失调,兼肝气失疏,三焦失调所致。治疗以疏肝理气和络,温脾补肾化饮。

案7:喉痹案

解某,男,75岁。初诊日期:2008年10月20日。

【主诉】声音嘶哑3个月,加重不能发声10天。

【现病史】患者3个月前因外感出现咽部干燥灼热、微痛,吞咽感觉不利,其后疼痛逐渐加重,有异物阻塞感。起初1个月,患者自持体健,没做系统治疗,而致病情日趋加重。近1个多月来,曾就诊于医院耳鼻喉科,查:声带充血红肿,喉镜结论为慢性咽炎。曾予理疗及金嗓散结丸、黄氏响声丸,后服中药,先后以清热解毒利咽及养阴清热处方治疗无效。后以西药头孢氨苄、阿莫西林克拉维酸钾、泼尼松之属,病情愈重。患者十分痛苦,于今日来诊。现症见:语言困难无力,声音嘶哑,出声困难。平素头晕脑鸣,性情急躁,大便干燥,2日1次,睡眠差,饮食不佳,舌质暗红少津,苔薄黄,脉细数。

【辨证要点】

1. 语声嘶哑,发音困难。

2. 平素头晕脑鸣,性情急躁,眠差,纳差。

3. 舌质暗红少津,苔薄黄,脉细数。

综上,皆为肝气郁结、痰气阻窍之象。

【既往史】中耳炎反复发作近2年,现鼓膜穿孔。

【中医诊断】喉痹。

【中医辨证】肝气郁结,痰气阻窍。

【西医诊断】慢性咽炎。

【治则】疏肝解郁,理气化痰。

【处方】

生白芍30g	当归10g	柴胡15g	玄参25g
炙龟甲10g	薄荷后下3g	浙贝25g	射干10g
桔梗15g	炙黄芪80g	陈皮10g	川芎25g
青皮10g	郁金15g	生甘草10g	车前子30g
麦冬20g	五味子10g	沙参20g	

7剂,水煎,早晚温服。

二诊:2008年10月28日。患者于10月22日入住中医病房,服6剂后,自觉音哑症状有所缓解,但不够明显,仍不敢多讲话,多讲即加重,伴头晕、耳鸣、脑鸣及右脚发麻,均已3年多,病因一直不明,故行核磁共振检查,结论:①多发性腔隙性脑缺血灶,请结合临床,随诊;②左侧乳突炎症。处方调整如下:

生白芍30g	当归10g	玄参25g	地龙30g
炙龟甲10g	浙贝25g	射干10g	三七10g
桔梗15g	炙黄芪80g	陈皮10g	川芎25g
郁金15g	生甘草10g	车前子30g	山茱萸10g
麦冬20g	五味子10g	沙参20g	

7剂,水煎,早晚温服。

后随症加减,30余剂音哑、头晕、耳鸣、脑鸣及右脚发麻等症消失,行核磁共振复查,多发性腔隙性脑缺血灶等消失,精神爽快,纳食香甜,二便正常,生活复常。随访6个月未发。

【按】本案患者平素头晕脑鸣,性情急躁,大便干燥,分析为肝气郁结、痰气阻窍所致。故治则以清热养阴为主,并从肝论治,拟柴胡疏肝理气,方中当归、白芍养肝血,玄参、浙贝、射干、陈皮化痰散结利咽,桔梗为引经药,引药上行,薄荷开肺利咽,青皮、郁金共用以理气涤痰利咽;辅以制龟甲、沙参、麦冬滋阴降火,黄芪、甘草益气,阴阳互根,益气行气;病久气血不利,加用川芎活血化瘀,诸药合用,后随症加减,辨证精准,用药精当。

案8:周围性面瘫案

关某,女,36岁。初诊日期:2013年8月27日。

【主诉】面瘫3个月。

【现病史】患者产后4个月,3个月前患面瘫,曾针灸治疗13次,后对疗效不满意,经人介绍,采用民间偏方膏药治疗,效不佳,后经人推荐来诊。现症:左侧眼裂宽,不能闭合,鼻唇沟浅,嘴角㖞向右侧,胸闷气短,偶有胸痛,产后恶露已清,无月经。舌质暗红有瘀斑,舌苔白腻,脉弦细。

【辨证要点】

1. 感受外风而致左侧面部痿痹不用,久治不愈。

2. 左眼闭合无力,左侧面部活动无力,胸闷气短,偶有胸痛。

3. 舌质暗红有瘀斑,舌苔白腻,脉弦细。

综上,皆为气虚血瘀、风痰阻络之象。

【中医辨证】气虚血瘀,风痰阻络。

【西医诊断】周围性面瘫(特发性面神经炎)。

【治则】益气活络,祛风涤痰。

【处方】

西洋参10g	炙黄芪80g	路路通15g	王不留行20g
全蝎10g	白附子10g	僵蚕10g	陈皮10g
砂仁10g	制鳖甲10g	醋白芍30g	当归10g
柴胡15g			

10剂,水煎,早晚温服。配合鳝鱼血外抹。

二诊:2013年9月10日。口角仍㖞,较前明显改善,闭眼眼裂减小,仍不能完全闭合,患者自购使用鳝鱼5条。处方调整如下:

西洋参10g	炙黄芪80g	路路通15g	王不留行20g
全蝎10g	白附子10g	僵蚕10g	陈皮10g
砂仁10g	制鳖甲10g	醋白芍30g	当归10g
柴胡15g	白芥子10g	蜈蚣1条	

7剂,水煎,早晚温服。继续用鳝鱼血外抹。

共服药30剂,患者左眼闭合完全,感觉基本正常,口角正常,病愈。嘱其避风寒,心情舒畅,加强体育锻炼,增强体质,避免复发。随访7个月,未复发,生活工作如常。

【按】本案患者针灸效果欠佳,属于面瘫后遗症期,治以益气、活血、祛风通络为治则。方中重用黄芪、西洋参益气通络,配以路路通、王不留行活血通络,牵正散化痰祛风通络,鳖甲、白芍、当归养血活血,滋阴潜阳息风,柴胡、陈皮、砂仁理气活血,诸药合用,使得正气来复,血行风祛。同时外用鳝鱼血,如《本草纲目》记载:"疗口眼㖞斜,同麝香少许,左㖞涂右,右㖞涂左,正即洗去。"得效后原方继续服用,加用蜈蚣、白芥子,加强搜风祛痰作用,最后病愈。

第十一章　杂顽怪重症

案1：畏寒案

李某，男，60岁。初诊日期：2010年6月25日。

【主诉】全身畏寒怕冷3年，进行性加重2年。

【现病史】患者3年前因情志不遂而绝食10天后，出现胃脘痛，大便不通，遂就诊于中医，予以大黄等泻下药治疗，患者泻后大汗淋漓不止，随后出现周身畏寒怕冷，小便无力，大便稀溏，时觉胸闷气短。3年来求诊于各大医院，行脑CT、超声、生化等各项检查未见异常，西医诊断为强迫症，给予抗抑郁药物治疗（具体用药不详），症状未见好转。后到中医院就诊，前医给予温肾阳如附子、肉桂等大热之品，服用后症状未缓解，且日渐加重。今日慕名而来就诊。现症见：自觉全身刺骨寒冷、后背尤甚，时至小满仍然内穿毛衣、外套皮祆，夜盖棉被两床、另加电褥子，仍感畏寒怕冷，腰以下及四肢似有冷风吹，畏风，伴多汗，小便淋沥不净，胃寒，饮食生冷后易腹泻，每日晨起即便，最多时每日5～6次；腰酸，疲劳乏力，眼干涩，视物昏花，双手小拇指麻木，遇寒胸闷，心悸气短，精神抑郁，睡眠差，舌质瘀暗，苔白腻，脉沉弱，尺脉尤甚。

【辨证要点】

1. 年老体虚，全身畏寒，久治不愈。

2. 疲劳乏力，眼干涩，视物昏花，畏风，多汗，不耐寒凉，易腹泻，小便淋沥不净，伴肢体麻木逆冷。

3. 质瘀暗，苔白腻，脉沉弱，尺脉尤甚。

综上，皆为脾肾阳衰、寒凝心脉之象。

【既往史】肾结石手术病史，抑郁症10年。

【中医辨证】脾肾阳衰，寒凝心脉。

【西医诊断】强迫症、抑郁症。

【**治则**】温补脾肾，散寒通脉。

【**处方**】

补骨脂20g	红参10g	鹿茸3g	炒山药30g
炒白术30g	高良姜10g	茯神10g	菟丝子30g
阳起石30g	狗脊30g	肉桂10g	制附片25g
熟地30g	山萸肉10g	制黄精30g	车前子30g
女贞子20g	枸杞子10g	白豆蔻15g	藿香10g
白芥子10g	丹参30g	檀香10g	

3片生姜、3枚大枣为药引子。7剂，水煎，早晚温服。

嘱：忌食性质寒凉、易伤阳气或滋腻味厚难以消化的食物，如粳米、荞麦、猪肉、鸭肉、花生、黑木耳、苦瓜、芹菜、香蕉、蜂蜜等。可以食用性质温热，具有补益肾阳、温暖脾阳作用的食物，如籼米、羊肉、鸡肉、淡菜、韭菜等。

二诊：2010年7月2日。患者全身刺骨寒冷感稍有减轻，自觉心前区温热，心悸、胸闷气短消失，大便日1次，小腹部仍怕凉，左手小拇指麻木。无口麻感，舌质暗，苔薄白少腻，脉沉细。处方调整如下：

补骨脂20g	红参10g	鹿茸3g	炒山药30g
炒白术30g	高良姜10g	茯神10g	菟丝子30g
阳起石30g	狗脊30g	肉桂10g	制附片35g
熟地30g	山萸肉15g	制黄精30g	车前子30g
女贞子20g	枸杞子10g	白豆蔻15g	炙黄芪80g
白芥子10g	丹参30g		

3片生姜、3枚大枣为药引子。14剂，水煎，早晚温服。

三诊：2010年7月16日。患者腹部怕凉、视物模糊减轻，自觉鼻子寒冷，容易感冒，仍盖被子，纳差，无口麻，舌质淡，苔薄白少腻，脉沉细。处方调整如下：

补骨脂20g	红参10g	鹿茸3g	炒山药30g
炒白术30g	高良姜10g	茯神10g	菟丝子30g
阳起石30g	狗脊30g	肉桂10g	制附片45g
熟地30g	山萸肉15g	制黄精30g	车前子30g
女贞子20g	枸杞子10g	炙黄芪120g	小茴香15g
白芥子10g	丹参30g		

3片生姜、3枚大枣为药引子。14剂，水煎，早晚温服。

四诊：2010年7月30日。患者自诉气力增加，腰冷、痛感消失，腹部膝盖怕

凉,小便调,大便稀,情绪低落,视物模糊,无口麻,苔薄白少腻,脉沉细。处方调整如下:

补骨脂20g	红参10g	鹿茸3g	炒山药30g
炒白术30g	高良姜10g	茯神10g	菟丝子30g
阳起石30g	狗脊30g	肉桂10g	制附片60g
熟地30g	山萸肉15g	制黄精30g	车前子30g
女贞子20g	枸杞子10g	炙黄芪120g	小茴香15g
白芥子10g	丹参30g	白蒺藜20g	

3片生姜、3枚大枣为药引子。7剂,水煎,早晚温服。

五诊:2010年8月6日。患者现主见下肢畏寒怕冷,视物模糊,舌淡苔薄白少腻,脉弱。处方调整如下:

补骨脂20g	红参10g	鹿茸3g	炒山药30g
炒白术30g	高良姜15g	茯神10g	菟丝子30g
阳起石30g	狗脊30g	肉桂10g	制附片60g
熟地30g	山萸肉15g	制黄精30g	车前子30g
女贞子20g	枸杞子10g	炙黄芪120g	小茴香15g
白芥子10g	丹参30g	白蒺藜20g	鹿角霜30g

3片生姜、3三枚大枣为药引子。14剂,水煎,早晚温服。

六诊:2010年8月20日。患者口干,前胸部温热,下肢怕凉,大便稀,受凉后容易腹泻,视物模糊,无口麻,苔薄白少腻,脉弱。处方调整如下:

补骨脂20g	西洋参10g	鹿茸3g	炒山药30g
高良姜15g	菟丝子30g	木瓜30g	路路通15g
阳起石30g	狗脊30g	肉桂10g	制附片60g
熟地30g	制黄精30g	郁金20g	佛手15g
女贞子30g	枸杞子10g	炙黄芪120g	小茴香15g
白芥子10g	丹参30g	白蒺藜20g	

3片生姜、3枚大枣为药引子。14剂,水煎,早晚温服。

七诊:2010年9月3日。患者近来感冒,咳嗽喷嚏,全身怕冷,胃寒怕凉。处方调整如下:

补骨脂20g	西洋参10g	鹿茸3g	炒山药30g
高良姜10g	菟丝子30g	木瓜30g	路路通15g
阳起石30g	狗脊30g	制附片30g	冬桑叶10g

熟地 30g	制黄精 30g	郁金 20g	板蓝根 10g
女贞子 30g	枸杞子 10g	炙黄芪 120g	小茴香 15g
白芥子 10g	丹参 30g	白蒺藜 20g	连翘 10g

3片生姜、3枚大枣为药引子。14剂,水煎,早晚温服。

嘱:注意休息,避风,多饮白开水。

八诊:2010年9月17日。患者穿衣较以前减少,常感觉鼻塞,偶少有汗出,大便调,四肢及肩部少有怕冷,苔薄白少腻,脉弱,疾病明显好转。处方调整如下:

补骨脂 20g	西洋参 10g	鹿茸 3g	炒山药 30g
高良姜 10g	菟丝子 30g	乌梅 10g	鸡血藤 25g
阳起石 30g	狗脊 30g	制附片 40g	冬桑叶 10g
熟地 30g	制黄精 30g	郁金 20g	板蓝根 10g
女贞子 30g	枸杞子 10g	炙黄芪 120g	小茴香 15g
丹参 30g	白蒺藜 20g	连翘 10g	防风 15g
山萸肉 15g			

3片生姜、3枚大枣为药引子。14剂,水煎,早晚温服。

后随症加减共服中药70剂,诸恙悉平,工作生活恢复正常,随访近1年半未发。

【按】此案由肾阳衰惫不能温煦全身而致。肾阳乃一身阳气之根本,肾阳旺,则全身之阳皆旺;肾阳衰,则全身之阳皆衰。患者绝食10天,未大便,前医给予泻下药,泻后患者大汗淋漓,气随津脱,疲劳乏力;且患者年迈,肾中精气衰微,元阳亏虚,致产热减少,各脏腑、经络、形体、诸窍的生理功能均减弱,故表现为畏寒肢冷;腰为肾之府,肾阳不足,则腰膝酸软畏寒怕冷;阳气不足,心阳无力振奋,则精神抑郁、胸闷、心悸气短。脾阳虚则饮食生冷后易腹泻,阳虚不能温煦四末而见小手指麻木。故诊为脾肾阳虚,寒凝心脉证。舌质瘀暗,苔白腻,脉沉弱,尺脉尤甚,亦符合此证。方以白豆蔻、补骨脂、鹿茸、高良姜、菟丝子、阳起石、狗脊、肉桂、制附片、山萸肉、女贞子补脾肾之阳气,茯神安神,炒山药、制黄精平补三焦之阴阳,红参、炒白术补气健脾,丹参、檀香活血温经通络。姜、枣为药引子,温胃健脾。患者肾阳虚衰日久,非重剂不能起沉疴,方中重用附子,最大量用至60g,同时注重顾护后天之本,加以白豆蔻、高良姜、藿香、山药、黄芪等补脾醒脾、燥湿健脾药物,使脾阳得助,真阳乃生,同时又于补阳之品中配伍滋阴之品,阴中有阳,使阳有所化,故能见奇效。

案2：下肢冰冷后背灼热案

张某，男，64岁。初诊日期：2009年7月12日。

【主诉】下肢冰冷伴后背烧灼感7年。

【现病史】患者自述腰部以下怕凉已有7年余，如寒风吹起，透骨入髓，且感觉双下肢犹如背负冰块，莫可名状，而后背部却觉有火烧灼，燥热异常，甚至不得仰卧。双脚麻木，双手不自觉颤抖，右手尤甚。7年来曾先行西医治疗，不效（具体用药不详），后又行中药治疗，前医分别以温补肾阳及温肾散寒、清热通络、寒热并投等治疗，起效甚微。患者苦于病痛折磨，辗转来诊。患者现觉腰部以下怕凉，如同背负冰块，且有寒风刺骨之感，双脚麻木。后背部犹如火烧，灼热异常，五心烦热，不得仰卧，稍稍仰卧即觉后背难受异常。诊时发现患者双手不自觉颤抖，右手尤甚，细问之下，得知患者为监狱工作人员，患有抑郁症已10年余，且平素易生闷气，经常自觉委屈，悲伤欲哭。夜间睡觉多梦，噩梦纷纭。大便秘结，2～3日行一次。舌苔白厚腻，脉弦细。

【辨证要点】

1. 年老体虚，双下肢犹如背负冰块，久治不愈。

2. 平素情志抑郁，喜悲伤欲哭。夜间噩梦纷纭，伴后背部灼热异常，五心烦热。

3. 舌苔白厚腻，脉弦细。

综上，皆为肾元亏虚、上热下寒、肝气郁结之象。

【中医辨证】肾元亏虚，肝气郁结。

【治则】温肾补元，解郁疏热。

【处方】

西洋参10g	鹿茸2g	菟丝子30g	菊花10g
银柴胡15g	生地30g	当归20g	醋白芍30g
香附15g	郁金15g	附子25g	山茱萸15g
熟地30g	桂枝10g	肉苁蓉30g	狗脊30g
全蝎10g			

5枚大枣、30g小麦入药为引。10剂，水煎，早晚温服。

二诊：腰部以下寒冷及后背部烧灼感自觉有所减轻，手颤足麻减轻，心情郁闷、五心烦热、悲伤欲哭等脏躁症状明显好转，睡眠质量提高，大便黄软，日行1次。处方调整如下：

西洋参10g	鹿茸2g	菟丝子30g	何首乌25g

生地30g	当归20g	醋白芍30g	鹿茸4g
附子50g	山茱萸15g	黄精30g	野菊花10g
熟地30g	桂枝10g	肉苁蓉30g	狗脊30g

5枚大枣、30g小麦入药为引。10剂,水煎,早晚温服。

三诊:神情爽快,面转红润,心情郁闷、五心烦热、悲伤欲哭等基本消失,腰以下寒冷减轻,但觉冷自骨缝中发出,偶有乏力。处方调整如下:

西洋参10g	鹿茸4g	菟丝子30g	黄精30g
野菊花10g	胡黄连15g	肉苁蓉30g	狗脊30g
淡豆豉15g	生地30g	当归20g	醋白芍30g
香附15g	制附子60g	山茱萸15g	桂枝10g
熟地30g			

5枚大枣、30g小麦入药为引。10剂,水煎,早晚温服。

四诊:神爽力增,面色红润,腰膝寒冷明显减轻,衣被穿着已基本如常人,无须添衣加被。背部灼热、足麻手颤基本消失,纳可眠香,舌质淡红,边有齿痕,苔薄白。处方调整如下:

西洋参10g	鹿茸4g	菟丝子30g	黄精30g
野菊花10g	桂枝10g	狗脊30g	茯苓30
淡豆豉15g	生地30g	当归20g	醋白芍30g
香附15g	制附子30g	山茱萸15g	熟地30g

5枚大枣、30g小麦入药为引。10剂,水煎,早晚温服。

后随症加减,共服中药70剂痊愈,随访1年未复发。

【按】《素问·至真要大论》有云:"诸寒收引,皆属于肾。"由此可见,本案的主要病位在肾。患者年过半百,肾气自半,肾中的精气衰微,气虚甚则阳虚,肾阳虚衰不能温养筋骨、腰膝,故腰膝酸软,腰部以下怕凉。肾居下焦,为阳气之根,肾阳不足,失于温煦,则畏寒肢冷,下肢尤甚。然患者自觉后背部犹如火烧,灼热异常,五心烦热,不得仰卧,稍稍仰卧即觉后背难受异常。由此可见,本案中患者为上热下寒之证。

后背灼热,乃阴虚内热,并非实热,正如《医贯》所谓:"命门君主之火,乃水中之火,相依而永不相离也,火之有余,缘真水之不足也,毫不敢去火,只补水以配火。壮水之主,以镇阳光。"故前医运用苦寒清热之品而疗效不显。余治疗此案在温阳补肾的基础上加用少量滋阴之品,诚如张介宾《景岳全书·新方八阵》所说:"善补阳者,必于阴中求阳,则阳得阴助而生化无穷;善补阴者,必于阳中求阴,则阴得阳升而源泉不竭。"《素问·至真要大论》:"从外之内者治其外,从内之外而盛于外者,先调其内而后治其外。"患者为监狱工作人员,其工作环境要求精神高度紧张,较少言笑,且过多操劳心血,导致肝、肾、心三脏不和,上热下寒,情志郁郁不得舒。故在原有的治则上加用菊花、香附、郁金、当归等解郁散热之品,心、肝、肾三脏同调,寒热并投,收效显著。

案3:烦热案

宁某,男,65岁。初诊日期:2009年6月20日。

【主诉】烦躁,易怒,自觉发热5年余,加重1个月。

【现病史】患者自述5年前无明显诱因出现烦躁、易怒,近来逐渐加重。2年前曾间断就诊,前医以阴虚火旺、阴阳两虚等治疗不效,故于今日来诊。现患者头晕头重,双目红赤干涩,双耳发热,自觉难以忍受,五心烦热,多汗,汗出。口苦口干,且自述反复感冒,全身乏力,极易疲劳。小便正常,大便干燥。睡眠、饮食尚可。生活受到严重影响,苦不堪言。舌红,苔少,脉细数。

【辨证要点】

1.年老体虚,发热烦躁,久治不愈。

2.平素烦躁易怒,头晕头重,双目红赤干涩,双耳发热,多汗,汗出。

3.口苦口干,大便干燥,舌红,苔少,脉细数。

综上,皆为肝郁胃热、气阴两虚之象。

【中医辨证】肝郁胃热,气阴两虚。

【治则】疏泄肝胃,益气养阴。

【处方】

石膏30g	知母20g	水牛角粉10g	柴胡15g
生地30g	沙参30g	鳖甲10g	龟甲10g
地骨皮20g	胡黄连20g	淡豆豉10g	车前子^{盐炒}30g
牡丹皮10g	醋白芍40g	炒白术30g	竹叶10g
炙黄芪80g			

7剂,水煎,早晚温服。

二诊:头晕头重、目赤耳热、五心烦热、汗出口苦等自觉明显减轻,大便黄软。睡眠、饮食尚可,性情明显平和。处方调整如下:

石膏30g	知母20g	水牛角粉10g	柴胡15g
生地30g	沙参30g	鳖甲10g	龟甲10g

地骨皮20g	胡黄连20g	淡豆豉10g	车前子^{盐炒}30g
牡丹皮10g	醋白芍40g	竹叶10g	枸杞10g
天冬30g	西洋参5g		

7剂,水煎,早晚温服。

三诊:前症基本消失,大便黄软。睡眠、饮食尚可,精神喜悦,性情和蔼,余症皆已向愈。处方调整如下:

石膏30g	知母20g	水牛角粉10g	柴胡15g
生地30g	西洋参5g	牡丹皮10g	醋白芍40g
胡黄连20g	淡豆豉10g	竹叶10g	

14剂,水煎,早晚温服。

后随症加减,共服中药30剂病情痊愈,随访半年平稳未复发。

【按】中医对发热有较多的认识,大致分为外感及内伤发热。人体的气血阴阳失衡,血瘀、肝郁、湿阻均可引起发热。前医以经验论,以常见之阴虚发热治之,效果不显,因未审病求因。患者平素性情急躁,导致肝失疏泄,不仅影响肝本身的功能,还会通过影响一身之气的运行进而对全身的功能产生影响。本例患者性情急躁,口干口苦,主要因肝疏泄太过,情志失疏,肝阳上亢则情绪急躁;肝气横逆犯胃,气机逆乱,化热伤津,故见口干口苦;肝郁化火,耗伤阴血,肝肾亏虚,肝开窍于目,目不得濡养,故见两目干涩;肝郁化火,阴虚内热,故时有五心烦热;久病耗伤气血,且患者老年男性,气阴已虚,故患者觉周身乏力,极易疲劳,时常感冒。故以石膏、知母清热生津;柴胡、白芍疏肝解郁;《医学心悟》称内伤发热为"子火","子可养而不可害",方中重用生地、胡黄连、地骨皮、淡豆豉养阴清热,酌加龟甲、鳖甲滋养肝肾,平肝潜阳,枸杞子养肝明目,使肝气得疏,肝阴得滋,内热乃降。

案4:过度换气案

周某,女,18岁。初诊日期:2008年1月7日。

【主诉】大口喘气伴胸闷、心动过速3个月,加重1周。

【现病史】该患于3个月前因复习考试,学习压力过大,精神紧张而出现呼吸急促,大口喘气伴胸闷、心动过速,于密闭环境及独处状态下较易发作。起初发作后于平躺、安静状态下可缓解,后病情逐渐加重,发作次数增多,严重影响患者的学习与生活。曾先后就诊于各大医院,查心率103次/min,予小量镇静安眠药物健脑合剂、地西泮、谷维素及参茯胶囊等口服效果不佳,患者极度痛苦,欲死不能,特于今日来诊。现症见:大口喘气,呼吸短促,伴胸闷心悸,精神不振,饮食尚可,大便干燥,2日一行,睡眠可,白带量多,舌质暗红,苔薄白,脉弦。月经史:有痛经史,月经量可,色黑有血块。

【辨证要点】

1. 情志不遂诱发,大口换气,逐渐加重。

2. 情志不舒,胸闷心悸,精神不振。

3. 大便干燥,痛经,经色暗,夹有血块,舌质暗红,苔薄白,脉弦。

综上,皆为肝气郁结、气机失调、肝气犯胃之象。

【中医诊断】喘证。

【中医辨证】肝气郁结。

【治则】疏肝解郁,宽胸利气。

【处方】

熟地25g	当归15g	柴胡15g	酒白芍30g
川芎20g	薤白30g	炒紫苏子10g	瓜蒌30g
桑白皮15g	降香5g	丹参25g	檀香10g
五灵脂15g	蒲黄15g	小茴香15g	白果20g
芡实15g	车前子30g		

7剂,水煎,早晚温服。

二诊:2008年1月14日。现明显缓解,数天内偶有一小口换气,白带消失,精神爽快,病情向愈。处方调整如下:

熟地25g	当归15g	柴胡15g	酒白芍30g
川芎20g	薤白30g	炒紫苏子10g	瓜蒌30g
桑白皮15g	降香5g	丹参25g	檀香10g
五灵脂10g	蒲黄20g	小茴香15g	车前子30g
泽兰10g			

10剂,水煎,早晚温服。

半年后患者家属因其他病来诊,告知患者病情痊愈,精神爽快,纳食香甜,半年来未曾犯病,并以优异成绩考上北京大学。

【按】此案系肝木不舒,怫郁不畅,肝胃失和,肺胃不降,气郁痰阻,伏痰内停,故采用气郁者疏之之法。方中柴胡、瓜蒌、薤白、降香、檀香、丹参宽胸利气,紫苏子、桑白皮降气平喘,熟地、当归、白芍、川芎调补肝血,五灵脂、蒲黄、小茴香温经活血止痛,白果、芡实、车前子祛湿止带。

案5:奔豚气案

王某,女,47岁。初诊日期:2011年4月19日。

【**主诉**】自觉气从少腹上冲胸咽1个月。

【**现病史**】1个月前患者因情志刺激导致突发气从少腹上冲心胸达咽喉,其状如猪之奔突,窒闷难忍,惊恐莫名,发作数分钟后可自行缓解,竟如常人。于医院行各种相关理化检查,未发现阳性体征,遂西医没有给出明确诊断,暂以神经症论处。然此疾病发作日频,患者备受煎熬,每次发作均有欲死之心,苦不能医,遂慕名来访。症见:发病时自觉气从少腹上冲胸咽,窒闷难忍,发作数分钟后可自行缓解,伴见月经后期,神倦体乏,胃脘不舒,食纳不香,大便不爽等。诊见形销骨立,目无光彩,舌红苔薄,脉弦细。

【**辨证要点**】

1. 自觉气从少腹上冲胸咽,如猪之奔突,伴惊恐。

2. 胸膈满闷,神倦体乏,胃脘不舒,月经后期,食纳不香,大便不爽。

3. 舌红苔薄,脉弦细。

综上,皆为肝郁气滞之象。

【**中医诊断**】奔豚气。

【**中医辨证**】肝郁气滞。

【**西医诊断**】神经症。

【**治则**】疏肝理气。

【**处方**】

菊花10g	醋白芍30g	当归10g	柴胡15g
香附15g	五灵脂10g	丹参30g	焦神曲30g
乌药30g	槟榔30g	枳壳25g	百合20g
高良姜7g	丁香10g	当归20g	川芎25g
山药30g	西洋参10g	白术30g	炙黄精30g

5枚大枣、30g小麦入药为引。12剂,水煎,早晚温服。

二诊:2011年5月29日。服药12剂自觉痊愈,加之工作繁忙未及时再诊,但1个月内未复发,甚为欣喜。此次由于家庭变故,情绪难以平复导致痼疾发作,自觉气从少腹上冲至心胸咽喉,发作欲死,复还止。伴见大便秘结,心胸窒闷,舌润水滑,脉沉弦。处方调整如下:

菊花10g	醋白芍30g	当归10g	柴胡15g

香附15g	五灵脂10g	丹参30g	焦神曲30g
乌药30g	槟榔30g	枳壳30g	百合20g
高良姜7g	丁香10g	当归20g	川芎25g
西洋参10g	炙黄精30g	代赭石30g	

5枚大枣、30g小麦入药为引。14剂，水煎，早晚温服。

三诊：2011年6月24日。服药14剂，自觉前症明显减轻，大便黄软，心胸窒闷缓解，舌质淡红，脉沉弦。处方调整如下：

菊花10g	醋白芍30g	当归10g	柴胡15g
丹参30g	川芎20g	香附15g	郁金15g
蒲黄15g	五灵脂15g	小茴香10g	代赭石30g
神曲30g	车前子30g	桑寄生30g	乌药30g
槟榔30g	枳壳25g	高良姜7g	百合20g
丁香10g			

5枚大枣、30g小麦入药为引。14剂，水煎，早晚温服。

随症加减服药40余剂痊愈，随访1年未复发。

【按】《金匮要略》有云："奔豚病，从少腹起，上冲咽喉，发作欲死，复还止，皆从惊恐得之。"本案患者中年女性，天癸将竭，则月经后期且量少；肝气易于郁结，气机逆乱，上逆于胸中，属奔豚气肝气上逆型。方用菊花、醋白芍、柴胡、香附、百合等疏肝之品，配合黄精以补肾养阴，同时兼顾气血的调理，因为"气为血帅，血为气母"，方用当归、川芎、西洋参等补气行血之品，使气行血自行。

案6：身体僵痛案

张某，女，73岁。初诊日期：2010年5月25日。

【主诉】周身刺痛，痛如电掣，体僵5年，进行性加重半年。

【现病史】患者5年前无明显诱因出现两胁腹疼痛，卧起困难，活动受限，甚时呼吸困难，曾先后于多家医院治疗，行胸片、CT、肝肾功能、血脂血糖等影像及生化检查，未见异常，疑似神经症、强迫症等。近5年对症治疗后改服用抗骨质疏松、止痛等药物治疗，效果均不佳，中医曾以疏肝理气止痛等法治疗不效。长期以来，患者痛苦万分，于今日慕名来诊。现症见：两侧胁腹掣痛，稍有移动其疼痛即如电掣般传遍全身，如针刺刀割，身体僵直如木，兼见面色苍白，大汗淋漓，卧起极度困难，甚时呼吸困难，并联带出咳嗽，活动严重受限，生活自理极度困难。细察兼见耳鸣健忘,腰膝酸软,畏寒怕冷,尿溺,咳甚遗尿,大便稀溏,日行3～4次,晨起腹痛即泻,泻后痛减。患者表情痛苦,面色萎黄,体形偏胖,平素急躁易怒,舌体胖,舌质淡紫,苔白,脉弦滑数。

【辨证要点】

1. 年老体虚,两胁腹刺痛电掣木僵,发作时面色苍白、大汗淋漓。

2. 面色萎黄,形体偏胖,耳鸣健忘,腰膝酸软,畏寒怕冷,尿溺,便溏。

3. 舌体胖,舌质淡紫,苔白,脉弦滑数。

综上,皆为脾肾阳虚、脉络瘀滞之象。

【既往史】 高血压、心脏病病史20年,1993年曾患脑出血。

【中医辨证】 脾肾阳虚,脉络瘀滞。

【治则】 温补脾肾,活血通络。

【处方】

补骨脂20g	肉豆蔻10g	西洋参10g	炙黄芪80g
白术30g	炒山药30g	鹿茸3g	狗脊30g
桂枝10g	薤白30g	煨干姜10g	九香虫10g
乳香2g	没药2g	炒扁豆30g	川芎30g
川楝子10g	金樱子30g	醋延胡索10g	醋白芍30g
红花10g	丝瓜络15g		

3剂,水煎,早晚温服。

二诊:2010年5月28日。患者自觉两侧胁腹掣痛、电掣全身减轻,急躁易怒好转,信心倍增,大便日2～3次。处方调整如下:

补骨脂20g	肉豆蔻10g	西洋参10g	炙黄芪80g
白术30g	炒山药30g	狗脊30g	小茴香15g
桂枝10g	薤白30g	煨干姜10g	九香虫10g
乳香3g	没药3g	炒扁豆30g	川芎30g
川楝子10g	金樱子30g	醋延胡索10g	醋白芍30g
红花10g	丝瓜络20g	泽兰15g	

7剂,水煎,早晚温服。

三诊:2010年6月8日。患者胁腹掣痛、电掣全身症状明显减轻,面色苍白、大汗淋漓、卧起极度困难、呼吸困难皆明显缓解,身体僵直如木缓解,生活已基本自理,现疼痛症状集中于左上胁部,大便稀溏,日行2～3次,舌暗红,舌体胖,苔薄白。处方调整如下:

补骨脂20g	西洋参10g	炙黄芪80g	菟丝子30g
白术30g	炒山药30g	狗脊30g	小茴香15g
桂枝10g	薤白30g	煨干姜10g	九香虫10g
乳香3g	没药3g	炒扁豆30g	川芎30g
川楝子10g	金樱子30g	醋延胡索10g	醋白芍30g
红花10g	泽兰15g	制附片20g	

14剂,水煎,早晚温服。

四诊:2010年6月22日。患者自诉疼痛部位缩小,行动正常,生活自理,大便调,仍感腰以下发凉,舌暗红,体胖。处方调整如下:

补骨脂20g	西洋参10g	炙黄芪100g	菟丝子30g
白术30g	炒山药30g	狗脊30g	小茴香15g
桂枝10g	薤白30g	煨干姜10g	九香虫10g
乳香3g	没药3g	炒扁豆30g	川芎30g
川楝子10g	金樱子30g	醋延胡索10g	醋白芍30g
红花10g	泽兰15g	制附片25g	

14剂,水煎,早晚温服。

五诊:2010年7月9日。疼痛症状基本消失,现时感后背冷痛,溲便调,纳可。处方调整如下:

补骨脂20g	西洋参10g	炙黄芪100g	菟丝子30g
白术30g	炒山药30g	狗脊30g	小茴香15g
桂枝10g	煨干姜10g	檀香10g	降香10g
乳香3g	没药3g	炒扁豆30g	川芎30g
川楝子10g	金樱子30g	醋延胡索10g	醋白芍30g
红花10g	泽兰15g	制附片30g	丹参30g
生山楂25g			

10剂,水煎,早晚温服。

回访:患者诉多年的疼痛症状消失,精神爽快,体力增加,生活自理如常人。后随访1年未复发。

【按】本例患者年迈体衰,脾肾阳虚,久病必瘀,血流不畅,瘀血停积,胁络闭阻而致胁腹疼痛为其本,前医见其平素急躁易怒,即以疏肝理气止痛等法治疗,是其固守常法、墨守成规,未能知常达变,切中病机,故而无效。以脾肾阳虚、脉络瘀滞精准辨证,终以温阳益气、活血通络而收功。

案 7：不洁恐惧症案

秦某,女,32 岁。初诊日期：2010 年 8 月 31 日。

【主诉】总是怀疑甚至恐惧手洗不干净 10 余年。

【现病史】10 年前因姥姥死于癌症,心中受惊害怕而后总是怀疑甚至恐惧自己的手未洗干净,因此反复洗手,经前加重,严重影响到日常生活,被迫辞职。因病至今未婚,其母甚是心焦,十年来寻访求治于各大名医,中医西医看遍,诊为不洁恐惧症。西医给予心理疏导和盐酸氟西汀、盐酸帕罗西汀治疗,效果差,中医辨证为心血不足、心神失养,给予养心安神等中药治疗,症状无缓解,近来日渐加重,故而慕名来诊。现症见:怀疑自己手洗不干净,甚至恐惧,反复洗手,经前加重,经期尤甚,发作前鼻根部发青,面色青黄,发热,口干不欲饮,纳食尚可,且经前胸闷烦躁,时或喜悲伤欲哭,月经先后无定期,月经量多、色黑有血块,二便调,夜梦多且多噩梦,常常梦中惊叫。舌暗红,苔薄白,脉弦。

【辨证要点】

1. 以恐惧感为主,反复洗手,月经期加重。

2. 鼻根部发青,经前烦躁,五心烦热,时悲伤欲哭,月经先后无定期,月经量多、色黑有血块,噩梦纷纭。

3. 舌暗红,苔薄白,脉弦。

综上,皆为肝郁肾虚、肝肾阴虚之象。

【中医诊断】郁证。

【中医辨证】肝郁肾虚,肝肾阴虚。

【西医诊断】强迫症,不洁恐惧症。

【治则】疏肝解郁,补益肝肾。

【处方】

菊花 10g	柴胡 15g	当归 10g	醋白芍 30g
川芎 15g	丹参 30g	小茴香 15g	蒲黄 15g
郁金 20g	醋香附 20g	焦神曲 30g	五灵脂 15g
柏子仁 30g	全蝎 10g	制龟甲 10g	制鳖甲 10g
麦冬 30g	枸杞子 10g	龙齿 40g	合欢皮 15g

小麦 30g、大枣 5 枚为药引子。7 剂,水煎,早晚温服。

二诊:2010 年 9 月 17 日。服药 7 剂,病情稍有好转,经期不洁恐惧加重症状已经得到控制,发作前鼻根发青,月经不调,纳食尚可,二便调,夜梦多,常梦

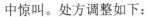

中惊叫。处方调整如下：

菊花10g	柴胡15g	当归10g	醋白芍30g
川芎15g	丹参30g	小茴香15g	蒲黄15g
郁金20g	醋香附20g	焦神曲30g	五灵脂15g
柏子仁30g	全蝎10g	制龟甲10g	制鳖甲10g
麦冬30g	枸杞子10g	龙齿40g	合欢皮25g
百合15g			

小麦30g、大枣5枚为药引子。14剂，水煎，早晚温服。

三诊：2010年10月22日。现不洁恐惧症状有所缓解，经前1周会有所加重，经前面色发青较以前减轻，精神好转，此次月经量较少，仍有强迫症状，做完事情后总是检查。诸症已见缓解，处方调整如下：

菊花10g	柴胡15g	当归10g	醋白芍30g
川芎15g	丹参30g	小茴香15g	蒲黄15g
郁金20g	醋香附20g	焦神曲30g	五灵脂15g
柏子仁30g	全蝎10g	制龟甲10g	制鳖甲10g
麦冬30g	枸杞子10g	龙齿40g	合欢皮25g
百合15g	王不留行15g		

小麦30g、大枣5枚为药引子。14剂，水煎，早晚温服。

四诊：2010年11月19日。服药2个多月，患者精神爽快，信心倍增，多次要求出去找工作，其母甚是欣慰，感激万分。不洁恐惧症等强迫症状明显缓解，纳食香甜，夜梦多，但梦中惊叫未再出现，月经量少，仍稍有胸闷烦躁，舌暗红，苔薄白，脉弦，疾病向愈。处方调整如下：

菊花10g	柴胡15g	当归10g	生白芍50g
川芎15g	丹参30g	小茴香15g	珍珠母30g
郁金20g	醋香附20g	益母草25g	五灵脂15g
柏子仁30g	全蝎10g	制龟甲10g	制鳖甲10g
麦冬30g	枸杞子10g	龙齿40g	合欢皮25g
百合15g	王不留行15g	益母草25g	

小麦30g、大枣5枚为药引子。14剂，水煎，早晚温服。

2011年1月21日，其母来诊，告知患者在一家外企做高管，工作很出色，特感谢！随访15个月未发。

【按】余临床治疗郁证，多采用疏肝理气、活血化瘀、平肝柔肝、清心泻火、益气养阴等法,对女性患者,尤其要注意情志因素对疾病的影响。患者因亲人去世,心中受惊害怕,抑郁成疾,导致肝失疏泄,气机不畅,影响血液的运行,气滞与血瘀并见,痰、气、瘀夹杂,蒙蔽心窍,故怀疑手洗不干净,出现心中焦虑、烦躁,甚至恐惧,经前加重,行经期尤甚,夜梦多,且噩梦连连,寐时惊叫等神志异常现象。肝在五色主青,发作前鼻根部发青,面色青黄,表明病位在肝;肝郁久化火伤阴,郁久经脉阻滞,而见五心烦热,口干不欲饮,月经量多色黑有血块等症状;舌暗红苔薄白,脉弦。四诊合参,诊为郁证,肝肾阴虚,气郁阻络,心神失养。方中柴胡、菊花、醋白芍、小茴香、郁金、焦神曲、香附疏肝解郁。制龟甲、鳖甲、麦冬、枸杞子补益肝肾之阴。当归、川芎、丹参、蒲黄、五灵脂、全蝎活血通络。柏子仁、合欢皮、龙齿、枣麦为药引,取疏肝潜阳、安神定志之意。

案8:全身肌肉酸痛案

单某,男,43岁。初诊日期:2010年12月7日。

【主诉】全身肌肉酸楚疼痛3年余。

【现病史】患者3年前无明显诱因出现全身肌肉酸楚疼痛,痛苦难忍,曾先于某西医院就诊,给予消炎止痛等对症治疗,效果不佳;后于市中医院就诊,前医先以附子、独活、细辛等祛风散寒活络之属,而后又以桑寄生、川断、川芎、全蝎等补肾搜风活络之属,效果不佳,故于今日辗转来诊。现症见:全身肌肉酸楚疼痛难忍,四肢发僵,后背如负千斤重物,面色黄,虚肿无光泽,两目无光,口臭,疲劳乏力,纳食尚可,口干不欲饮,排便困难伴时间延长,4～5日一行,甚则半月一行,燥结如羊粪,眠可。舌暗红,苔白厚腻水滑,脉濡细。

【辨证要点】

1. 全身肌肉酸楚疼痛,僵硬感,如负千斤。

2. 面色黄,虚肿无光泽,疲劳乏力,口干不欲饮,排便困难。

3. 舌暗红,苔白厚腻水滑,脉濡细。

综上,皆为脾虚湿邪凝滞、脉络痹阻之象。

【中医诊断】痹证。

【中医辨证】湿邪凝滞,脉络痹阻。

【治则】除湿健脾,通络止痛。

【处方】

藿香10g	川厚朴10g	姜半夏15g	茯苓30g
陈皮10g	紫苏15g	白豆蔻25g	炒杏仁30g

| 乌药 30g | 槟榔 30g | 炒莱菔子 25g | 白芥子 10g |
| 肉苁蓉 30g | 羌活 10g | 芒硝 5g | |

14剂,水煎,早晚温服。

二诊:2010年12月21日。全身肌肉酸楚疼痛减轻,服药2周排便4次,排便较以前爽快,舌苔较上次薄,仅中根白厚腻,口干不欲饮。效不更法,调药继续服,改莱菔子30g、芒硝10g、加炒苍术20g,增加健脾除湿、润肠通便之功,具体调整如下:

藿香 10g	川厚朴 10g	姜半夏 15g	茯苓 30g
陈皮 10g	紫苏 15g	白豆蔻 25g	炒杏仁 30g
乌药 30g	槟榔 30g	炒莱菔子 30g	白芥子 10g
肉苁蓉 30g	炒苍术 20g	芒硝 10g	

14剂,水煎,早晚温服。

三诊:2011年1月4日。全身肌肉酸楚疼痛基本消失,大便基本每日一行,舌苔薄白。处方调整如下:

藿香 10g	川厚朴 10g	姜半夏 15g	茯苓 30g
陈皮 10g	紫苏 15g	炒杏仁 30g	桂枝 10g
乌药 30g	槟榔 30g	炒莱菔子 30g	白芥子 10g
肉苁蓉 30g			

14剂,水煎,早晚温服。

后随症加减,继服中药28剂,症状消失,病愈。随访半年未复发,生活工作皆复常。

【按】患者以全身肌肉酸痛难忍为主诉来诊,可归属痹证范畴。《内经》谓"湿气胜者为着痹",该患者病因湿邪侵于肌肉,使气血凝滞,脉络痹阻而成,故治宜除湿健脾、通经活络,兼以理气通腑,药用藿朴夏苓汤为主,燥湿清热,健脾和胃,合三子养亲汤健脾化痰,加陈皮、乌药、槟榔、炒莱菔子等理气通腑,诸药切中要害,故能速其功。

案9:格雷夫斯病案

王某,女,36岁。初诊日期:2011年3月29日。

【主诉】心悸反复发作4年余,加重1月。

【现病史】患者4年前因过度劳累出现心悸,伴有怕热多汗,善食易饥,无胸闷、胸痛,未予以重视及诊治。3年前因心悸症状反复发作,时轻时重,伴月经量明显减少,至医院检查,测心率90～110次/min,诊断"格雷夫斯甲状腺功能亢进症",并先后应用美托洛尔、甲巯咪唑、硒酵母片2年余,诸症缓解不明显。1个月前自觉心悸症状加重,体重减轻,疲劳乏力,遂来诊。现症见:心悸盗汗,平素精神抑郁,闷闷不乐,兼见腰痛,双目干涩,纳食一般,小便正常,大便略偏干,日行1～2次,夜眠欠佳。舌质红,苔薄白,脉弦。

【体格检查】体温37.4℃;血压150/78mmHg;呼吸21次/min。神志清楚,皮肤潮热,双眼轻度突出(左侧19mm,右侧20mm)。双侧甲状腺呈轻度弥漫性肿大,质软,可随吞咽动作上下移动,无压痛,可闻及血管杂音,未扪及震颤。心率120次/min,律齐,各瓣膜区未闻及明显杂音。

【实验室检查】甲状腺功能:FT$_3$ 18.89pmol/L,FT$_4$ 32.14pmol/L,TSH 0.55μIU/ml,甲状腺球蛋白抗体50.22U/ml,甲状腺过氧化物酶抗体21.28U/ml。

【辨证要点】

1. 心悸,伴有怕热多汗,善食易饥。

2. 平素精神抑郁,闷闷不乐,兼见腰痛,双目干涩。

3. 舌质红,苔薄白,脉弦。

综上,皆为肝气郁结、肾虚阻络之象。

【中医诊断】瘿病。

【中医辨证】肝气郁结,肾虚阻络。

【西医诊断】格雷夫斯病。

【治则】疏肝解郁,补肾通络。

【处方】

菊花10g	醋白芍30g	当归10g	柴胡15g
香附15g	郁金15g	川芎25g	丹参30g
车前子30g	桑寄生30g	焦神曲30g	小茴香15g
西洋参10g	煅龙齿60g	乌药20g	槟榔20g
柏子仁30g			

5颗大枣、1把小麦为药引。10剂,水煎,早晚温服。

二诊:大便干较前缓解,心悸、胸闷症状略有减轻,夜眠轻微改善,现兼见嗳气频,胃恶寒喜暖。嘱避免进食生冷、辛辣刺激、坚硬难消化食物。处方调整如下:

菊花10g	醋白芍30g	当归10g	柴胡15g
香附15g	高良姜10g	川芎25g	丹参30g

车前子30g	桑寄生30g	焦神曲30g	小茴香15g
西洋参10g	煅龙齿60g	乌药30g	槟榔30g
柏子仁30g	枳壳30g	夜交藤30g	公丁香10g

20剂，水煎，早晚温服。

三诊：服药20剂，自觉病情症状缓解，心情舒畅，心悸、胸闷症状明显改善，盗汗减轻，睡眠质量提高，效不更法，调方继续坚持服药。

随访：服药4个月后复查，血常规、肝肾功能正常，甲状腺功能指标已转亚临床。嘱咐患者调畅情志，多户外运动，定期复查。此后每2个月复查，服药10个月后，有关甲状腺实验室指标基本正常，临床症状基本消退。随访至今，患者自诉病情无反复、无再发。

【按】格雷夫斯病（Graves disease，GD）是一种伴甲状腺激素分泌增多的器官特异性自身免疫病，临床表现并不限于甲状腺的多系统综合征，中医学归其为"瘿病"范畴。治疗此病：①疏肝理气为主导，流行病学资料显示，在我国女性与男性罹患GD的比例约（4～6）:1，女性以肝为先天，以血为用，肝脏体阴而用阳，肝藏血，喜条达恶抑郁，因此女性更易情志郁结，如叶天士《临证指南医案》中指出："肝为风木之脏，又为将军之官，其性急而动。故肝脏之病较之他脏为多，而于妇女尤甚。"GD患者大多有不同程度的长期情志不遂病史，《济生方》曰："夫瘿瘤者，多由喜怒不节，忧思过度，而成斯疾焉。大抵人之气血循环一身，常欲无滞留之患。调摄失宜，气血凝滞，为瘿为瘤。"针对这一病机，确立了从肝论治的原则。因此，立方以疏肝解郁为主导，配合心理疏导，助患者消除忧虑。②平衡脏腑阴阳治其本，GD患者可伴有腰膝酸软，男性有遗精、阳痿，女性可有月经稀少甚至闭经，此皆肾虚、冲任失调之病证。另外，GD患者常感疲劳乏力，大便溏薄或次数增多，当属脾虚。"内伤脾胃，百病由生"，使病机更趋复杂多变，治宜兼顾调理脾胃，胃气得开则气血生化有源，正气来复则自能克敌制胜，所谓"久病不愈从胃治，上下交损治其中"之理也。虽病理因素错综复杂多变，但五脏互为滋生制约，病则相互影响，在多脏同治时，勿忘一切传变皆以肝为根本。因此，余多次强调切忌顾此失彼，只看表象，不求本质，先抓好主要矛盾再解决兼夹之症，通过调节五脏的平衡即可达到治愈疾病的目的。③调整气血兼治标，机体的病变无不涉及气血津液，气血津液的病变往往也反映脏腑功能的失调，《素问·调经论》曰："血气不和，百病乃变化而生。"GD患者长期肝郁化火，火盛灼阴，或素体阴虚，易出现心悸、易怒、虚烦不得眠等症，壮火食气，病程日久，导致怠倦乏力、烦渴、舌淡苔少、脉细等气阴两虚之症。临床中根据辨证,适量使用益气养阴之药,提高患者免疫力。同时,久病必活络,尤其是久病患者,应着重活血化瘀。本案中以解氏疏肝解郁菊花方为基础,辨证加用化痰散结药物,效果良好。除以中药治疗为基础,还助患者了解病情以消除忧虑,并强调应配合心理疏导,采取精神自我调节及训练,调畅情志,调摄精神,调整生活方式及生理活动以顺应自然,外出散心,加强锻炼,提高患者免疫力及战胜疾病的自信心,方能助脏腑功能调整一臂之力。

案10:格雷夫斯病案

郭某,女,52岁。初诊时间:2012年4月29日。

【主诉】胸闷气短1年余,加重3月。

【现病史】患者1年前无明显诱因出现胸闷、气短,尤以心情不遂后加重,至医院检查诊断"格雷夫斯病",平素口服甲巯咪唑片,症状时轻时重。3个月前与家人争吵后心慌胸闷症状加重,吞咽困难,尤以进干食时加重,以晨间及傍晚多见,至医院复查,甲亢指标无明显好转趋势,自行逐渐停服西药,并先后服用养心安神、活血通络等中药治疗,症状有所缓解但时有反复,今为求进一步诊治遂来求诊。现症见:心慌胸闷气短,吞咽困难,晨间及傍晚多见,细问病情,1年前家中因变故出现情志不遂,平素又多疑善虑,甚则悲痛欲哭,兼见双目干涩,畏寒肢冷,嗳气,烦躁,纳食尚可,小便正常,大便时干时溏,饮食不慎易腹泻,夜眠可。舌质暗淡,苔薄白,脉细弱。

【体格检查】体温36.5℃;血压130/85mmHg;呼吸21次/min。神志清楚,双侧甲状腺呈Ⅱ度弥漫性肿大,质软,可随吞咽动作上下移动,未扪及震颤。心率89次/min,律齐,各瓣膜区未闻及明显杂音。

【实验室检查】肝肾功能:谷丙转氨酶23U/L,谷草转氨酶26U/L,葡萄糖6.01mmol/L;甲状腺功能:FT_3 42.24pmol/L,FT_4 36.43pmol/L,TSH 0.63μIU/ml,甲状腺球蛋白抗体34.52U/ml,甲状腺过氧化物酶抗体19.32U/ml。甲状腺超声提示:甲状腺腺体呈弥漫性回声减低,在回声减低处,血流信号增加。

【辨证要点】

1. 心慌胸闷气短,吞咽困难。

2. 平素多疑善虑,甚则悲痛欲哭,兼见双目干涩,畏寒肢冷,嗳气,烦躁。

3. 舌质暗淡,苔薄白,脉细弱。

综上,皆为肝气郁结、肾阳亏虚之象。

【中医诊断】瘿病。

【中医辨证】肝气郁结，肾阳亏虚。

【西医诊断】格雷夫斯病。

【治则】疏肝解郁，温肾补阳。

【处方】

西洋参10g	醋白芍30g	当归10g	柴胡15g
香附15g	高良姜10g	川芎25g	丹参30g
车前子30g	桑寄生30g	焦神曲30g	小茴香15g
桂枝10g	姜半夏15g	玄参30g	鹿茸3g
丁香10g	炮姜10g		

5颗大枣、1把小麦为药引。7剂，水煎，早晚温服。

二诊：吞咽困难症状明显减轻，心慌、胸闷略有减轻，现觉头晕，夜眠欠佳。处方调整如下：

西洋参10g	醋白芍30g	当归10g	柴胡15g
香附15g	高良姜10g	川芎30g	丹参30g
车前子30g	桑寄生30g	茯神30g	小茴香15g
天麻10g	煅龙齿30g	玄参30g	鹿茸3g
丁香10g	炮姜10g		

5颗大枣、1把小麦为药引。10剂，水煎，早晚温服。

三诊：大便正常，2～3日一行，吞咽困难较前减轻，仍感畏寒、头晕、耳鸣，但程度减轻，上方加琥珀0.8g冲服，加蜈蚣1条，去煅龙齿，处方具体调整如下：

西洋参10g	醋白芍30g	当归10g	柴胡15g
香附15g	高良姜10g	川芎30g	丹参30g
车前子30g	桑寄生30g	茯神30g	小茴香15g
天麻10g	琥珀^{冲服}0.8g	玄参30g	鹿茸3g
丁香10g	炮姜10g	蜈蚣1条	

5颗大枣、1把小麦为药引。15剂，水煎，早晚温服。

四诊：吞咽困难症状改善，进食正常，心情舒畅，心慌、胸闷、头晕诸症减轻，近日易感，活动尤甚，自汗，略有盗汗，舌质暗淡，脉微细而弱。处方调整如下：

西洋参10g	醋白芍30g	当归10g	柴胡15g

香附 15g	高良姜 10g	川芎 30g	丹参 30g
车前子 30g	桑寄生 30g	茯神 30g	小茴香 15g
玄参 30g	丁香 10g	炮姜 10g	甘草 10g
檀香 10g	降香 5g	麦冬 30g	

5 颗大枣、1 把小麦为药引。14 剂,水煎,早晚温服。

五诊:吞咽困难症状基本消退,进食干食无明显异常,心慌、胸闷、自汗诸症明显减轻,多疑善虑、悲痛欲哭症状明显改善,心情舒畅,患者感激不尽。效不更法,随症加减,调方继服,嘱定期复查。

再服药 3 个月余随访,甲状腺功能正常,此后随访再未发病。

【按】本案中,患者平素精神抑郁,闷闷不乐,兼见腰痛、双目干涩,证属肝郁肾虚兼血瘀。余经多年临床研究,悉心思辨,针对此类肝郁肾虚、气滞血瘀的患者,自创解氏疏肝解郁菊花方,本案以此方加减。方中柴胡、香附疏肝气;西洋参益气养阴;桑寄生补益肝肾,养血固冲任;小茴香暖肝散寒,温补肝阳以疏达肝气;肝病易横逆犯胃,焦神曲健胃和中。气行则血行,气滞则血瘀,肝气郁结,久病必瘀,故以丹参、川芎活血祛瘀;血不利则为水,瘀可致水,佐以车前子利水渗湿。诸药合用,共奏疏肝理气、补益肝肾、行气活血之效。方中龙齿、丁香等药皆随症而治。

案 11:格雷夫斯病案

宋某,女,37 岁。初诊时间:2012 年 3 月 22 日。

【主诉】月经不调 1 年余。

【现病史】患者 1 年前无明显诱因出现月经周期延长,月经周期 30～60 天,经期 5～8 天,月经量少伴痛经,至妇产医院经激素周期疗法治疗 3 个月后,月经周期趋于正常,但数月后月经周期再次延长,甚则 3 个月一行,并于市中医院及多家中医门诊先后口服中草药治疗,以补血温经或活血祛瘀为主要治法,略有疗效但缓解不明显,苦恼不已,遂来诊。患者目如凸状,性格急躁,讲述病情略显焦虑不安,追问病情,患者诉 1 年前有情志不遂史,半年前体检发现格雷夫斯病、多发性甲状腺结节,未服用药物系统治疗,平素感压力大,精神紧张,急躁易怒,悲伤欲哭。现症见:月经周期延长,月经量少夹有血块,经行不畅,经期少腹疼痛难忍,末次月经时间 3 月 11 日,伴经前乳房胀痛、胸闷烦躁,白带正常,纳食正常,溲调,大便干燥,夜眠可。舌质暗,苔薄白,脉弦。

【体格检查】神志清楚,双眼对称性突出。甲状腺触诊时可扪及大小不等的多个结节,结节质地多为中等硬度,双侧甲状腺呈轻度肿大,可随吞咽动作上下移动,未扪及震颤。

【辨证要点】

1. 月经后期,月经量少伴脾气急躁。

2. 平素精神紧张,急躁易怒,悲伤欲哭。经行不畅,经期少腹疼痛,伴经前乳房胀痛,烦躁,大便干燥。

3. 舌质暗,苔薄白,脉弦。

综上,皆为肝气郁结、肝肾阴虚之象。

【中医诊断】瘿病;月经后期。

【中医辨证】肝气郁结,肝肾阴虚。

【西医诊断】格雷夫斯病;甲状腺多发结节;月经不调。

【治则】疏肝解郁,滋补肝肾。

【处方】

菊花10g	醋白芍30g	当归10g	柴胡15g
香附15g	郁金15g	川芎25g	丹参30g
车前子30g	桑寄生30g	焦神曲30g	小茴香15g
王不留行20g	益母草30g	乌药20g	槟榔20g
枳壳20g	玄参30g	麦冬30g	柏子仁30g

10剂,水煎,早晚温服。

二诊:颜面部气色转润,大便干燥较前缓解,近期略感头痛,双目干涩肿胀不适,纳食可,上方加决明子10g、白蒺藜25g,去小茴香、焦神曲、郁金,处方具体调整如下:

菊花10g	醋白芍30g	当归10g	柴胡15g
香附15g	川芎25g	丹参30g	柏子仁30g
车前子30g	桑寄生30g	决明子10g	白蒺藜25g
王不留行20g	益母草30g	乌药20g	槟榔20g
枳壳20g	玄参30g	麦冬30g	

14剂,水煎,早晚温服。

三诊:心情舒畅,腹胀减轻,双目干涩、肿胀感较前改善,末次月经4月5日,月经量可,经期6天,小腹疼痛较前明显缓解,体力增强,夜寐不安,上方加夏枯草10g、蜈蚣1条、丝瓜络10g、西洋参5g,去麦冬、柏子仁、香附,处方具体调整如下:

菊花10g	醋白芍30g	当归10g	柴胡15g
川芎25g	丹参30g	王不留行20g	益母草30g
车前子30g	桑寄生30g	决明子10g	白蒺藜25g
枳壳20g	玄参30g	乌药20g	槟榔20g
夏枯草10g	蜈蚣1条	丝瓜络10g	西洋参5g

随诊服药半年后,自诉月经周期及经量恢复正常,痛经基本消退,痛苦减轻,心情舒畅,坚持身体锻炼,自信心大增。服药后1年半体检,甲状腺功能无明显异常。

【按】此案患者虽体现在月经不调,其因在瘿病,前医未知病本,反以补血温经、活血祛瘀治之,故药不中的,因此多次诊疗效果不佳。治标不治本,瘿病不去,月经亦难以恢复。此案以解氏疏肝解郁菊花方为基础,以疏肝理气、补益肝肾、行气活血治之而获全效。

案12:成人斯蒂尔病案

黄某,女,23岁。

初诊日期:2011年2月18日。

【主诉】间断四肢关节红肿疼痛6月余。

【现病史】患者半年前无明显诱因出现关节红肿疼痛,逐渐加重,伴活动受限及间断发热,体温波动于38~39.8℃之间,偶有畏寒寒战,无明显咽痛、咳嗽、咳痰,无腹痛、腹泻,无尿频、尿急、尿痛。周身散在淡红色荨麻疹样皮疹。曾先后于多家医院就诊并住院治疗,均诊断为成人斯蒂尔病,予泼尼松等药物治疗后体温恢复正常,皮疹偶有发作,关节疼痛症状减轻。患者1个月前因感冒出现咽部疼痛伴皮疹,周身可见,以四肢为主,住院治疗,查血常规示:WBC 19.01×10^9/L,中性粒细胞百分比90.5%,淋巴细胞百分比 4.6%,PLT 222.0×10^9/L;尿酮体(++++),尿蛋白(+);抗核抗体 ANA(+)1:100,C 反应蛋白(CPR)172mg/L;血沉(ESR)54 mm/h,类风湿因子正常。甲状腺功能、便常规、肝功能、离子均正常。行血培养鉴定:无细菌生长。给予抗炎及糖皮质激素治疗,症状缓解。为求进一步治疗,特来诊。现症见:形体偏胖,满月面容,关节疼痛,膝关节肿大,屈伸不利,双下肢凹陷性水肿,时伴有发热,关节酸痛,四肢散在淡红色皮疹,心情烦热,兼见心慌、心悸,疲劳乏力,大便溏结不调,日行2次,纳眠可,舌暗红,苔薄白,脉细数。目前口服泼尼松(15mg/ 次,3次 /d)、左甲状腺素钠(50μg,1次 /d)。

【辨证要点】

1. 四肢关节红肿疼痛伴淡红色皮疹。

2. 形体偏胖,满月面容,时伴有发热,关节酸痛,心情烦热,兼见心慌、心悸,疲劳乏力,大便溏结不调。

3. 舌暗红,苔薄白,脉细数。

综上,皆为湿热内蕴、阴液耗伤之象。

【既往史】甲状腺右叶乳头状癌术后2年。

【中医诊断】热痹。

【中医辨证】湿热内蕴,阴液耗伤。

【西医诊断】成人斯蒂尔病;甲状腺右叶乳头状癌术后;甲状腺功能减退。

【治则】清热化湿,凉血养阴。

【处方】

西洋参10g	炒白术30g	炒山药30g	炙黄芪80g
丹参30g	龙眼肉10g	制鳖甲10g	天冬30g
生地25g	熟地25g	车前子30g	白茅根30g
金银花炭10g	甘草10g	醋白芍30g	当归10g

7剂,水煎,早晚温服。

二诊:2011年3月1日。病情平稳,自诉近日因劳累而致膝关节疼痛加重,屈伸不利。溲便调,纳眠可,舌暗红,苔薄白,脉细数。处方调整如下:

西洋参10g	炒白术30g	炒山药30g	炙黄芪80g
丹参30g	龙眼肉10g	制鳖甲10g	天冬30g
生地25g	熟地25g	车前子30g	白茅根30g
金银花炭10g	甘草10g	醋白芍30g	当归10g

14剂,水煎,早晚温服。

三诊:2011年3月18日。腿痛减轻,烦热症状消失,余症缓解。近日因饮食不节,周身出现散在红色斑疹,纳眠可,溲便调,舌暗红,苔薄白,脉细数。处方调整如下:

西洋参10g	炒白术30g	炒山药30g	炙黄芪80g
丹参30g	龙眼肉10g	荆芥10g	天冬30g
生地25g	熟地25g	车前子30g	白茅根30g
金银花炭10g	甘草10g	醋白芍30g	当归10g
防风10g			

14剂,水煎,早晚温服。

四诊:2011年4月12日。自觉体力增加,病情平稳,红色斑疹消失。近几日无明显诱因出现右下腹阵发性疼痛。查体:腹软,右下腹压痛,无反跳痛,未触及包块,肝脾肋下未触及,墨菲征阳性。纳眠可,溲便调,舌暗红,苔薄白,脉细。泼尼松由初始45mg/d逐渐减量至20mg/d。处方调整如下:

西洋参10g	炒白术30g	炒山药30g	炙黄芪80g
丹参30g	龙眼肉10g	郁金10g	天冬30g
生地25g	熟地25g	车前子30g	白茅根30g
金银花炭10g	甘草10g	醋白芍30g	当归10g
川楝子10g	醋延胡索10g		

14剂,水煎,早晚温服。

五诊:2011年5月5日。症状缓解,体力增加,精神爽快,纳眠可,溲便调,舌暗红,苔薄白,脉细数。处方调整如下:

西洋参10g	炒白术30g	炒山药30g	炙黄芪80g
丹参30g	龙眼肉10g	郁金20g	天冬30g
生地25g	熟地25g	车前子30g	白茅根30g
金银花炭10g	甘草10g	醋白芍30g	当归10g
川楝子10g	醋延胡索10g	杜仲炭30g	

14剂,水煎,早晚温服。

六诊:2011年6月14日。症状缓解,体力增加,精神爽快,体重下降5kg,纳眠可,大便调,舌暗红,苔薄白,泼尼松由20mg/d逐渐减至10mg/d。复查血沉49mm/h,CRP12.6mg/L。处方调整如下:

西洋参10g	炒白术30g	炒山药30g	炙黄芪80g
丹参30g	龙眼肉10g	郁金15g	天冬30g
蜈蚣1条	熟地25g	车前子30g	白茅根30g
金银花炭10g	甘草10g	醋白芍30g	当归10g
杜仲炭30g	浙贝母25g	玄参25g	生牡蛎25g

14剂,水煎,早晚温服。

此后患者坚持服药半年余,病情平稳,未复发。

【按】成人斯蒂尔病是以高热、多形性皮疹、关节疼痛为主要临床表现,伴有中性粒细胞增高、肝脾大、全身性淋巴结病变等多个系统受累的一种临床综合征,既往称为"变应性亚败血症",其发病原因、机制尚不明确,西医以非甾体抗炎药和糖皮质激素治疗为主。本病属中医学"热痹""内伤发热""虚劳"等范畴,治疗多以养阴清热、活血解毒为法。本例患者长期服用激素,久治迁延不愈,虚实夹杂;痹证日久,导致气血不足,瘀阻经络;热痹化热伤津,耗伤阴血;又复感于邪,由经络病及脏腑,故治疗宜清热化湿、凉血养阴。且久病损元,故治疗时应重视补益后天和先天。方中西洋参味微甘、微寒,甘寒养阴,苦寒清热,功能补气养阴,清热生津,虚而有火者相宜;重用黄芪,功能健脾益气补中;炒白术味甘苦、性温,健脾益气,被誉为"脾脏补气健脾第一要药";炒山药味甘、性平,益肾气,健脾胃。余常以西洋参、炒白术、炒山药、炙黄芪四药同用,主补益后天,使气血生化有源;兼补先天,使元气充足,以提高自身机体免疫力,抗御疾病。久病多瘀,故以丹参、当归等药物活血化瘀,佐以白芍、龙眼肉以养血敛阴,防化瘀之品耗血动血。顽症多阻,故阶段性应用蜈蚣等峻猛、有毒虫类药物,此类药物性善走窜,通达内外,对久治不愈、经络痹阻之症有良效。制鳖甲、天冬、生地黄、熟地黄、金银花炭养阴清热凉血;车前子、白茅根利湿消肿。诸药合用,虚实兼顾,气血并调,使湿热得清,瘀滞得散,经络得通。

案13:神经贝赫切特综合征案

李某,男,33岁。初诊日期:2009年1月16日。

【主诉】反复发热7月,左侧肢体无力4月余,视物模糊4天。

【现病史】患者于7个月前无明显诱因出现体温升高,体温在38℃左右,患者起初以为是普通感冒,没太在意,只自行口服伤风感冒胶囊,后体温持续不降,并伴有腰膝酸软,求诊于北京协和医院。查体:双眼调节反射差,左肢体肌力近端4级、远端3级,左侧肢体感觉减退,左腱反射亢进,左巴宾斯基征(+),大便感觉障碍。诊断为神经贝赫切特综合征,但西药长期治疗无效,故于今日来诊。现症见:发热38.2℃,视物模糊,伴有口渴,腰膝酸软,五心烦热,左侧上下肢不遂,右侧上下肢冷热感觉障碍,大便秘结困难,舌质暗红,苔白腻,脉沉。

【辨证要点】

1. 反复发热,肢体无力,视物模糊。

2. 口渴,腰膝酸软,五心烦热,大便秘结困难。

3. 舌质暗红,苔白腻,脉沉。

综上,皆为湿热内蕴、阴液耗伤之象。

【中医辨证】肝肾亏虚,气津两伤。

【治则】补益肝肾，益气生津。

【处方】

炙黄芪80g	炒白术30g	炒山药30g	地龙30g
西洋参10g	熟地20g	乌药30g	槟榔30g
枳壳15g	黄精30g	陈皮10g	丝瓜络10g
川芎30g	天麻10g	地骨皮15g	丹参30g
白芥子10g			

7剂，水煎，早晚温服。

二诊：2009年1月23日。服中药3剂体温即退至37.5℃，现服药7剂，体温36.5℃，但腰膝酸软、视物模糊、左侧上下肢不遂、右侧上下肢冷热感觉障碍、大便感觉障碍等如前。处方调整如下：

炒山药30g	地龙30g	枸杞子10g	僵蚕10g
西洋参10g	熟地20g	乌药30g	槟榔30g
枳壳15g	黄精30g	陈皮10g	丹参30g
川芎30g	乌蛇30g	全蝎10g	天麻10g
白芥子10g			

10剂，水煎，早晚温服。

三诊：2009年3月2日。体温正常，10天来未复发，腰膝酸软、视物模糊、左侧上下肢不遂、右侧上下肢冷热感觉障碍、大便感觉障碍等减轻，处方调整如下：

炒山药30g	地龙30g	枸杞子10g	僵蚕10g
西洋参10g	熟地20g	乌药30g	槟榔30g
黄精30g	陈皮10g	菟丝子30g	全蝎10g
川芎30g	乌蛇30g	丹参30g	白芥子10g

15剂，水煎，早晚温服。

四诊：2009年3月17日。体温正常，未再发，左侧上下肢不遂、右侧上下肢冷热感觉障碍、大便感觉障碍等基本消失，腰膝酸软、视物模糊等大减，查体：双眼调节反射正常，左肢体肌力近端5级、远端5级，左腱反射正常，双巴宾斯基征阴性，左侧运动神经正常，右侧感觉神经正常。处方调整如下：

炒山药30g	地龙30g	枸杞子10g	僵蚕10g
西洋参10g	熟地20g	九香虫10g	丹参30g
黄精30g	陈皮10g	菟丝子30g	全蝎10g

川芎30g   白芥子10g

15剂,水煎,早晚温服。

共服中药47剂痊愈,随访1年未复发。

【按】本案患者符合神经贝赫切特综合征的诊断,属于中医中风、内伤发热的范畴。清代王清任指出中风半身不遂、偏身麻木是由于气虚血瘀所致,本案患者长期服用免疫抑制剂及激素类西药,久病体虚,精损难复,脾肾亏虚,精血亏损,经脉失养,使病情日渐严重。故以补脾益肾兼活血通络为治疗大法,以大剂量炙黄芪补中益气,肾为先天之本、通于脑,以熟地、山药、黄精健脾益肾,兼以川芎、地龙、丹参、丝瓜络等活血通络。该患者兼有内伤发热,故予西洋参、地骨皮清虚热。前后共服中药47剂痊愈,随访一年未复发。

案14:全血细胞增多症案

桓某,女,57岁。初诊日期:2010年8月10日。

【主诉】周身青紫、四肢麻木肿胀进行性加重3月余。

【现病史】患者3个月前无明显诱因出现头沉胀痛、头晕健忘、视物不清、胸闷心慌、四肢麻木肿胀。无语言不利、口眼㖞斜、意识不清、半身不遂,即就诊于当地医院。血常规示:白细胞$15.2×10^9$/L、红细胞$6.73×10^{12}$/L、血红蛋白182g/L、血小板$454×10^9$/L。B超示:颈总动脉粥样硬化。1个月前因双侧甲状腺肿物于某院颌面外科行双侧颈部肿物切除术,术程顺利,恢复良好。出院1个月来,每2周测查1次血常规,全血象总体呈上升趋势。8月8日复查血常规示:白细胞$16.78×10^9$/L、红细胞$6.75×10^{12}$/L、血红蛋白181g/L、血小板$480×10^9$/L。日常生活中时有四肢麻木肿胀致行走不利,甚而无法单独搭乘公交车出行。自觉病情进行性加重,故而去多家医院血液科就诊,因其拒绝骨髓穿刺检查,故而经他医介绍慕名来诊。刻下:精神萎靡,面色轻度黧黑,双目无神,眼圈轻度青黑,口唇发绀,爪甲颜色乌紫,色素沉着,可见皮下瘀斑,头晕耳鸣,头昏胀沉,视物模糊,心烦气躁,胸闷心悸,脘腹胀满,疲劳乏力,四肢如灌铅般沉重且麻木肿胀,时见步伐困难而难登楼梯。生活中力不从心,遇事冷漠,趣味索然,对生活丧失信心。伴见双眼干涩,头脑健忘,手脚心热,易汗多汗,腰膝酸软,畏寒怕风。舌暗红,体胖大,边有齿痕,苔黄厚腻,脉沉细。病来胃纳一般,大便不成形,一日一行,小便无殊,已绝经,睡眠尚可。

【辨证要点】

1.周身青紫,四肢麻木肿胀进行性加重。

2. 面色黧黑,眼圈青黑,口唇发绀,爪甲颜色乌紫,色素沉着,可见皮下瘀斑,双眼干涩,头晕耳鸣,健忘,胸闷心悸,疲劳乏力,手脚心热,易汗多汗,腰膝酸软,畏寒怕风。

3. 大便稀,舌暗红,体胖大,边有齿痕,苔黄厚腻。

综上,皆为肾虚血瘀、脉络瘀滞之象。

【既往史】有高脂血症、多发性胆囊息肉、过敏性结膜炎、玻璃体混浊、过敏性鼻炎病史。

【中医诊断】血证;痹证。

【中医辨证】肾虚血瘀,脉络瘀滞。

【西医诊断】全血细胞增多症、高脂血症。

【治则】补肾活血,活血通络。

【处方】

当归15g	生地20g	桃仁10g	红花10g
赤芍30g	炙黄芪80g	菟丝子30g	桑寄生30g
川芎30g	地龙30g	枸杞10g	青葙子15g
西洋参10g	泽兰10g	三七10g	

7剂,水煎,早晚温服。

嘱:忌食辛辣刺激、腥发高胆固醇的海产品及大热的牛羊肉等食物;1～2个疗程见效。

二诊:2010年8月17日。患者面色由轻度黧黑转为瘀暗,口唇由发绀转为紫暗,病情平稳。大便呈药棕色、不成形,一日一行。8月16日复查血常规示:白细胞$12.23×10^9$/L、红细胞$6.92×10^{12}$/L、血红蛋白152g/L、血小板$461×10^9$/L。脉沉细,舌瘀紫,苔黄腻。处方调整如下:

当归15g	生地20g	桃仁10g	红花10g
赤芍30g	炙黄芪80g	菟丝子30g	桑寄生30g
川芎30g	地龙30g	枸杞10g	青葙子15g
西洋参10g	泽兰15g	三七10g	水蛭5g
益母草20g			

14剂,水煎,早晚温服。

三诊:2010年8月31日。患者自觉精神爽快,气力增加,面色瘀暗、口唇紫暗及四肢麻木肿胀均较前改善,但大便仍不成形。8月30日复查血常规示:白细胞$10.31×10^9$/L、红细胞$6.76×10^{12}$/L、血红蛋白149g/L、血小板$432×10^9$/L,指

标异常较前明显下降。脉沉细,舌质暗红,苔白腻。处方调整如下:

当归15g	生地20g	藿香15g	红花10g
赤芍30g	炙黄芪100g	菟丝子30g	桑寄生30g
川芎30g	地龙30g	枸杞10g	青葙子15g
西洋参10g	泽兰15g	三七10g	生甘草10g
益母草20g	水蛭5g	金银花15g	

14剂,水煎,早晚温服。

四诊:2010年9月17日。患者诉近日感冒咳嗽,晨起咳吐较多白黏痰,口感黏腻,胸闷心悸。双眼因过敏性结膜炎致瘙痒难抓,大便成形但偏稀,一日一行。9月13日复查血常规示:白细胞$9.76×10^9$/L、红细胞$6.72×10^{12}$/L、血红蛋白139g/L、血小板$412×10^9$/L。脉沉细,舌质暗红,苔腻。处方调整如下:

当归15g	生地20g	藿香15g	红花10g
赤芍30g	炙黄芪100g	菟丝子30g	桑寄生30g
川芎30g	地龙30g	枸杞10g	青葙子15g
西洋参10g	泽兰15g	三七10g	檀香10g
益母草30g	降香5g	瓜蒌仁30g	鱼腥草10g

10剂,水煎,早晚温服。

五诊:2010年9月28日。患者诉感冒已愈,咳吐白黏痰明显减少,胸闷心悸缓解,但双眼仍瘙痒难忍,且自觉疲劳乏力甚,腰膝酸软,小便偏黄,大便无殊。9月27日复查血常规示:白细胞$7.96×10^9$/L、红细胞$6.77×10^{12}$/L、血红蛋白136g/L、血小板$402×10^9$/L。脉沉细,舌质暗红,苔中根白腻。处方调整如下:

当归15g	生地20g	藿香15g	红花10g
赤芍30g	炙黄芪100g	菟丝子30g	桑寄生30g
川芎30g	地龙30g	枸杞10g	青葙子15g
西洋参10g	泽兰15g	金银花10g	冬桑枝10g
益母草30g	瓜蒌仁30g	水蛭4g	白豆蔻10g
白蒺藜30g			

14剂,水煎,早晚温服。

六诊:2010年10月12日。患者面色瘀暗、口唇紫暗、四肢麻木肿胀、爪甲颜色乌紫明显好转,双眼瘙痒难忍消失,腰膝酸软明显改善,疲劳乏力也有所缓解。但过敏性鼻炎复作致鼻塞严重,甚而只能张口呼吸,自觉十分痛苦。

双眼飞蚊症未减。手足心热，多汗。大便偏稀，一日一行。10月11日复查血常规示：白细胞$7.02×10^9$/L、红细胞$6.97×10^{12}$/L、血红蛋白126g/L、血小板$387×10^9$/L。脉沉细，舌红稍暗，苔黄腻。处方调整如下：

当归10g	生地20g	藿香15g	红花10g
赤芍30g	炙黄芪100g	菟丝子30g	白芷10g
川芎30g	地龙30g	枸杞10g	青葙子15g
西洋参10g	泽兰15g	王不留行10g	决明子10g
益母草30g	瓜蒌仁30g	水蛭6g	白豆蔻10g
白蒺藜30g			

14剂，水煎，早晚温服。

七诊：2010年10月26日。患者面色暗沉及口唇紫暗继续好转，双眼飞蚊症减轻，手足心热及易汗多汗已经消失，但鼻塞未见明显好转。10月25日复查血常规示：白细胞$6.98×10^9$/L、红细胞$6.97×10^{12}$/L、血红蛋白127g/L、血小板$476×10^9$/L。脉沉细，舌红稍暗，苔白腻水滑。处方调整如下：

当归10g	熟地30g	藿香15g	红花10g
赤芍30g	炙黄芪100g	菟丝子30g	白芷10g
川芎30g	地龙30g	枸杞10g	青葙子15g
西洋参10g	泽兰15g	王不留行15g	决明子10g
益母草30g	瓜蒌仁30g	水蛭10g	白豆蔻10g
白蒺藜30g			

7剂，水煎，早晚温服。

八诊：2010年11月2日。患者激动异常地说服上药第3剂后，令其痛苦不堪的鼻塞彻底缓解。现疲劳乏力感彻底消失，双眼飞蚊症明显减轻，且眼不干涩。大便稀溏，一日一行。11月1日复查血常规示：白细胞$6.53×10^9$/L、红细胞$6.83×10^{12}$/L、血红蛋白121g/L、血小板$368×10^9$/L。脉沉细，舌红稍暗，苔白。处方调整如下：

当归10g	熟地30g	藿香15g	红花10g
赤芍30g	炙黄芪100g	菟丝子30g	白芷10g
川芎30g	地龙30g	枸杞10g	青葙子15g
西洋参10g	泽兰20g	王不留行20g	决明子10g
益母草30g	瓜蒌仁30g	水蛭10g	炒薏苡仁30g
白蒺藜30g			

7剂,水煎,早晚温服。

九诊:2010年11月9日。患者神清气爽,喜笑颜开,走路有力,步伐轻快,对生活恢复了信心、充满了热情。现面色、口唇、爪甲颜色转红,各症状全面改善。小便无殊,大便黏而不成形,一日三行。脉沉而重按有力,舌红稍暗,苔白。继服10剂增固疗效,后随访1年未复发。

【按】人体血液循环,周流不息,一有损伤,或瘀滞而内阻,或妄行而外溢,病变多端。本例患者既有面色黧黑,眼圈青黑,口唇发绀,爪甲乌紫,色素沉着,皮下瘀斑等血瘀之征,又有头晕耳鸣,疲劳乏力,腰膝酸软,畏寒怕风等肾气亏虚之象。余提出"久病及肾,久病必瘀,他病并生;补泻同用,药量自如;不通则病,通则病愈;以通为主,不破不通;他病以类",正如古人云:"血以滋为养,以行为用,守为顺,溢为逆;善理血者,枯者滋之,瘀者行之,逆者顺之,此其大法也。"治以炙黄芪、西洋参大补元气,菟丝子、桑寄生补肾温阳,当归、桃仁、红花、赤芍、泽兰等活血化瘀之品用于血分,调整血行,使气滞血瘀得以调和疏通,达到"通则不痛"的治疗目的。

案15:巨球蛋白血症案

李某,男,64岁。初诊日期:2010年9月28日。

【主诉】两胁刺痛、腰背疼痛20余天,加重1周。

【现病史】患者2009年8月无明显诱因下出现视物模糊、双眼干涩,就诊于当地医院,诊断为眼底出血。随着病情继续发展,患者出现乏力嗜睡,活动后加重,四肢末端对称性麻木,左肩游走性疼痛,双胁疼痛,无语言不利、口眼喎斜、意识不清、半身不遂,最终确诊为巨球蛋白血症,按骨髓瘤治疗原则治疗:VD、VAD、M_2方案,但疗效不显著。且化疗副作用极大,脱发、恶心、厌食、消瘦、免疫力下降等。近1个月来患者病情又进行性加重:两胁刺痛、腰背疼痛,特于今日慕名来诊。刻下:面色晦暗,精神萎靡,乏力嗜睡,头晕眼涩,两胁刺痛,腰背疼痛,四肢末端对称性麻木,左肩游走性疼痛。伴见脘腹胀满,腰部畏寒,夜尿频数,大便干硬难解。舌红,苔白腻,脉弦。病来胃纳一般,睡眠尚可。2010年1月骨髓象示:不排除多发性骨髓瘤。免疫球蛋白示:IgA 0.427g/L、IgG 135g/L、IgM 7.3g/L、血清 $β_2$ 微球蛋白3.097ng/ml。肝功能示:TP 84.1g/L、ALB 36.6g/L。B超示:脾大,肋间隙约5.5cm。

【辨证要点】

1.周身疼痛,四肢末梢麻木,关节游走性疼痛。

2. 面色晦暗,精神萎靡,乏力嗜睡,头晕眼涩,脘腹胀满,腰部畏寒。

3. 舌红,苔白腻,脉弦。

综上,皆为气虚血瘀、痰瘀阻络之象。

【中医诊断】血证,痹证。

【中医辨证】气虚血瘀,痰瘀阻络。

【西医诊断】巨球蛋白血症。

【治则】补气活血,化痰通络。

【处方】

西洋参10g	炙黄芪80g	炒山药30g	炒白术30g
乌药30g	槟榔30g	金银花10g	浙贝30g
玄参30g	生牡蛎30g	全蝎10g	蜈蚣1条
生甘草10g	金樱子30g	白芥子10g	地龙30g
丹皮10g	白蒺藜25g		

7剂,水煎,早晚温服。

二诊:2010年10月8日。患者病情平稳,纳食香甜,腰背疼痛、四肢末端对称性麻木、左肩游走性疼痛明显缓解,夜尿不频,大便易解,黄软成形,日行1次。但两胁刺痛不减,头晕眼涩,腰部畏寒,疲劳乏力甚。脉沉弦,舌质红,苔薄白。处方调整如下:

西洋参10g	炙黄芪80g	炒山药30g	炒白术30g
乌药30g	槟榔30g	金银花10g	浙贝30g
玄参30g	生牡蛎30g	全蝎10g	蜈蚣1条
生甘草10g	金樱子30g	白芥子10g	青葙子10g
丹皮10g	枸杞子30g	狗脊30g	乳香3g
没药3g			

21剂,水煎,早晚温服。

三诊:2010年10月29日。患者诉现自觉精神振奋,气力大增,两胁刺痛明显缓解,前症皆奇迹般消失。脉弦而有力,舌质红,苔薄白。处方调整如下:

炙黄芪100g	炒山药30g	炒白术30g	狗脊30g
乌药30g	槟榔30g	金银花10g	浙贝30g
玄参30g	生牡蛎30g	全蝎10g	蜈蚣1条
生甘草10g	金樱子30g	白芥子10g	青葙子10g
丹皮10g	枸杞子30g	川楝子10g	醋延胡索10g

15剂,水煎,早晚温服。

【按】巨球蛋白血症是一种血液系统疾病,是一种侵犯正常情况下合成和分泌 IgM 的 B 淋巴浆细胞恶性增生性疾病,以恶性细胞合成并分泌大量单克隆免疫球蛋白致血中 IgM 增高为特征的一种病症,目前尚没有非常理想的治疗方法。

古人有"怪病皆因痰作祟"之说,指出了痰饮发病之广。所谓"怪病",一则临床不多见,二则表现特异,再则病理机转多变,如痰流于体表、肌肉、肢体、关节,可引起"流痰""皮下硬结"等怪病。另外,痰瘀相关,两者往往兼而有之,痰瘀相挟,使症情更为复杂。本例患者以两胁刺痛、腰背疼痛为主症,其四肢末端对称性麻木、左肩游走性疼痛亦符合痰瘀互结的特点,同时伴有精神萎靡、乏力嗜睡、头晕眼涩、腰部畏寒等气虚之象,故以补气活血、化痰通络为主,以西洋参、炙黄芪、炒山药、炒白术健脾益气,配合消瘰丸,加全蝎、蜈蚣、地龙等虫类药增强化痰通络止痛之功。辨证准确,用药精当,故取良效。

案16:惊跳频发案

徐某,女,83岁。初诊日期:2012年3月30日。

【主诉】频发惊跳1年,加重半年。

【现病史】患者于1年前出现频发性惊跳,发作时头晕目眩,自觉头部发蒙发闷,心慌气短,有惊惧感,伴四肢抽动、震颤。发作无明显诱因,休息后可自行缓解,未予治疗。近半年来发作频率增加,发作持续时间延长,发作程度加深,遂来诊。平素畏寒肢冷,倦怠乏力,精神萎靡,嗜睡,自觉腰腿冷痛不舒,如坠冰窟,双下肢无力,生气后加重,纳差食少,呃逆,常有反酸,饱食后加重。大便时干时溏,有不尽感及无力感。小便频数,尿急不可忍耐,伴尿道灼热感。舌轻度瘀暗,边尖加重,脉沉弦。

【辨证要点】

1. 年老体虚,频发惊跳,经久不愈。

2. 平素畏寒肢冷,倦怠萎靡,腰腿冷痛,如坠冰窟,双下肢无力,生气后加重,纳差食少,呃逆,反酸。

3. 大便时干时溏,有不尽感及无力感。小便频数,尿急不可忍耐,伴尿道灼热感。舌轻度瘀暗,边尖加重,脉沉弦。

综上,皆为肝郁气滞、痰瘀互结之象。

【中医辨证】肝郁气滞,痰瘀互结。

【治则】疏肝解郁,活血化瘀,涤痰通络。

【处方】

姜半夏10g	天麻10g	生白芍40g	当归15g
柴胡15g	郁金15g	煅龙齿30g	全蝎10g
丹参30g	川芎30g	制龟甲10g	车前子30g
西洋参10g	炒杜仲30g	槟榔20g	琥珀^{冲服}0.8g
枳壳20g			

7剂,水煎,早晚温服。

二诊:2012年4月13日。服药1周后惊跳频率与程度大减,服第4剂药时小便灼热感消失,现自觉气力增强,食欲大增,饭食香甜,仍有头晕,视物模糊,活动后加重,口干,夜间尤甚,舌淡胖,苔薄白。处方调整如下:

姜半夏10g	天麻10g	生白芍40g	当归15g
柴胡15g	郁金15g	煅龙齿30g	全蝎10g
丹参30g	川芎30g	制龟甲10g	泽泻25g
西洋参10g	炒杜仲30g	槟榔20g	麦冬30g
枳壳20g			

10剂,水煎,早晚温服。

三诊:2012年5月8日。频发性惊跳明显好转,现几乎不发作,神志清楚,精神好。呃逆、反酸明显好转,纳食增加。畏寒、腰腿疼痛减轻,自觉肢体有力,生活可自理。仍稍觉头蒙,偶有头晕。处方调整如下:

姜半夏15g	天麻10g	生白芍40g	当归15g
柴胡15g	郁金15g	煅龙齿30g	全蝎10g
丹参30g	川芎30g	白术30g	泽泻25g
西洋参10g	炒杜仲30g	槟榔20g	麦冬30g
枳壳20g			

10剂,水煎,早晚温服。

【按】"惊跳"一词,本无记载,为遵循中医学主症定病名原则,特根据患者病情所创,以患者发作时自觉惊悸不安,心慌头晕,神昏目眩,兼双上肢抽动震颤,不能自已为特点。其症类似于惊悸、眩晕及颤症,又不同于三者。究其病机,大抵与心肝肾相关,兼有痰瘀互结。《素问·至真要大论》曰:"诸风掉眩,皆属于肝。"患此病者多有情志失调,郁怒忧思太过,肝脏气机失调,肝气郁结,日久则气滞血瘀,使得筋脉、髓海失养,如《灵枢·海论》指出"髓海不足,则脑转耳鸣,胫酸眩冒"。而髓海失养,又与肝肾亏虚密切相关;肝郁日久化火则生风、化火，风火相乘，窜经入络，则生动摇之象。本案中，重在疏肝解郁，以柴胡、当归、郁金为君药，大剂量杜仲补肾填精为臣药。久病、怪病多由痰作祟，痰邪夹瘀，又进一步阻滞气机、脉络，成为恶性循环。故加丹参、川芎等活血化瘀，佐以全蝎、龟甲、琥珀育阴息风，涤痰通络，共奏良效。

案17：类风湿关节炎案

王某，女，42岁。初诊日期：2007年8月15日。

【主诉】多关节疼痛3年余。

【现病史】患者3年前无明显诱因出现全身多关节疼痛，遇冷加重，热敷后减轻，行风湿系列检查（自诉）：类风湿因子99IU/ML，白细胞$2.0×10^9$/L，诊断为类风湿关节炎，予雷公藤、来氟米特、泼尼松等抗风湿药物治疗2年。初服药尚可，而后效果不佳，且服用雷公藤、泼尼松等药物后致脚后跟疼痛，在风湿科行风湿刀治疗，症状无缓解，反复发作。病痛的折磨让患者十分痛苦，故今日慕名来诊。刻下：全身关节疼痛伴活动欠利，尤以小关节为甚，双手晨僵明显，遇寒加剧，遇热得缓。自觉双脚踝如裹棉布，影响蹲立活动。伴见畏寒肢凉，烦躁易怒，双眼干涩，腰部僵硬疼痛，夜尿频数，大便稀溏，晨起即泻。舌质暗红，体胖大，边有齿痕，苔薄白，脉沉。

【辨证要点】

1. 平素烦躁易怒，多关节疼痛反复发作。

2. 晨僵明显，畏寒肢凉。夜尿频数，大便稀溏。

3. 舌体胖大，质暗红，边有齿痕，脉沉。

综上，一派脾肾阳虚、肝郁气滞之征。

【既往史】甲状腺功能亢进；甲状腺功能减退；子宫全切术后。

【中医诊断】尪痹。

【中医辨证】脾肾阳虚，肝气郁结。

【西医诊断】类风湿关节炎。

【治则】温补脾肾，疏肝活络。

【处方】

补骨脂20g	肉豆蔻10g	红参10g	炒山药30g
炒扁豆30g	金樱子30g	锁阳30g	川断25g
焦楂炭30g	生山楂30g	小茴香10g	桂枝10g
酒白芍30g	香附15g	郁金15g	川芎15g

全蝎10g　　　　　菟丝子30g　　　　炙甘草10g

姜、枣捣泥为药引。10剂，水煎，早晚温服。

嘱：停用雷公藤、来氟米特、泼尼松等抗风湿药物。

二诊：2007年8月29日。双手关节疼痛减轻，烦躁易怒有所缓解，自述胃脘及左胁肋部疼痛，伴小腹畏寒。处方调整如下：

补骨脂20g　　　　肉豆蔻10g　　　　红参10g　　　　炒山药30g

炒扁豆30g　　　　金樱子30g　　　　锁阳30g　　　　川断25g

焦楂炭30g　　　　生山楂30g　　　　小茴香10g　　　桂枝10g

酒白芍30g　　　　香附15g　　　　　郁金15g　　　　川芎15g

全蝎10g　　　　　菟丝子30g　　　　炙甘草10g　　　川楝子10g

醋延胡索10g

姜、枣捣泥为药引。14剂，水煎，早晚温服。

三诊：2007年9月20日。病情好转，唯觉阴雨天关节疼痛时有复作。仍觉胃脘不适，但左胁肋及小腹畏寒基本缓解，大便日行2～3次，黄软成形。处方调整如下：

补骨脂20g　　　　肉豆蔻10g　　　　红参10g　　　　炒山药30g

炒扁豆30g　　　　金樱子30g　　　　锁阳30g　　　　川断25g

焦楂炭30g　　　　生山楂30g　　　　小茴香10g　　　桂枝10g

酒白芍30g　　　　香附15g　　　　　蜈蚣1条　　　　川芎15g

全蝎10g　　　　　菟丝子30g　　　　炙甘草10g　　　乌梢蛇20g

姜、枣捣泥为药引。14剂，水煎，早晚温服。

四诊：2007年10月4日。服药后诸症减轻，3天前因饮食不慎致胃脘疼痛不适，又因家事操劳过度、情志不畅致痼疾复作，全身关节疼痛，伴腰痛，尿后余溺不尽，大便日行3次，黏腻不爽。脉沉无力。处方调整如下：

补骨脂20g　　　　肉豆蔻10g　　　　红参10g　　　　炒山药30g

炒扁豆30g　　　　金樱子30g　　　　锁阳30g　　　　桑寄生30g

焦楂炭30g　　　　生山楂30g　　　　车前子30g　　　桂枝10g

酒白芍30g　　　　香附15g　　　　　蜈蚣1条　　　　川芎15g

全蝎10g　　　　　菟丝子30g　　　　炒杜仲30g　　　乌梢蛇20g

姜、枣捣泥为药引。14剂，水煎，早晚温服。

五诊：2007年10月18日。服药2月余，自觉晨起腹泻、腰膝酸软、夜尿频数等症状减轻，服药期间白细胞上升到正常水平$4.7×10^9$/L，近日因天气潮湿

闷热,自觉关节疼痛加重,饭后恶心。处方调整如下:

补骨脂20g	制乳香2g	制附片20g	炒山药30g
冬桑枝20g	金樱子30g	锁阳30g	桑寄生30g
焦楂炭30g	生山楂30g	车前子30g	桂枝10g
酒白芍30g	制没药2g	蜈蚣1条	川芎25g
全蝎10g	菟丝子30g	炒杜仲30g	乌梢蛇30g
细辛3g			

姜、枣捣泥为药引。14剂,水煎,早晚温服。

六诊:2007年11月2日。畏寒减轻,偶见关节疼痛。大便日行3次,黄软成形。唯觉食后胃痛,伴恶心、反酸、口苦,四肢无力。无唇舌发麻、头晕、心悸等不适。舌体胖大,脉沉。处方调整如下:

补骨脂20g	陈皮10g	川楝子10g	炒山药30g
冬桑枝20g	金樱子30g	锁阳30g	桑寄生30g
焦楂炭30g	生山楂30g	车前子30g	桂枝10g
酒白芍30g	砂仁10g	蜈蚣1条	川芎25g
全蝎10g	菟丝子30g	炒杜仲30g	乌梢蛇30g
细辛3g	醋延胡索10g		

姜、枣捣泥为药引。10剂,水煎,早晚温服。

后随症加减继服中药,诸恙悉平,工作生活恢复正常,随访10个月未发。

【按】本案中,患者除见全身小关节疼痛伴活动欠利外,伴夜尿频数,大便稀溏,晨起即泻,舌体胖大,边有齿痕,脉沉等脾肾阳虚之象,且患者平素烦躁易怒,故辨证为脾肾阳虚、肝气郁结引起的尪痹。尪痹病情深重,病程长久,素体虚弱、正气不足或久病致正气亏损,腠理不密,卫表不固,是引起痹证的内在因素,故治疗以补益气血、温补脾肾为主,兼以疏肝活络。以补骨脂、红参为君药,伍以山药、白扁豆、金樱子、锁阳、川断等温补脾肾,佐以川芎、香附、郁金等疏肝之品,正所谓"正气存内,邪不可干;邪之所凑,其气必虚"。此外,尪痹属顽痹,病变在骨,骨又为肾所主,其病邪深入经隧骨骱,必须选用具有较强的钻透搜剔之功的药物,始能奏效,故方中加入全蝎、蜈蚣祛风通络。全方标本兼顾,扶正祛邪,故能收效。

案18:嗜酸细胞性筋膜炎案

刘某,女,37岁。初诊日期:2008年10月31日。

【**主诉**】双下肢髌前肿胀伴关节疼痛半月。

【**现病史**】患者于半月前因久立后出现双下肢髌前肿胀,不伴发热,关节疼痛,未在意,未治疗,症状持续不缓解,遂就诊于医院风湿科门诊。查:嗜酸性粒细胞百分比57.6%。诊断为嗜酸细胞性筋膜炎,给予消炎止痛及激素等药物治疗,症状无明显改善,今为求进一步治疗,遂来诊。现症见:关节疼痛,双下肢髌前局限性肿胀,边界不清,表皮不红热。无明显诱因浑身瘙痒,抓痒后皮肤红晕,抚之不碍手,摸之发烫,头晕嗜睡,疲劳乏力,带下量多色白,大便干燥如羊粪,舌质暗红,苔白腻,边有齿痕,脉沉滑。

【**辨证要点**】

1. 关节疼痛,双下肢髌前局限性肿胀,表皮不红热。

2. 周身瘙痒,头晕嗜睡,疲劳乏力。

3. 带下量多色白,大便干燥如羊粪。

4. 舌质暗红,苔白腻,边有齿痕,脉沉滑。

综上,一派脾虚湿盛、经络瘀滞而不通之征。

【**中医诊断**】痛痹。

【**中医辨证**】湿邪阻滞。

【**西医诊断**】嗜酸细胞性筋膜炎。

【**治则**】健脾祛湿,温经通络止痛。

【**处方**】

姜半夏15g	茯苓30g	天麻10g	炒白术30g
泽泻30g	荆芥10g	防风10g	乌蛇30g
苦参30g	白豆蔻15g	杏仁15g	炒薏苡仁20g
滑石30g	桂枝10g	全蝎10g	黄连10g
醋香附15g	郁金10g	醋白芍30g	炒白果20g
芡实10g	车前子30g	柴胡15g	当归15g

10剂,水煎,早晚温服。

二诊:2008年11月11日。服药后双下肢肿消失,白带减少,口腔溃疡已愈,11月8日复查嗜酸性粒细胞百分比降至52.5%。处方调整如下:

姜半夏15g	茯苓30g	天麻10g	炒白术30g
泽泻30g	荆芥10g	防风10g	乌蛇30g
苦参30g	白豆蔻15g	杏仁15g	炒薏苡仁20g
滑石30g	桂枝10g	全蝎10g	黄连10g

醋香附15g	郁金10g	醋白芍30g	车前子30g
柴胡15g	当归15g	海螵蛸30g	苍术15g

10剂,水煎,日1剂,早晚分温顿服。

后随症加减,30余剂后诸症消失,精神爽快,纳食香甜,二便正常,舌淡红,苔薄白,脉弦细,生活复常。复查嗜酸性粒细胞复常,随访1年未复发。

【按】嗜酸细胞性筋膜炎是一种自身免疫性疾病,病因不明,临床上较少见,是一种致残率极高的疾病。临床表现常见患区皮下深部组织硬肿、绷紧、萎缩,病损表面呈橘皮样凹凸不平,或兼有皮肤红斑及关节活动受限。实验室检查各项免疫指标均正常,患者一般无明显全身症状,少数患者可伴关节或肌肉酸痛、乏力等,西医治疗效果欠佳。本病属中医筋痹范畴,病机为风寒湿邪外袭经络,脉络痹阻,蕴结化热,气血运行不畅,肌肤筋脉失养而致。发展期以瘀血阻滞为主,治以活血化瘀为主,辅以清热凉血。组方以半夏、茯苓、炒白术、苍术、薏苡仁健脾祛湿;荆芥、防风、乌蛇、桂枝、全蝎温经祛风止痛;滑石、泽泻、苦参、白豆蔻、杏仁清热祛湿;郁金、当归、柴胡、白芍行气活血化瘀。诸药合用,共奏祛风胜湿、温经散寒、活血消肿、通络止痛之效。

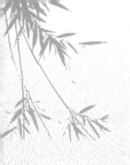

第十二章 外科难顽重症

案1：腰痛案

王某,男,21岁。初诊日期：2011年8月9日。

【主诉】腰痛4年,加重半个月。

【现病史】患者4年前无明显诱因自觉腰痛、发酸、僵硬,天气潮湿时加重。因腰痛不甚,加之患者年轻力壮,虽病情反复发作,但未在意,未及时治疗。半个月前,因冒雨受凉,腰痛复发伴双下肢麻木,辗转多家医院,物理治疗后未见好转,患者自觉病情严重,不敢怠慢,慕名来诊。现症见：腰部隐隐作痛,酸软无力,局部发凉,喜温喜按,遇劳更甚,板硬,活动不利伴双下肢麻木,舌淡苔白,脉细弱。

【辨证要点】

1. 平素腰痛,逐年加重,受湿寒及劳累时症状明显。

2. 腰部酸软无力,遇劳更甚,逸则减轻,喜按揉拒暴力,并伴有双下肢麻木。

3. 舌淡苔白,脉细弱。

综上,一派肾精亏损、气虚血不濡养之征。

【既往史】精索静脉曲张。

【辅助检查】尿常规示：潜血（±）。

【中医辨证】肾精气亏虚。

【治则】补肾填精。

【处方】

熟地25g	山药30g	山萸肉15g	杜仲30g
白茅根30g	车前子30g	小蓟10g	藕节炭25g
菟丝子30g	桑寄生30g	肉桂10g	炙黄精30g
陈皮10g	炙黄芪30g		

7剂,水煎,早晚温服。

二诊:2011年8月23日。腰痛缓解,大便稀溏,日行1次,双下肢仍觉麻木,尿常规示:潜血(−)。处方调整如下:

熟地25g	山药30g	山萸肉15g	杜仲30g
白茅根30g	车前子30g	全蝎10g	藕节炭25g
菟丝子30g	桑寄生30g	肉桂10g	炙黄精30g
陈皮10g	炙黄芪30g		

7剂,水煎,早晚温服。

三诊:2011年9月6日。患者因负重远行导致腰痛复发,尿常规示:潜血(−),尿酸500μmol/L。处方调整如下:

熟地25g	山药30g	山萸肉15g	杜仲30g
白茅根30g	车前子30g	乌贼骨40g	藕节炭25g
菟丝子30g	桑寄生30g	肉桂10g	炙黄精30g
陈皮10g	炙黄芪30g	川楝子10g	延胡索10g

14剂,水煎,早晚温服。

四诊:2011年9月20日。腰痛缓解,局部仍发凉。处方调整如下:

熟地25g	山药30g	山萸肉15g	杜仲30g
白茅根30g	车前子30g	乌贼骨40g	炙黄芪60g
菟丝子30g	桑寄生30g	肉桂10g	炙黄精30g
陈皮10g	乳香2g	没药2g	鹿茸3g

14剂,水煎,早晚温服。

随访:服上方14剂后病愈,未再来诊。

【按】肾虚是腰痛的病因之一。肾主骨生髓,肾精亏损则腰脊失养。余分析多为先天禀赋不足,后天又劳累太过,或久病体虚,或年老体衰,或房室不节,导致肾精亏损,无以滋养腰脊而发生疼痛。方中以金匮肾气丸为基础,加用藕节炭、小蓟止血,炭药去性存用,防止寒凉药物加重腰痛。黄芪、陈皮益气健脾,健脾以益肾,肾气充盈,则气摄血功能正常,血不溢出脉外,尿血停止,复诊疗效明显。乌贼骨制酸止痛,接骨疗伤,配合乳香、没药,缓解腰痛之症。全方施药不忘补肾之根本,加入菟丝子、桑寄生、黄精等补肾良剂。该患双下肢发麻,故选用全蝎加强活血通络,"草木不能建功,故必借虫蚁入络搜剔络内久踞之邪"。病久肾精亏虚,非血肉有情之物不能纠正,加用鹿茸血片,效果更加显著。

案2：痿躄案

张某，女，54岁。初诊日期：2008年8月19日。

【主诉】腰骶部疼痛1年半余，肢体冷软麻木、步履困难4个月。

【现病史】患者于1年半前无明显诱因始现腰骶部疼痛、颈部僵硬感，于1年前自觉颜面部皮肤颜色变深明显，于4个月前自觉双脚冰冷，双下肢麻木无力，上楼无力，之后逐渐出现双手指端胀痛、灼热，伴有双上肢麻木无力，尤以左侧肢体较为严重，遂就诊于当地医院，予脉络通、维生素B$_1$、甲钴胺等药物未见好转，于2007年11月6日查肌电图示：右正中神经、右腓总神经运动传导速度和感觉神经传导速度均减慢。门诊治疗1个月不见好转，复去北京求诊，中医治疗效果不理想。半年后又求诊于多家知名医院，治疗期间曾服用中成药大活络丸、小活络丸，前医治以祛风散寒、活血止痛、补肾填精、活血止痛等中药200余剂，疗效不佳。西药曾以激素及肌氨肽苷、甲钴胺营养神经治疗，治疗效果均不明显，故于今日特来求诊。现症见：肢体冷软麻木，步履困难，经常跌倒，需拄拐杖走路，腰膝怕冷，晨起腹痛易泻，泻后痛减，四肢畏寒，自觉腿肚向里吸痛感。病来精神不振，睡眠差，饮食可。舌质暗红，苔白腻，脉沉细无力稍数。

【辨证要点】

1. 肢体冷软麻木，腰膝怕冷，影响日常活动。

2. 晨起腹痛，泻后痛减，四肢畏寒，病久精神差。

3. 舌质暗红，苔白腻，脉沉细无力稍数。

综上，一派肾阳虚损、血瘀寒凝之征。

【辅助检查】2007年11月7日B超示：左腘静脉瓣功能轻度不全；左下肢浅静脉曲张，血液黏稠；左下肢静脉炎。2007年12月3日彩超示：左下肢动脉内膜尚光滑；左腘静脉瓣功能不全；左下肢浅静脉曲张，血液黏稠；左下肢浅静脉炎。彩超：双侧足底皮下实质性包块。

【中医诊断】痿躄。

【中医辨证】肾阳虚衰，寒滞脉络。

【西医诊断】周围神经炎。

【治则】温阳补肾，化瘀祛寒。

【处方】

独活10g	桑寄生30g	细辛3g	制附片^{先煎}25g

白花蛇1条	炙黄芪80g	西洋参10g	川芎25g
天麻10g	木瓜30g	熟地20g	砂仁10g
菟丝子30g	桂枝10g	鹿茸先煎2g	全蝎10g
冬桑枝20g			

7剂,水煎,早晚温服。

二诊:2008年8月26日。自觉肢体冷软麻木有减,精神好转,睡眠可,两便正常,饮食可。余症如前,舌质暗红,苔白腻,脉沉细无力稍数。处方调整如下:

独活10g	桑寄生30g	细辛3g	制附片先煎40g
白花蛇1条	炙黄芪80g	西洋参10g	川芎25g
炒扁豆30g	木瓜30g	熟地20g	白芥子10g
菟丝子30g	鹿茸先煎3g	全蝎10g	冬桑枝20g

14剂,水煎,早晚温服。

三诊:2008年9月9日。自觉肢体冷软麻木明显减轻,步履有力,已无须拄拐杖走路,近10天来无跌倒,大便黄软,腰膝怕冷、四肢畏寒、腿肚吸痛感明显好转,精神爽快,睡眠饮食可。舌质淡红,苔白,脉沉细无力。处方调整如下:

独活10g	桑寄生30g	山茱萸20g	制附片先煎40g
白花蛇1条	炙黄芪80g	西洋参10g	川芎25g
炙黄精30g	木瓜30g	熟地20g	白芥子10g
菟丝子30g	鹿茸先煎3g	全蝎10g	冬桑枝20g

7剂,水煎,早晚温服。

四诊:2008年9月23日。自觉肢体冷软麻木、腰膝怕冷、四肢畏寒、腿肚吸痛感等基本消除,步履已近常人,每日户外锻炼2小时,大便黄软,精神爽快,睡眠饮食可。舌质淡红,苔白,脉沉细无力。处方调整如下:

独活10g	桑寄生30g	山萸肉20g	制附片40g
炙黄芪80g	西洋参10g	川芎25g	狗脊25g
炙黄精30g	木瓜30g	熟地20g	白芥子10g
菟丝子30g	鹿茸先煎3g	全蝎10g	川牛膝20g

14剂,水煎,早晚温服。

后随症加减,共服中药60剂痊愈,随诊1年未复发。

【按】痿躄,是指肢体筋脉弛缓,软弱无力,不能随意运动,或伴有肌肉萎缩的一种病症。临床上以下肢痿弱较为多见。本案中,患者具有肢体冷软麻木,腰膝怕冷,晨起腹痛易泻,脉沉细无力等一派肾阳虚的症状,腰为肾府,肾主骨,患者天癸竭,肝肾亏虚,精髓不足,精血不能濡养筋骨经脉,故渐成痿躄,应当以温补肾阳、散寒通络为主。方中以附子、细辛为君药,伍以鹿茸、菟丝子温阳以祛寒,独活、桑寄生强壮腰膝。"治痿独取阳明",方中炙黄芪、西洋参补益气血,益气养阴;全蝎、白花蛇、桑枝祛风通络止痛,治疗后复诊加入山茱萸温补肾阳,正对患者病症,因此疗效显著。

案3:痿证案

王某,男,63岁。

初诊日期:2011年5月31日。

【**主诉**】双下肢痿软无力伴凉麻感20天。

【**现病史**】患者自述20天前由于劳心思虑过度附加精神紧张,一夜之间双下肢软弱无力,欲行不能,长时间站立亦体力不支,需挂拐而立,且双下肢伴有凉麻感。因病起突然,患者甚为紧张,不敢怠慢疏忽,于第一时间赶往医院神经内科就诊,行脑CT及颈部、腰部影像学检查,均未发现任何阳性指标。后患者转投中药及针灸治疗,前医以健脾益气、益气活络等法治疗,疗效不显。万般无奈,患者再次行脑MRI、肌电图等各项相关检查,亦未发现有何异常。患者自觉病情日益加重,但求医无门,甚为忧心,后机缘巧合下慕名来访。刻下见:双下肢软弱无力伴有凉麻感,欲行不能,大小便无力,排出困难,带脉以下知觉明显减退,胸脘痞闷,头晕心烦,舌质红,苔白腻,脉弦滑稍数。

【**辨证要点**】

1. 年老体虚,劳心思虑过度后致肢体软弱无力。

2. 下肢凉麻,欲行不能,头晕心烦,伴胸脘痞闷。

3. 舌质红,苔白腻,脉弦滑稍数。

综上,一派年老肾亏、肝气郁滞、瘀血阻遏之征。

【**中医诊断**】痿证。

【**中医辨证**】肝气郁结,肾虚血瘀。

【**西医诊断**】神经症。

【**治则**】疏肝解郁,活血益肾。

【**处方**】

白芍40g	当归20g	柴胡15g	青皮10g
陈皮10g	郁金20g	西洋参10g	炙黄芪80g
白术30g	鹿茸^{先煎}3g	炙黄精30g	菟丝子30g

| 狗脊30g | 木瓜10g | 川芎15g | 附子^{先煎}15g |

巴戟天30g

10剂,水煎,早晚温服。

二诊:2011年6月10日。服药7剂后,患者面露红润,双目精彩,心情愉悦,自述服药后可步行百米,气力明显大增,二便有力,带脉以下畏寒症状缓解,唯有脚趾麻木不仁,效不更方,在原方的基础上改附子30g、肉桂10g、炙黄芪100g,嘱继续服药以观后效。处方具体调整如下:

白芍40g	当归20g	柴胡15g	青皮10g
陈皮10g	郁金20g	西洋参10g	炙黄芪100g
白术30g	鹿茸^{先煎}3g	炙黄精30g	菟丝子30g
狗脊30g	木瓜10g	川芎15g	附子^{先煎}30g
巴戟天30g	肉桂10g		

21剂,水煎,早晚温服。

三诊:2011年6月30日。患者面色红润,心情爽快,气力大增。自述服药后可步行千米,带脉以下畏寒症状消失,脚趾麻木减轻。处方调整如下:

白芍40g	当归20g	柴胡15g	郁金20g
西洋参10g	炙黄芪100g	白术30g	鹿茸^{先煎}3g
炙黄精30g	菟丝子30g	狗脊30g	木瓜10g
川芎15g	附子^{先煎}20g	巴戟天30g	

14剂,水煎,早晚温服。

后随症加减,服药40余剂痊愈,随访1年未复发。

【按】本案患者,劳心思虑过度,外加精神紧张,致肝阳升动,肝气郁结,筋脉失于濡养,导致下肢无力,不能行走;肾为五脏之根,肝气郁结,久必及肾,肾伤不能生髓养骨,则肢体痿痹不用。因此,余提出"重在调肝、辅以补肝肾、须避滋腻"的治则,方中用白术、木瓜健脾利湿,青、陈皮疏肝行气,佐以郁金、柴胡疏肝除烦,配合黄精、菟丝子、狗脊、巴戟天以壮肾壮骨;辅以西洋参、当归、川芎,以达到补气行血之功。方中重用白芍,取其温阳祛湿、补体虚的功效,且可柔肝止痛。纵观本案,以虚为本,虚实夹杂,治疗时以补虚为主,兼顾祛实,还重视调畅气血,使气血运行通畅,体内津液得到输布,经络得到濡养,则痿痹自除。

案4:激素性股骨头坏死案

张某,女,25岁。初诊日期:2013年3月1日。

【主诉】双下肢疼痛3年,加重伴行走不能半年。

【现病史】因患系统性红斑狼疮于3年前开始使用激素治疗,每日口服甲泼尼龙12mg后出现双下肢疼痛不适,于医院确诊为股骨头坏死,为防止红斑狼疮进一步加重,未停激素,股骨头坏死仅口服骨化三醇软胶囊等保守治疗。近半年来,一直坚持治疗,但双下肢活动受限突然加重,仅能凭借拐杖辅助行走,西医建议手术治疗。患者惧怕手术,遂慕名来诊。现症见:拄拐步入病室,激素面容,双下肢疼痛,行走不能,兼见腰膝酸软,气短乏力,五心烦热,纳可,长期大便稀溏,小便可,夜寐可。舌质绛红,苔白腻,脉细。

【辨证要点】

1. 拄拐步入病室,激素面容,双下肢疼痛,行走不能。

2. 腰膝酸软,气短乏力,五心烦热。饮食可,长期大便溏薄。

3. 舌质绛红,苔白腻,脉细。

综上,一派肝肾亏虚、病久气虚、瘀血凝滞之征。

【既往史】系统性红斑狼疮病史15年余,长期应用激素治疗。

【中医诊断】骨蚀。

【中医辨证】肝肾亏虚,气虚血瘀。

【西医诊断】系统性红斑狼疮;股骨头坏死。

【治则】补益肝肾,益气活血。

【处方】

西洋参10g	炙黄芪120g	生地30g	熟地30g
山茱萸15g	制黄精30g	川芎30g	菟丝子30g
车前子30g	木瓜30g	何首乌25g	冬桑枝20g
炙鳖甲20g	银柴胡15g	酒白芍30g	炒山药30g

14剂,水煎,早晚温服。

二诊:2013年3月19日。双下肢疼痛减轻,已能自行站立5分钟。精神爽快,气力增加,面色稍红润。大便成形,手足心热较前减轻。处方调整如下:

西洋参10g	炙黄芪120g	生地30g	熟地30g
山茱萸15g	制黄精30g	川芎30g	菟丝子30g
车前子30g	木瓜30g	何首乌25g	冬桑枝20g
炙鳖甲20g	麦冬20g	酒白芍30g	炒山药30g

14剂,水煎,早晚温服。

三诊:2013年4月3日。双下肢疼痛进一步减轻,已基本能自行站立,腰膝

酸软明显缓解。神爽力增,面色红润。二便可,手足心热明显消减。处方调整如下:

西洋参10g	炙黄芪120g	生地30g	熟地30g
山茱萸15g	制黄精30g	川芎30g	酒白芍30g
车前子30g	木瓜30g	冬桑枝20g	炒山药30g
路路通20g			

14剂,水煎,早晚温服。

坚持服药半年,能够自行独立行走,正常生活。嘱其定期随诊,避风寒,慎起居,饮食清淡,随访1年未复发。

【按】中医认为与股骨头坏死病变关系最为密切的为肝、脾、肾三脏。脾胃为后天之本,万物生化之源,脾健胃和,则水谷腐熟,化气化血,以行营卫,若脾胃失健运,生化气血无源,则筋骨肌肉皆无气血以生,故方中用西洋参、炙黄芪益气健脾扶正,药量加大,盖顽疾非重药不能治也。肾为先天之本,主骨生髓,肾健则髓充,髓满则骨坚;肝主筋藏血,与肾同源,两脏荣衰与共,肝脏受累,藏血失司,营养不济,亦是造成股骨头缺血性坏死的重要因素,故加入黄精、熟地、山萸肉、白芍补肝肾、祛风湿。川芎、生地、何首乌、桑枝等活血通络,炙鳖甲、银柴胡解其病久阴虚烦热。诸药合用,复诊效果明显。

案5:跟骨疼痛案

夏某,女,67岁。初诊日期:2010年4月20日。

【主诉】双脚跟疼痛1年。

【现病史】1年前无明显诱因出现双侧脚跟疼痛,不敢着地,行动不便,行跟骨X线片后,诊断为跟骨骨质增生,建议手术治疗。患者拒绝手术,服用非甾体类抗炎药无效,而后又奔波于各中医院寻求中医治疗。前医以活血通络、补肾壮骨等多法治疗,但疗效始终欠佳,而后也以脾肾阳虚辨证治之,但仍收效甚微。患者极度痛苦,故于今日来诊:双足跟肿胀疼痛,不敢着地,行动不便,影响工作及生活,细查伴腰膝酸软无力,畏寒肢冷,表情淡漠,夜尿频数,头晕健忘,耳鸣目涩,牙齿松动,纳少,失眠多梦。口唇淡紫,舌质暗红,体胖边有齿痕,苔薄白,脉细少力。

【辨证要点】

1.腰膝酸软无力,畏寒肢冷,夜尿频数。

2.头晕健忘,耳鸣目涩,牙齿松动,饮食欠佳,失眠多梦。

3. 口唇淡紫,舌质暗红,体胖边有齿痕,苔薄白,脉细少力。

综上,一派肾阳亏虚、脾阳不振、虚致血瘀之征。

【中医辨证】脾肾阳虚,脉络瘀滞。

【治则】温补脾肾,活络止痛。

【处方】

西洋参10g	白术30g	山药30g	菟丝子30g
黄芪80g	炒杜仲30g	金樱子30g	锁阳30g
狗脊30g	全蝎10g	砂仁10g	高良姜10g
小茴香15g	山萸肉15g	制附片40g	车前子20g
乳香2g	没药2g		

7剂,水煎,早晚温服。

二诊:2010年4月27日。足跟痛明显改善,体力改善。处方调整如下:

西洋参10g	白术30g	山药30g	菟丝子30g
黄芪80g	炒杜仲30g	金樱子30g	锁阳30g
狗脊30g	全蝎10g	蜈蚣1条	高良姜10g
独活15g	山萸肉15g	制附片50g	车前子20g

7剂,水煎,早晚温服。

后随症加减,服药30剂双侧脚跟疼痛明显减轻,行动步履基本复常,为巩固疗效,共服中药3个月。于2010年7月18日复查跟骨X线片示:跟骨骨刺消失。后随访1年未复发。

【按】足跟痛一症,虽病在足跟,但与肾有密切关系。本案中,患者诊时见腰膝酸软无力、畏寒肢冷、夜尿频数、头晕健忘、耳鸣目涩、牙齿松动等肾阴亏虚和肾阳不足同时并见的症状,然进一步查看,患者口唇淡紫,舌质暗红,体胖边有齿痕,苔薄白,脉细少力,呈现出一派脾肾阳虚、脉络瘀滞之征。故治疗上以温补脾肾为主,再根据"通则不痛,不通则痛"的理论,兼以活血通络止痛。方中既以菟丝子、锁阳、制附片温补肾阳,又以山萸肉、金樱子滋补肾阴,乳香、没药活血通络,加蜈蚣搜风通络,杜仲、独活补肾健骨,诸药合用,共奏益肾健骨、活血化瘀、通络止痛之功。白术、高良姜、砂仁意在健脾温中;重用黄芪,加大补益脾气之力,以补后天之本益先天之本。

案6:左下肢深静脉炎案

武某,女,40岁。初诊日期:2008年9月16日。

【主诉】左侧下肢疼痛、发凉,走路困难半年。

【现病史】患者于半年前行左侧卵巢切除术后出现左侧下肢疼痛,且发凉有瘀斑,于医院就诊诊断为下肢静脉血栓。西医针对患肢行低分子肝素钠注射及用阿司匹林、丹参注射液、脉通等溶栓药对症治疗,效果不佳。后又求助于中医,前医以活血化瘀等方法治疗,疗效欠佳。半年来患者步履困难,严重影响正常生活,为求进一步治疗,故于今日来诊。现症见:左侧下肢疼痛、发凉,步履困难,双下肢对比不同,左下肢静脉迂曲肿胀,皮肤黧黑,肤温低;兼见头晕、面色紫暗,四肢发麻,腰疼,经期腹胀,月经量少、色黑有块,胃脘喜热怕凉。深入问询,患者性情急躁易怒,眠差、噩梦纷纭,喜悲伤欲哭,数欠伸,舌质暗红,苔薄黄,脉沉弦。

【辨证要点】

1. 左下肢静脉迂曲肿胀疼痛,皮肤黧黑,肤温低。

2. 头晕,面色紫暗,平素性情急躁易怒,眠差、噩梦纷纭,喜悲伤欲哭,数欠伸,舌质暗红,苔薄黄,脉沉弦。

【既往史】胆囊炎;左侧卵巢切除术后。

【中医辨证】肝郁气滞,气虚血瘀。

【西医诊断】左下肢深静脉炎。

【治则】疏肝解郁,益气活血。

【处方】

菊花10g	当归10g	酒白芍30g	柴胡15g
香附15g	郁金15g	五灵脂15g	蒲黄15g
丹参30g	川芎30g	桑寄生30g	神曲30g
路路通30g	怀牛膝25g	琥珀^{冲服}0.8g	黄芪80g

7剂,水煎,早晚温服。

二诊:2008年9月23日。右下肢感觉宽松,服药后双下肢步履五六百米,以前不能下楼。处方调整如下:

菊花10g	当归10g	醋白芍30g	柴胡15g
香附15g	郁金15g	五灵脂15g	蒲黄15g
丹参30g	川芎30g	桑寄生30g	神曲30g
车前子30g	丝瓜络15g	琥珀^{冲服}0.8g	黄芪100g
怀牛膝20g	水蛭5g		

14剂,水煎,早晚温服。

三诊:2008年10月7日。左下肢静脉迂曲肿胀发凉、疼痛,头晕,面色紫暗,四肢发麻,腰疼等明显减轻;眠差、噩梦纷纭,喜悲伤欲哭,数欠伸等基本消失;舌质暗红,苔薄黄,脉沉弦。右下肢感觉宽松,服药后两下肢步履1 000米,但左侧下肢及胃仍发凉。处方调整如下:

当归10g	醋白芍30g	香附15g	郁金15g
五灵脂15g	蒲黄15g	车前子30g	丝瓜络15g
丹参30g	川芎30g	桑寄生30g	神曲30g
怀牛膝20g	水蛭5g	黄芪100g	制附片25g
高良姜10g	熟地25g	冬桑枝30g	

14剂,水煎,早晚温服。

后随症加减70余剂,诸症消失,精神爽快,纳食香甜,二便正常,生活完全自理,随访1年未复发。

【按】患者素体禀赋欠佳,兼之胞宫术后气血耗伤,瘀留胞中,气虚则运行不畅,气虚血瘀,气血不通,不通则痛。络道阻塞,营血回流受阻,水津外溢,聚而为湿,停滞肌肤则肿。郁气滞,冲任失调,表现为烦躁易怒,月经失调,经少、色暗;心肺失养,喜悲欲哭。该患既有股肿表现,亦有脏躁表现,但根本病因乃气虚血瘀。前医辨证未切病机,仅以活血化瘀治疗,故不效。治疗上以柴胡、香附、郁金疏肝理气,黄芪、当归益气和血,辅以白芍养血调肝;川芎、五灵脂、蒲黄、牛膝活血祛瘀止痛,桑枝、水蛭逐瘀通络散结,车前子利湿;菊花清肝泻火,琥珀安神;病久气血阴阳皆虚,待络通痛止后,加用附子、高良姜温阳益气通络,而又不致久瘀化热;熟地养血活血,而又不致留瘀。诸药合用,相得益彰,加减适宜,用药精准。

案7:脱疽案

王某,男,54岁。初诊时间:2013年5月14日。

【主诉】右踇趾疼痛、麻木40天。

【现病史】患者于40天前无明显诱因出现右踇趾疼痛、麻木,逐渐加重,至医院就诊,诊断为脉管炎,给予中药益气活血、活络止痛并输液治疗(药物不详),疗效不佳,现为求系统治疗来诊。现症见:右踇趾色紫暗,自感发凉、麻木、疼痛,间歇性跛行,右足背趺阳脉细弱无力,腰部以下常感觉冰凉,偶有脚跟疼痛。面色晦暗无光泽,舌质紫暗,有瘀点,脉细涩。

【辨证要点】

1.右踇趾色紫暗,自感发凉、麻木、疼痛,间歇性跛行,右足背趺阳脉细弱无力,腰部以下常感觉冰凉。

2. 舌质紫暗,有瘀点,脉细涩。

一派脾肾阳虚、血瘀阻络之象。

【中医诊断】脱疽。

【中医辨证】脾肾阳虚,血瘀阻络。

【治则】温阳补元,活血祛瘀,通络止痛。

【处方】

红参10g	熟地25g	鹿角胶^{烊化}10g	细辛3g
金银花10g	木瓜30g	独活10g	丹皮10g
川芎30g	黄精30g	川断30g	车前子30g
菟丝子30g	制乳香2g	制没药2g	白芥子10g
炙甘草10g			

7剂,水煎,早晚温服。

嘱:注意保暖、休息。忌烟、酒。

二诊:2013年5月21日。诸症明显减轻,右跗趾颜色略红,麻木、疼痛基本消失,步履正常。患者精神爽快,面色红润,喜笑颜开。处方调整如下:

红参10g	熟地30g	鹿角胶^{烊化}10g	细辛3g
金银花10g	木瓜30g	独活10g	丹皮10g
川芎30g	冬桑枝15g	川断20g	车前子30g
菟丝子30g	制乳香2g	制没药2g	白芥子10g
炙甘草10g	蜈蚣1条		

7剂,水煎,早晚温服。

后随症加减,服药35剂痊愈,随访1年未复发。

【按】本案中,患者面色晦暗无光泽,右足背跗阳脉细弱无力,腰部以下常感觉冰凉,均为脾肾阳虚血瘀之征,法当遵循明代《景岳全书·脱疽》"盖死肉乃毒气盛而拒绝营气所致,况至阴之下,气血难达"指导思想,运用温阳补元、活血祛瘀、通络止痛法则来治疗。《素问·举痛论》曰:"寒气入经而稽迟,泣而不行,客于脉外则血少,客于脉中则气不通,故卒然而痛。"方中红参、熟地、鹿角胶、菟丝子益气温阳补元,细辛、独活入肾经,能搜伏风,使之外出,木瓜、川芎、制乳香、制没药、蜈蚣、冬桑枝活血通络止痛,牡丹皮活血祛瘀,金银花、白芥子散结消痈。辨证精准,药到病除。

案8：重度直肠脱垂案

赵某，男，60岁。初诊：2012年9月4日。

【主诉】肛门重度脱垂近50年，加重4年。

【现病史】患者50年前因劳累出现乏力伴大便肛门重度脱垂，初始可自行还纳。于当地医院诊断为"直肠脱垂"，因工作繁忙未予重视，未予治疗，近50年来病情逐渐加重，脱出肿物需用手还纳，甚至咳嗽、喷嚏、举重物等腹压增加时也可脱出且无法自行回纳。近4年来求诊于各大医院，诊断为"直肠脱垂Ⅲ度"，并先后手术治疗3次，术后脱肛症状一般缓解2～3个月不等即复发，患者非常痛苦。其间曾接受过中医治疗，前医均以补中益气等法治之，效均不佳。此次准备进行第4次手术之际，经人介绍来诊。现症见肛门突出肿物，于大便、咳嗽、喷嚏、举重物等腹压增加时可脱出，肿物色暗红，布满黏液，无法自行还纳，患者面色萎黄，兼见头晕耳鸣，心悸健忘，腰膝酸软，气短懒言，倦怠乏力，脘腹坠胀，大便溏薄，小便淋沥，夜尿频数。舌淡苔薄白，脉沉细。

【辨证要点】

1. 肛门突出肿物色暗红，布满黏液，无法自行还纳。

2. 伴随头晕耳鸣，心悸健忘，腰膝酸软，气短懒言，倦怠乏力，脘腹坠胀，大便溏薄，小便淋沥，夜尿频数。舌淡苔薄白，脉沉细。

一派元气亏陷、肾脉瘀滞之象。

【既往史】糖尿病史10年。

【中医辨证】元气亏陷，肾脉瘀滞。

【治则】益元补肾，祛瘀通络。

【处方】

生黄芪120g	炒白术30g	西洋参10g	升麻5g
柴胡5g	醋白芍40g	生地60g	熟地60g
炒山药60g	地龙30g	川芎30g	小茴香15g
玄参60g	当归10g	制首乌30g	制黄精30g
黄连20g	山萸肉30g	姜、枣为引	

20剂，水煎，早晚温服。

二诊：2012年9月24日。症状明显减轻，直肠脱出较前短70%，脱出后可自行少量复位。精神爽快，气力增加，面色稍红润。处方调整如下：

生黄芪120g	炒白术30g	西洋参10g	升麻5g

柴胡5g	醋白芍40g	生地60g	熟地60g
炒山药60g	地龙30g	川芎30g	小茴香15g
玄参60g	当归20g	制首乌30g	制黄精30g
炙龟甲20g	金樱子20g	姜、枣为引	

10剂,水煎,早晚温服。

患者服中药半年,肛门肿物仅在劳累时少量脱出,可自行回纳。患者自觉气力增加,精神爽快,生活质量大幅提高,可自行驾驶机动车辆远行,嘱其继续服药巩固,随访3年未复发。

【按】老年人患直肠黏膜脱垂,多由年老体弱,气血不足,中气下陷,气虚不能收摄而引起。此案病患少时脱肛延误失治,中年虽做手术治疗数次,但均非治本之法。查看前医病案也均以补中益气治之,为何不效? 辨证可知患者年迈体衰,肾气已竭,久病及肾,久病必瘀,终成元气亏陷、肾脉瘀滞之慢性顽固性脱肛,久病因虚致瘀,本虚标实,治以益元补肾,佐以活络,全身综合调理,治病求本。下者举之,方用生黄芪、炒白术、西洋参、升麻、柴胡补中益气,升阳举陷,且参芪并用大补元气;金樱子、醋白芍、生地、玄参、当归、熟地、川芎活血化瘀,收敛固涩;炒山药、小茴香、地龙、制首乌、制黄精、炙龟甲、姜枣等,温肾阳,活血化瘀,切中病机。

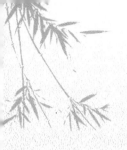

第十三章 癌 症

案1:肺鳞状细胞癌案

李某,男,70岁。初诊日期:2010年8月24日。

【主诉】反复咳嗽半年,加重半月余。

【现病史】患者半年前无明显诱因出现咳嗽,无咳痰,活动后胸闷、气短,其间未进行系统治疗,自服止咳药物,病情缓解。半月前咳嗽加重,伴咳痰,痰色白质黏夹带血丝,遂到医院呼吸科就诊并住院治疗,行肺部CT(2010年8月2日)检查示:右肺门见形态不规则软组织密度肿块影,大小约2.8cm×4.7cm,病灶内混杂钙化;右肺中叶段、下段支气管管壁增厚,管腔狭窄;右下肺多发斑片模糊阴影,双肺见斑块及索条状致密影,胸膜粘连,右上肺多发肺大疱、支气管扩张,纵隔向右移位;气管隆嵴下可见肿大淋巴结,以隆嵴为著;胸腔无积液。心脏彩超:二尖瓣反流(轻度),主动脉瓣退行性变,左室收缩功能正常,舒张功能减低。行肺肿物穿刺取活检,病理回报:边缘可见少量异型细胞。行痰脱落细胞学检查,回报结果:鳞状细胞癌。住院期间主要给予抗感染、化痰止咳止血对症治疗及化疗。经半年西医治疗,患者体重骤减15kg,生活自理能力已近乎丧失,患者已不能耐受化疗等副作用,故慕名来诊。现症见:咳嗽、咳痰,痰色白质黏带血丝,形体消瘦,神疲乏力,面色无泽,胸闷气短,溲便调,纳差,睡眠可,舌红少苔,脉细弱。

【辨证要点】

咳嗽、咳痰,痰色白质黏带血丝,形体消瘦,体重下降,神疲乏力,胸闷气短,溲便调,纳差,睡眠可,舌红少苔,脉细弱。一派脾肺气虚、痰浊蕴脾之象。

【中医诊断】肺岩。

【中医辨证】脾肺气虚,痰浊蕴脾。

【治则】健脾益气,化痰止咳。

【处方】

西洋参10g	炒白术30g	炒山药30g	茯苓30g
炙黄芪80g	鱼腥草10g	炙麻黄10g	川贝母^{冲服}2g
瓜蒌仁30g	薤白30g	陈皮10g	木香10g
炒白芥子10g	炒紫苏子10g	炙冬花15g	炙紫菀15g
炒麦芽30g	神曲30g	炒鸡内金10g	芒硝^{后下}2g

7剂,水煎,早晚温服。

嘱:忌劳累,避风寒,营养饮食,增强抵抗力。

二诊:2010年8月31日。咳嗽、咳痰症状明显减轻,体力增加,精神状态转好,现偶有咳痰带少量血丝。处方调整如下:

西洋参10g	炒白术30g	炒山药30g	茯苓30g
炙黄芪80g	炙麻黄10g	白及10g	冬虫夏草1g
瓜蒌仁30g	陈皮10g	木香10g	浙贝母30g
炒白芥子10g	炒紫苏子10g	炙冬花15g	炙紫菀15g
炒麦芽30g	神曲30g	炒鸡内金10g	芒硝^{后下}2g
玄参30g	生牡蛎30g		

10剂,水煎,早晚温服。

三诊:2010年9月10日。咳嗽、咳痰症状明显减轻,咯血症状消失,体力增加,溲便调,纳眠可。现觉肩部麻木、时有抽搐,处方调整如下:

西洋参10g	炒白术30g	炒山药30g	茯苓30g
炙黄芪80g	炙麻黄10g	全蝎10g	冬虫夏草1g
瓜蒌仁30g	陈皮10g	木香10g	浙贝母30g
炒白芥子10g	炒紫苏子10g	玄参30g	生牡蛎30g
炒麦芽30g	神曲30g	炒鸡内金10g	芒硝^{后下}2g

14剂,水煎,早晚温服。

四诊:2010年9月28日。咳嗽、咳痰症状基本消失,溲便调,纳眠可,体力大增,每日能自行活动1小时,生活自理。处方调整如下:

西洋参10g	炒白术30g	炒山药30g	茯苓30g
炙黄芪80g	炙麻黄10g	全蝎10g	冬虫夏草1g
瓜蒌仁30g	陈皮10g	木香10g	浙贝母30g
炒白芥子10g	炒紫苏子10g	玄参30g	生牡蛎30g
伸筋草15g	炒鸡内金10g	芒硝^{后下}2g	

10剂,水煎,早晚温服。

五诊:2010年10月8日。体力大增,每日能于户外活动2小时,近日因外感风寒而致咳嗽复作,肩部麻木抽搐症状向愈,面色红润,大便日行1次。处方调整如下:

西洋参10g	炒白术30g	炒山药30g	茯苓30g
炙黄芪80g	炙麻黄10g	冬桑叶10g	冬虫夏草1g
瓜蒌仁30g	陈皮10g	木香10g	浙贝母30g
炒白芥子10g	炒紫苏子10g	玄参30g	生牡蛎30g
伸筋草15g	炒鸡内金10g	芒硝^{后下}2g	

14剂,水煎,早晚温服。

六诊:2010年10月29日。患者共服中药55剂,病情向愈,精神爽快,偶微感气短,余症消失,纳食香甜,体重增加5kg,生活完全自理。近日行肺CT(与2010年8月2日对比):右肺门软密度影及肺内斑片影均明显减少(0.8cm×1.4cm),胸腔无积液,肿大淋巴结消失;双上肺陈旧病变,右上肺多发肺大疱、支气管扩张,改变同前。处方调整如下:

西洋参10g	炒白术30g	炒山药30g	茯苓30g
炙黄芪100g	炙麻黄10g	全蝎10g	芒硝^{后下}2g
瓜蒌仁30g	陈皮10g	木香10g	浙贝母30g
炒白芥子10g	炒紫苏子10g	玄参30g	生牡蛎30g
伸筋草15g	炒鸡内金10g		

14剂,水煎,早晚温服。

后患者及其家属担心复发,长期门诊间断服用中药,随症加减5年,现患者生活自理,每日散步,病情基本控制。

【按】余认为肺癌形成与否与体内正气是否充足密切相关,《内经》指出"正气存内,邪不可干"。治疗方面,余主张以扶正为主,兼以祛邪,强调补益后天。《脾胃论》指出:"内伤脾胃,百病由生。"脾为土,肺为金,培土生金为治癌之大法。余临证主要以西洋参、炒白术、炙黄芪、炒山药、茯苓以健脾益气,解除这些处于肿瘤微环境中的免疫细胞的免疫抑制效应,《医宗必读·积聚》云:"积之成者,正气不足,而后邪气踞之。"麦芽、神曲、焦山楂、鸡内金、陈皮、木香和胃消食行气;牡蛎、浙贝母、玄参软坚散结;《医宗金鉴》提到"痈疽原是火毒生,经络阻隔气血凝",鱼腥草、麻黄、炙冬花、紫菀、瓜蒌仁润肺化痰止咳;佐以小量芒硝以通腑泄肺,止咳祛痰;若有咯血加白及止血。

案2：肺高分化腺癌伴胸腔积液案

周某，男，75岁。初诊日期：2009年7月2日。

【主诉】咳嗽、咳痰、胸痛1月余。

【现病史】患者1个月前无明显诱因出现咳嗽、咳痰、胸痛，遂于医院查肺CT示：右肺门团块并阻塞性炎症，右侧胸腔大量积液。遂行胸腔穿刺抽液做病理示：高分化腺癌（透明细胞癌），主要以抗癌抗炎祛痰抽液治疗，效果欠佳。为求中医治疗遂来诊，现症见：咳嗽胸闷气憋，咳痰色白，量多质黏稠，纳呆便溏，神疲乏力，舌淡红，苔白腻，舌体胖、边有齿痕，脉滑。

【辨证要点】

咳嗽胸闷，咳痰色白，量多质黏稠，纳呆便溏，神疲乏力，舌淡红，苔白腻，舌体胖、边有齿痕，脉滑。一派痰湿蕴肺、脾虚湿盛之象。

【既往史】高血压病史30余年，脑梗死病史9年，2年前左下肢动脉硬化闭塞症行截肢手术。

【中医辨证】痰湿蕴肺，脾虚湿盛。

【治则】培土生金，健脾祛湿，止咳化痰。

【处方】

西洋参10g	炒白术30g	炒山药30g	茯苓30g
炙黄芪80g	猪苓30g	泽泻30g	车前子30g
鱼腥草10g	浙贝母30g	瓜蒌皮30g	薤白30g
陈皮10g	木香10g	炒白芥子10g	炒紫苏子10g
炙冬花15g	炙紫菀15g	炒麦芽30g	神曲30g
炒鸡内金10g	丹参30g	海浮石15g	

7剂，水煎服，每日1剂，早晚温服。

二诊：2009年7月9日。胸闷咳嗽症状减轻，体力增加，纳可，大便日行1次，舌淡紫，边有齿痕。处方调整如下：

西洋参10g	炒白术30g	炒山药30g	茯苓30g
炙黄芪80g	猪苓30g	泽泻30g	车前子30g
玄参30g	浙贝母30g	瓜蒌皮30g	薤白30g
陈皮10g	木香10g	炒白芥子10g	炒紫苏子10g
炙冬花15g	炙紫菀15g	炒麦芽30g	神曲30g
炒鸡内金10g	丹参30g	海浮石15g	生牡蛎30g

14剂,水煎,早晚温服。

三诊:2009年7月23日。胸闷胸痛症状消失,现仍咳嗽咳痰,纳可,溲便调。处方调整如下:

西洋参10g	炒白术30g	炒山药30g	茯苓30g
炙黄芪80g	猪苓30g	泽泻30g	车前子30g
玄参30g	川贝母2g	瓜蒌皮30g	白果10g
陈皮10g	木香10g	炒白芥子10g	炒紫苏子10g
炙冬花15g	炙紫菀15g	炒麦芽30g	神曲30g
炒鸡内金10g	炙麻黄10g	海浮石15g	生牡蛎30g

14剂,水煎,早晚温服。

四诊:2009年8月10日。服药月余,症状明显好转,3天前因感冒而致咳嗽复作,此次感冒较以前感冒症状明显减轻,现微感咳嗽咳白痰,时有胸闷,体力明显增加。处方调整如下:

西洋参10g	炒白术30g	炒山药30g	茯苓30g
炙黄芪80g	猪苓30g	泽泻30g	车前子30g
玄参30g	浙贝母30g	瓜蒌皮30g	白果10g
陈皮10g	木香10g	炒白芥子10g	炒紫苏子10g
前胡10g	冬桑叶10g	炒麦芽30g	神曲30g
炒鸡内金20g	炙麻黄10g	海浮石15g	生牡蛎30g

14剂,水煎,早晚温服。

后随症加减,共服中药80剂,病情明显好转,生活质量明显提高,几近常人,每天散步2~4小时。后每年间断服中药6~8个月,现病情控制良好,生活质量如常人,已带瘤生存5年。

【按】肺癌患者虚损虽有多脏器虚损和气血津液不足之不同,但对于晚期肺癌,脾虚元衰是关键,"有胃气则生,无胃气则死"。培土生金是治疗肺癌的重要方法。此患者老年男性,平素饮食不节,脾失健运,脾虚湿困,痰浊内生,上干于肺,壅遏肺气,故致咳嗽咳痰,痰浊中阻,故致胸闷气憋;脾虚不运化,故致纳呆便溏,神疲乏力,舌象、脉象亦为脾虚湿困之象。方以西洋参、炒白术、炒山药、茯苓、炙黄芪培土生金,补养脾肺,健脾益气;猪苓、泽泻、车前子利水渗湿止泻,以去胸腔积液;以瓜蒌皮、薤白、丹参祛瘀化痰,宽胸理气;陈皮、木香、炒白芥子、炒紫苏子、炒麦芽、神曲、炒鸡内金行气健脾消食;鱼腥草、浙贝母、海浮石、炙冬花、炙紫菀清肺化痰,软坚散结,消痈。后天得补,气血生,元气免疫力得复,人体内环境改变,从而起到带瘤生存遏制癌瘤之效。

案3:肺癌伴恶性胸腔积液案

马某,男,79岁。初诊日期:2008年6月27日。

【主诉】神志模糊,面色萎黄,卧床不起,胸闷憋气咳嗽2月余,加重伴恶性胸腔积液1周。

【现病史】患者2个月前因外感出现阵发性咳嗽,少痰,乏力,并逐渐加重,伴纳呆,近2个月体重下降5kg。2008年5月23日入院治疗,血常规:白细胞$3.8×10^9$/L(稍低),尿、便常规大致正常,血沉16mm/h。腹部彩超示:胆囊多发结石,胆囊壁增厚,左肾结石。心脏彩超示:左室收缩功能正常,顺气性下降。胸腔积液为血性,ADA 8U/L,胸腔积液找到成堆成团癌细胞(中分化腺癌),确诊为肺癌。住院期间给予止咳化痰、抗感染等治疗,并行单腔静脉穿刺引流,治疗效果欠佳。住院期间病情反反复复,一直没有得到稳定控制,于2008年6月5日出院。查肺CT:右肺中叶慢性炎症,右侧胸膜增厚,胸膜腔注入卡铂300mg防止胸膜粘连。出院后患者又先后在各大医院行中西医结合治疗,效果均不佳。1周前患者无明显诱因病情进一步加重,遂来求诊。现症见:神志模糊,面色萎黄,卧床不起;咳嗽严重,咳痰带少量血丝;伴胸闷气短、喘憋,活动后加重;神疲乏力,气短懒言,心烦失眠,潮热汗出,腰膝酸软,畏寒喜温,四肢欠温,纳少,大便干燥,2~3日一行,小便可,舌红苔薄黄,脉沉细数。

【辨证要点】

1.肺癌诊断明确,咳嗽严重,咳痰带少量血丝。

2.伴胸闷气短、喘憋,活动后加重;神疲乏力,气短懒言,心烦失眠,潮热汗出,腰膝酸软,舌红苔薄黄,脉沉细数。

一派气阴两虚、痰湿阻肺之象。

【中医诊断】肺岩。

【中医辨证】气阴两虚,痰湿阻肺。

【西医诊断】肺癌,中分化腺癌。

【治则】益气养阴,祛湿化痰。

【处方】

西洋参10g	炒白术30g	茯苓30g	炒山药30g
紫苏子10g	白芥子10g	炙麻黄10g	炙冬花15g
炙紫菀15g	陈皮10g	焦麦芽30g	焦神曲30g

炒鸡内金10g	川贝母10g	瓜蒌皮30g	泽泻30g
猪苓30g	车前子30g	鱼腥草10g	炙黄芪80g
丹参30g	芒硝^{后下}3g	砂仁10g	

7剂，水煎服，每日1剂，分温频服。

二诊：2008年7月4日。咳嗽、咳痰等症状明显减轻，精神转好，气力增加，已能下床，大便日一行，纳食增加，但食后有腹胀感。处方调整如下：

西洋参10g	炒白术30g	茯苓30g	炒山药30g
紫苏子10g	白芥子10g	炙麻黄10g	炙冬花15g
炙紫菀15g	陈皮10g	焦麦芽30g	焦神曲30g
炒鸡内金10g	川贝母10g	瓜蒌皮30g	泽泻30g
猪苓30g	车前子30g	鱼腥草10g	炙黄芪80g
丹参30g	芒硝^{后下}3g	砂仁10g	薤白25g

7剂，水煎，早晚温服。

三诊：2008年7月18日。患者共服药21剂，咳嗽、咳痰已无，喘憋症状明显好转，心烦不适等症状好转，睡眠较前改善，精神明显好转，气力增加，生活自理，大便日一行，纳食香甜，食后仍有腹胀感，处方调整如下：

西洋参10g	炒白术30g	茯苓30g	炒山药30g
紫苏子10g	白芥子10g	炙冬花15g	玄参30
炙紫菀15g	陈皮10g	焦麦芽30g	焦神曲30g
炒鸡内金10g	浙贝母30g	瓜蒌皮30g	猪苓30g
生牡蛎30g	鱼腥草10g	炙黄芪80g	丹参30g
芒硝3g	砂仁10g	薤白25g	

7剂，水煎，早晚温服。

后随症加减，上方调服70余剂，患者病情向愈，精神爽快，纳食香甜，生活完全自理，且每天能在户外活动锻炼5～6小时，体重增加4.5kg。后行肺部CT扫描复查：双肺通透性良好，癌肿及胸腔积液完全消失，经放射及肿瘤科专家会诊，皆难以置信。后每年间断服中药6～8个月，现病情控制良好，生活质量如常人，已带瘤生存6年。

【按】肺癌患者正虚邪盛，正邪交错，故在治疗过程中，要抓住正虚为本、邪盛为标的辨证纲领，标本兼治，扶正祛邪，调整机体阴阳平衡。本案中，患者肺癌伴有恶性胸腔积液，可归属中医的悬饮范畴。中医认为其发病是由于正气虚弱，脏腑功能失调，致气血水运行不利，导致痰浊瘀毒聚结，发生癌瘤，邪流胸胁,阻滞三焦,水饮积结,发为胸腔积液。诊时,患者兼见面色萎黄,神疲乏力,气短懒言,心烦失眠,潮热汗出,纳少,脉沉细数等气阴两虚的症状,故方以西洋参、炙黄芪为君药,不仅取其"益气扶正"之意,更取其"扶正缩瘤"之功;配伍茯苓、白术、山药、砂仁、鸡内金等大量健脾益气、消食化积之品,以培土生金。脾为生痰之源,通过健脾益气以除痰,改善咳嗽、咳痰症状,增强肺气功能;又脾为后天之本,脾健则胃纳增进,气血生化有源,从而改善体质。肺癌患者正虚邪盛,正邪交错,故在扶正的同时加入紫苏子、浙贝母、芒硝、薤白、白芥子等化痰通络之品。此外,对于肺癌伴胸腔积液者,余反对以简单抽取胸腔积液的方法治疗,更反对临床以此作为常规,此治标不治本,往往使患者免疫力降低,导致病情加重,余常加入瓜蒌皮、泽泻、猪苓、车前子等行气宽胸、利水消肿之品。诸药配伍,标本兼治,扶正祛邪,灵活加减,方证相合,立起沉疴,使患者生活质量得到明显提高。

案 4:左肺癌Ⅳ期伴胸腔积液案

孙某,女,47岁。初诊日期:2006年5月16日。

【主诉】胸闷气短伴咳嗽16个月,加重1周。

【现病史】患者16个月前无明显诱因出现胸闷气短,活动后明显,伴左侧肩背部持续性酸痛,未予在意。14个月前症状加重,伴乏力,门诊胸片提示左侧胸腔积液。当时查体:左胸廓饱满,触觉语颤减弱,左肺叩诊呈浊音,听诊呼吸音消失,气管右移。于当地住院详查CT,提示右肺尖磨玻璃密度结节,右肺下叶及左肺多发结节灶,左侧气胸,大量胸腔积液伴左肺膨胀不全,胸腔穿刺病理找到癌细胞,查:CEA 152.9ng/ml,肺癌诊断明确。曾两次住院并行放化疗,同时给予康艾注射液、参一胶囊中药抗肿瘤,予胸腺五肽提高机体免疫力,患者症状未见好转。化疗期间出现明显的恶心呕吐,短暂性晕厥3次。在行第6周期化疗时出现胸闷气短症状加重,伴胸背疼痛,呼吸困难,心慌心悸,恶心呕吐,复查肺CT提示:胸腔积液量较前增加达10ml,肺内病灶增大。患者不能耐受化疗副作用,拒绝化疗,医生下达病危通知,建议自服吉非替尼。1周前患者胸闷气短症状加重,于门诊复查彩超提示:左侧胸腔积液,左侧淋巴结肿大;肺CT:胸腔积液量达14ml。病情日益加重,故今日家属推轮椅带领患者来诊。现患者胸闷,干咳,呼吸困难,胸背疼痛,形体消瘦,面色萎黄,精神极度萎靡,心悸心慌,胃脘冷痛,时有恶心不适,溲便调,纳眠可,舌淡暗,少苔,脉细涩。

【辨证要点】

胸闷,干咳,呼吸困难,伴胸背疼痛,形体消瘦,面色萎黄,精神极度萎靡,心悸心慌,胃脘冷痛,时有恶心不适,溲便调,纳眠可,舌淡暗,少苔,脉细涩。一派气阴亏虚、痰浊瘀阻之象。

【体格检查】左侧第9肋下叩诊浊音,右肺叩诊音清,左侧触觉语颤减弱,余查体未见明显异常。

【中医诊断】肺岩。

【中医辨证】气阴亏虚,痰浊瘀阻。

【西医诊断】左肺癌Ⅳ期伴胸腔积液;肺内转移癌。

【治则】益气清肺,涤痰散结,利水排毒。

【处方】

西洋参10g	炒山药30g	炒白术30g	浙贝母30g
玄参30g	生牡蛎30g	炙黄芪80g	炙冬花15g
白芥子15g	紫苏子10g	醋白芍30g	焦山楂30g
神曲30g	麦芽30g	炙鳖甲10g	车前子30g
泽泻30g	丝瓜络10g	狗脊30g	炒鸡内金15g

7剂,水煎,早晚温服。

二诊:2006年5月23日。胸闷气短、干咳减轻,体力有所增加,纳食增加,溲便调,睡眠可,舌脉如前。处方调整如下:

西洋参10g	炒山药30g	炒白术30g	浙贝母30g
玄参30g	生牡蛎30g	炙黄芪80g	炙冬花15g
白芥子15g	紫苏子10g	醋白芍30g	焦山楂30g
神曲30g	麦芽30g	炙鳖甲10g	车前子30g
泽泻30g	丝瓜络10g	狗脊30g	炒鸡内金15g
麦冬25g	猪苓30g		

14剂,水煎,早晚温服。

三诊:2006年6月6日。胸闷气短、干咳明显减轻,体力增加,纳食香甜,胃脘冷痛症状减轻,睡眠可,溲便调,舌淡红,少苔,脉细数。处方调整如下:

西洋参10g	炒山药30g	炒白术30g	浙贝母30g
玄参30g	生牡蛎30g	炙黄芪80g	炙冬花15g
白芥子15g	紫苏子10g	醋白芍30g	焦山楂30g
神曲30g	麦芽30g	车前子30g	路路通10g

泽泻30g	狗脊30g	炒鸡内金15g	麦冬25g
猪苓30g			

30剂,水煎,早晚温服。

四诊:2006年7月5日。患者今日非常高兴,自述已服中药51剂,体重由50kg增至63.5kg,现面色红润,体力增加,胃脘畏寒消失,月经来潮,本月已行一次。胸闷咳嗽均消失,昨日行肺CT示:胸腔积液量减少,由14ml减至3ml。纳食香甜,睡眠佳,溲便调,舌淡红,薄白苔,脉细。处方调整如下:

西洋参10g	炒山药30g	炒白术30g	浙贝母30g
玄参30g	生牡蛎30g	炙黄芪80g	炙冬花15g
白芥子15g	紫苏子10g	醋白芍30g	焦山楂30g
神曲30g	麦芽30g	炙鳖甲10g	车前子30g
泽泻30g	隔山消15g	狗脊30g	炒鸡内金15g

30剂,水煎,早晚温服。

五诊:2006年8月4日。患者体重增至66kg,现面色红润,精神爽快,生活有质量,并告知已工作月余,胸腔积液已完全消失,气胸痊愈,肺癌半年未见增长。纳食香甜,睡眠佳,溲便调,舌淡红,薄白苔,脉细。处方调整如下:

西洋参10g	炒山药30g	炒白术30g	浙贝母30g
玄参30g	生牡蛎30g	炙黄芪80g	炙黄精30g
白芥子15g	紫苏子10g	醋白芍30g	焦山楂30g
狗脊30g	隔山消15g	炒鸡内金20g	

30剂,水煎,早晚温服。

后随症加减,患者8年多来长期间断继服中药治疗。至2014年3月4日随诊,患者癌肿病灶CT复查基本稳定,生活自理、有质量。

【按】面对人类目前尚无法攻克癌症的现实,治疗上不如与癌"和平共处"。"带瘤生存",充分发挥中医药治疗癌症的极大优势,调整机体内环境,增强免疫力,以期遏制癌瘤的生长与转移,有效改善生活质量,延长生存期。肺癌产生的内因是正气内虚,脏腑失调,寒热太过,饮食失节等,这些因导致肺气膹郁,日积月累,积聚成痰饮,痰饮阻肺,肺气不宣,郁而成癌。因此,无痰则无以生肺积,故痰结于肺是肺癌的病理基础;而肺气不宣,体内气机升降失衡,复又导致痰饮留于胸中,从而又诱发了新的症状。痰饮贯穿于肺癌由原发到肺内转移的整个过程,因此,本案中,在益气清肺的同时,加入浙贝母、生牡蛎、白芥子、紫苏子等大量化痰之品,才能做到药到病除。久病必瘀,导致肺、脾功能失调,体内津液水谷不运,不通则痛、则瘀,故见后背疼痛、脘腹冷痛;脾失健运,不思饮食,又导致体虚,虚久又致新瘀,故本病属虚实夹杂,治疗应以扶正为主,佐以健脾化痰祛邪之药。脾健则气血生化有源,痰湿之邪得祛,病情得以好转,患者生活质量才能明显改善。西洋参、炒山药、炒白术、炙黄芪、玄参、醋白芍补气养阴,方中西洋参配黄芪益气养阴,且西洋参生津养阴润肺,黄芪健脾可绝痰源,现代研究证实,此二味中药均可提高人体自身抗肿瘤的免疫力。炙冬花、白芥子、紫苏子、车前子、泽泻润肺化痰,健脾利湿。生牡蛎、炙鳖甲、丝瓜络、浙贝母可散结化瘀,疏通经络。炒鸡内金、焦山楂、神曲、麦芽健脾和胃调中。久病损及阳气,阴损及阳,狗脊可补肾温阳。

案5:肺癌伴肋骨浸润Ⅳ期案

范某,男,76岁。初诊日期:2008年7月19日。

【**主诉**】右侧肩背部疼痛1个月,发现双肺占位性病变2天。

【**现病史**】患者1个月前无诱因出现右侧肩背部疼痛,咳嗽后加重,少量白痰,自服去痛片、止咳糖浆症状未缓解,2天前,患者自觉咳嗽、肩背部疼痛症状加重,遂到当地医院就诊。查体:右侧肩胛下角区叩击痛明显。行肺CT示:右肺上叶后段胸膜下可见团块状软组织密度影,大小4.3cm×3.0cm,边缘不规整,可见分叶、毛刺,局部与胸壁相贴,肋骨骨折可见破坏,考虑右肺上叶占位为恶性病变,侵及邻近肋骨;左肺下叶前基底段胸膜下可见空洞影,大小3.8cm×3.8cm,壁较厚,边缘不清,左肺下叶及右肺中叶可见多发小结节影,考虑为肺内炎症所致陈旧性病灶;双肺纹理增多、紊乱,肺内可见多发气肿改变;纵隔内气管下可见结节影,考虑肺内转移可能性大。右肺穿刺病理为鳞状细胞癌。医生建议患者行放化疗,家属拒绝,转寻中医治疗,慕名来诊。现症见:咳嗽,咳吐白色泡沫样痰,胸闷气短,胸痛,放射至肩背部,纳少恶心,大便干燥,如羊粪,20日一行,小便调,睡眠欠安,舌暗红,苔白腻,脉弦涩。

【**辨证要点**】

咳嗽,咳吐白色泡沫样痰,胸闷气短,胸痛,纳少恶心,大便干燥,20日一行,舌暗红,苔白腻,脉弦涩。一派气虚痰滞、毒瘀肺络之象。

【**既往史**】高血压病20余年,心律不齐,早搏10余年。

【**中医诊断**】肺岩。

【**中医辨证**】气虚痰滞,毒瘀肺络。

【**西医诊断**】右肺癌伴肋骨浸润Ⅳ期;左肺占位性病变;双肺转移,纵隔内淋巴结转移;左肺炎。

【治则】益气宣肺,涤痰散结,排毒消瘤。

【处方】

西洋参10g	炒白术30g	紫苏子10g	炙麻黄10g
炙紫菀15g	炙冬花15g	川楝子10g	白芥子10g
瓜蒌仁30g	姜半夏15g	川贝母10g	玄参30g
生牡蛎30g	焦山楂30g	神曲30g	麦芽30g
炒鸡内金10g	炙黄芪80g	紫苏梗15g	醋延胡索10g

7剂,水煎,早晚温服。

二诊:2008年7月26日。咳嗽、咳吐白色泡沫样痰减轻,胸闷气短、纳少恶心有所缓解,胸痛症状减轻,但大便仍未行。舌脉如前。处方调整如下:

西洋参10g	炒白术30g	紫苏子10g	炙麻黄10g
炙紫菀15g	炙冬花15g	白芥子10g	瓜蒌仁30g
姜半夏15g	浙贝母30g	玄参30g	生牡蛎30g
焦山楂30g	神曲30g	麦芽30g	炒鸡内金10g
炙黄芪80g	乌药30g	槟榔30g	枳壳30g

7剂,水煎,早晚温服。

三诊:2008年8月2日。咳嗽、咳吐白色泡沫样痰消失,胸闷气短、纳少恶心明显缓解,大便5日一行,干燥。舌脉如前,睡眠改善,小便可。处方调整如下:

西洋参10g	炒白术30g	紫苏子10g	芒硝10g
熟地30g	白芥子10g	瓜蒌仁30g	姜半夏15g
浙贝母30g	玄参30g	生牡蛎30g	焦山楂30g
神曲30g	麦芽30g	炒鸡内金10g	炙黄芪80g
乌药30g	槟榔30g	枳壳30g	

30剂,水煎,早晚温服。

四诊:2008年9月1日。诸症皆消,大便2日一行,体力增加,纳香,睡眠可。舌淡红,苔薄白,脉弦。处方调整如下:

西洋参10g	炒白术30g	紫苏子10g	芒硝10g
熟地30g	白芥子10g	瓜蒌仁30g	姜半夏15g
浙贝母30g	玄参30g	生牡蛎30g	焦山楂30g
神曲30g	麦芽30g	炒鸡内金20g	炙黄芪80g

乌药30g　　　　槟榔30g　　　　枳壳30g

30剂,水煎,早晚温服。

五诊:2008年9月30日。服中药近3个月来,自觉气力明显增加,面色红润,纳食香甜,体重增加3kg,咳嗽胸闷、气短恶心消失,大便2日一行。昨日复查肺部CT示:右肺上叶后段胸膜下可见团块状软组织密度影,大小2.1cm×1.2cm,边缘不规整,可见分叶、毛刺,局部与胸壁相贴,肋骨骨折可见破坏;左肺下叶前基底段胸膜下可见空洞影,大小范围2.7cm×2.3cm,壁较厚,边缘不清,左肺下叶及右肺中叶偶有小结节影,双肺纹理增多、紊乱,肺内可见多发气肿改变消失。病情明显好转,处方调整如下:

西洋参10g	炒白术30g	紫苏子10g	肉苁蓉25g
熟地30g	白芥子10g	瓜蒌仁30g	姜半夏15g
浙贝母30g	玄参30g	生牡蛎30g	焦山楂30g
神曲30g	麦芽30g	炒鸡内金20g	炙黄芪80g
乌药30g	槟榔30g	枳壳30g	

30剂,水煎,早晚温服。

后随症加减,长期间断继服中药治疗。至2014年5月6日随诊,患者癌肿病灶CT复查基本稳定,未见明显增加。患者生活自理、有质量,每日漫步3～5小时。

【按】本案患者发现已属晚期,余认为治疗癌症要以人为本,不主张以损伤元气、杀伤力极强的手术和放化疗等治疗,主张"带瘤生存",以扶正补虚为主,重在补益后天。后天得补则气血生,元气免疫力恢复,改变了人体内环境,从而达到遏制癌瘤、带瘤生存之效果。本案以益气扶正为主,以西洋参、炙黄芪益气扶正,紫苏子、麻黄宣肺化痰,佐以川贝母、生牡蛎、白芥子、瓜蒌、半夏等排毒消瘤对症治疗,方药对证,疗效显著。

案6:原发性肝癌伴胸、腹水案

吴某,男,66岁。初诊日期:2006年7月29日。

【主诉】腹大如鼓、青筋暴露伴胁腹胀痛4个月,加重伴呼吸困难、乏力10余天。

【现病史】患者4个月前无明显诱因出现右胁肋部疼痛,遂于2006年3月14日医院就诊,行肝胆彩超检查示:肝右叶占位性病变,2天后做核磁共振并取病理,确诊为原发性肝癌(早期)。3月26日在上海市中山医院行肝右叶部分切除术。患者术后住院期间及出院后一直有低热,胃纳、睡眠较差,呼吸困难,气短无力,语言微弱,极易疲劳。4月22日患者回大连后,上述症状加重,且患者自觉腹胀大,痛苦难忍。于4月29日到医院行超声、CT检查,发现胸腔、腹腔有大量积液。5月4日住院治疗,住院期间行胸腹腔穿刺术,给予他唑巴坦钠、还原型谷胱甘肽、西黄丸等药物,保肝、抗感染、纠正离子紊乱、抗癌等对症治疗,症状未缓解且病情日益加重,医院多次通知病危,特于今日慕名来诊。现症见:精神恍惚,撮空理线,目睛熏黄,面色青黄,腹大如鼓,胁腹胀痛,呼吸困难,低热(37.3℃左右),神疲倦怠,纳少厌食,呕吐痰涎,双下肢略水肿,大便稀溏,色酱而黏,日2～3次,小便黄浊,舌暗紫,苔灰少腻,脉濡细数。

【辨证要点】

1. 老年男性,病程短,病势重,呼吸困难,体温升高。

2. 精神恍惚,目睛熏黄,面色青黄,腹大如鼓。

3. 舌暗紫,苔灰少腻,脉濡细数。

本案患者年老体虚,疾病进展气血损伤,肝肾之气不足,邪毒盛于内,日久成瘀。

【既往史】乙肝病史30余年。

【中医诊断】臌胀。

【中医辨证】肝肾亏虚,毒瘀阻络。

【西医诊断】原发性肝癌。

【治则】养肝益肾,祛瘀排毒,软坚散结。

【处方】

西洋参10g	炙黄芪80g	炒白术30g	制龟甲15g
制鳖甲15g	醋白芍30g	炙甘草10g	焦麦芽30g
焦神曲30g	炒鸡内金10g	香橼15g	佛手15g
车前子30g	泽泻30g	丝瓜络15g	茵陈20g
贯众20g	白芥子10g		

7剂,水煎服,每日1剂,少量温热频服。

二诊:精神明显好转,饮食增加,胁腹胀痛、呕吐痰涎、呼吸困难减轻,低热、双下肢略水肿等消失,病情好转。处方调整如下:

西洋参10g	炙黄芪80g	炒白术30g	制龟甲15g
制鳖甲15g	醋白芍30g	炙甘草10g	焦麦芽30g
焦神曲30g	炙鸡内金10g	香橼15g	佛手15g

| 车前子30g | 泽泻30g | 柴胡15g | 槟榔20g |
| 丹参30g | 大腹皮30g | | |

14剂,水煎,早晚温服。

三诊:服药后腹大如鼓明显减轻,精神明显好转,目睛熏黄、面色青黄、胁腹胀痛、呕吐痰涎、呼吸困难等消失,大便黄软,日行1次,小便色淡黄,舌暗红,苔薄白稍腻,脉濡细数。病情进一步好转,生活已能自理。处方调整如下:

西洋参10g	炙黄芪80g	炒白术30g	郁金20g
制鳖甲15g	醋白芍30g	炙甘草10g	焦麦芽30g
焦神曲30g	炒鸡内金10g	香橼15g	佛手15g
车前子30g	泽泻30g	柴胡15g	槟榔20
丹参30g	当归15g		

14剂,水煎,早晚温服。

其后随症加减,患者继服90余剂,腹大如鼓基本消失,精神爽快,纳食香甜,肝区偶有小痛,但能承受,二便正常,舌暗红,苔薄白,脉弦细稍数。生活已完全自理。后本着"带瘤生存"的原则,依据病情具体变化随症加减,坚持门诊长期间断治疗生存6年,于2012年6月去世。

【按】"正气存内,邪不可干",余治疗此案自始至终都在调整正气,培益本元,使患者提高抗病能力。方中西洋参甘寒养阴,苦寒清热,功能补气养阴,清火生津,功似人参而清养之力有余;重用黄芪补益脾气,利尿消肿,提高机体的免疫能力。二药同用,补气养阴,利尿,切中病机,共为君药。龟甲味甘咸、性寒,甘寒清润,咸寒苦降,功能平肝潜阳,养血,尚有凉血止血之用;鳖甲味咸、性微寒,咸能软坚,微寒清热,入肝脾阴分,既能养阴退热、潜敛浮阳,又可通行血络而消癥散痕,具有滋阴潜阳、软坚散结、清退虚热之功效,二药合用,助西洋参补气养阴清热。白芍入肝经,养血敛阴,柔肝止痛,与甘草同用以增强止痛之功。白术味甘苦、性温,为"脾脏补气健脾第一要药",且可利水,又可防肝病及脾,"木克土"之虐。以上四药共为臣药。焦麦芽、焦神曲、炒鸡内金三药共用,健脾消食,以增加患者食欲,既有治标之用,又可助龟甲之类之消化。香橼、佛手、丝瓜络三药皆入肝经以疏肝理气使气机畅达,丝瓜络还能入肝活血通络以止胁痛。车前子、泽泻利水渗湿以消肿。以上八味共为佐药。炙甘草益气,调和诸药为佐使药。全方配伍得当,气、血、水、瘀兼顾,肝脾同治,用药精当,切中病机。

案7：结肠癌肝转移案

陈某,男,76岁。初诊日期:2007年4月19日。

【主诉】右上腹腹痛、腹胀2月余。

【现病史】患者2个月余前无明显诱因出现右胁腹持续性疼痛,伴有周身黄染,尿色加深,无发热寒战,无肩背部放射痛。于当地医院就诊,确诊为结肠癌肝转移,给予抗炎、保肝等治疗,效果欠佳,遂就诊于大连市中心医院,门诊以"结肠癌肝转移"收住入院,拟行手术。患者家属考虑其年迈体衰,想保守治疗,先后就诊于多家知名医院,医院方面均认为患者属结肠癌肝转移晚期,手术治疗效果差,并告知最多3个月生存期。患者家属转寻中医治疗,特慕名来诊。症见:神志清,神疲倦怠,气短无力,言语低微,极易疲乏,推入病室,面色萎黄,晦暗无泽,表情痛苦,高热不退(最高至38.9℃),腹大如鼓,胁腹痛难忍,兼见口干纳差,大便干燥,4日一行,舌质紫暗,苔黄腻乏津,脉浮数无力。

【辨证要点】

1. 年老体衰,病程2个月,病情重,进展快。

2. 神疲倦怠,气短无力,言语低微,极易疲乏且高热不退。

3. 面色萎黄,腹大如鼓,胁腹痛难忍,兼见口干纳差,大便干燥,4日一行。

4. 舌质紫暗,苔黄腻乏津,脉浮数无力。

本案患者年老体虚,脾胃虚弱,气血生化乏源,气滞血瘀之象明显。

【体格检查】触诊:肝质坚,边界不清,右上腹压痛并可触及一约10cm×5cm大小、活动度欠佳的坚硬包块。

【辅助检查】上腹部CT平扫示:肝内多发低密度灶(最大为5.3cm×8.1cm),右侧结肠区改变。

【中医诊断】肝癌。

【中医辨证】正气虚损,痰毒瘀滞。

【西医诊断】结肠癌肝转移(继发性肝癌晚期)。

【治则】扶正解毒,软坚排毒。

【处方】

西洋参10g	陈皮10g	竹茹15g	胆南星10g
炙黄芪80g	玄参30g	浙贝母30g	生牡蛎30g
白芥子10g	车前子30g	炒鸡内金15g	丹参30g
川芎25g	瓜蒌仁30g	黄连10g	姜半夏10g

| 丝瓜络 10g | 醋白芍 30g | 制龟甲 10g | 生甘草 10g |

7剂,水煎,早晚温服。

二诊:2007年4月27日。精神可,步入病室,体温正常,胁腹胀痛较前明显好转,肝肋下未触及,右上腹无明显压痛,包块明显缩小。口不干,纳可,大便日行1次,黄软成形,小便自如。舌质淡紫,边有齿痕,脉弦数。处方调整如下:

西洋参 10g	陈皮 10g	白豆蔻 15g	焦神曲 30g
炙黄芪 80g	玄参 30g	浙贝母 30g	生牡蛎 30g
白芥子 10g	车前子 30g	炒鸡内金 15g	丹参 30g
川芎 25g	瓜蒌仁 30g	藏红花 1g	姜半夏 10g
丝瓜络 10g	醋白芍 30g	制龟甲 10g	生甘草 10g
制鳖甲 10g			

7剂,水煎,早晚温服。

三诊:2007年5月11日。诸症平稳,精神爽快,但诉极易疲乏,舌质淡紫发青,苔黄白相间,舌根处苔厚腻,脉弦数有力。处方调整如下:

西洋参 10g	陈皮 10g	黄连 10g	焦神曲 30g
炙黄芪 100g	玄参 30g	浙贝母 30g	生牡蛎 30g
白芥子 10g	车前子 30g	炒鸡内金 15g	丹参 30g
川芎 25g	瓜蒌仁 30g	藏红花 1g	姜半夏 10g
丝瓜络 10g	醋白芍 30g	制龟甲 10g	生甘草 10g
制鳖甲 15g			

14剂,水煎,早晚温服。

患者一直坚持门诊中药治疗,于2010年10月去世。

【按】肝癌的发生是全身疾病的局部表现,只要适合肿瘤生长的土壤未改善,肿瘤就还会复发。"邪之所凑,其气必虚",正气虚是肝癌发病的基础。此患者年迈体衰,脾胃虚弱,气血生化乏源,气血虚弱,故见神疲倦怠,语声低微,极易疲乏,面色晦暗无泽;脾失健运,胃失受纳,故见纳差食少,腹胀;肝失疏泄,气机失调,肝气郁结,从而气滞血瘀,聚痰蕴毒,相互搏结而成包块。因此,扶正解毒、软坚排毒是其主要治疗法则。肝癌病因病机错综复杂,宜根据局部与整体的观点把辨证与辨病相结合,扶正与抗癌相结合,改善肝癌患者症状,延长生存期。方以西洋参、炙黄芪补益气血;陈皮、竹茹、胆南星清热化痰退热;玄参、浙贝母、生牡蛎清热解毒,软坚散结,抗癌缩瘤;白芥子、车前子化痰通络,解毒排毒;炒鸡内金健脾益气抗癌;丹参、川芎活血化瘀;瓜蒌仁、黄连、姜半夏祛顽痰缩瘤;丝瓜络、醋白芍、生甘草、制龟甲清热解毒排毒,滋阴柔肝止痛。全方齐奏扶正解毒、软坚排毒之效。

案8:胃癌术后案

李某,男,72岁。初诊日期:2013年6月18日。

【主诉】胃癌Ⅲ期,术后21天。

患者1个月余前因短期内明显消瘦,于医院行PET-CT检查,确诊胃癌,于5月28日行胃癌切除术。现症:形体消瘦,面白无泽,胃寒怕凉,纳少无味,疲乏无力,动则气短,大便无力、日1次,偏干。舌质暗淡,苔白腻,水滑。体重41kg。

【辨证要点】

1. 年老体虚,进行性消瘦。

2. 胃寒怕凉,纳少无味,疲乏无力,动则气短。

3. 舌质暗淡,苔白腻,水滑。

本案患者年老正气亏虚,久病气血津液受损,一派邪盛正虚之象。

【中医辨证】正气虚衰,痰毒瘀阻。

【治则】益气温中,化痰散结。

【处方】

西洋参10g	炙黄芪80g	炒白术30g	炒山药30g
陈皮10g	紫苏梗10g	砂仁10g	浙贝母15g
玄参15g	生牡蛎15g	姜半夏15g	高良姜10g
小茴香15g	菟丝子30g		

3片姜、3枚枣为引,7剂,水煎,早晚温服。

二诊:2013年7月2日。患者面色觉有光泽,纳食增加,气力增加,畏寒减轻,体重增加2kg。处方调整如下:

西洋参10g	炙黄芪80g	炒白术30g	炒山药30g
陈皮10g	紫苏梗10g	砂仁10g	浙贝母15g
玄参15g	生牡蛎15g	高良姜10g	炙鸡内金15g
小茴香15g	菟丝子30g	焦三仙各20g	

3片姜、3枚枣为引,14剂,水煎,早晚温服。

三诊:2013年7月16日。患者面色红润,纳食、气力都有改善,能步行最长1小时,仍觉说话气短,无胸闷、腰痛,二便尚调。处方调整如下:

西洋参10g	炙黄芪80g	炒白术30g	炒山药30g

陈皮 10g	紫苏梗 10g	砂仁 10g	浙贝母 15g
玄参 15g	生牡蛎 15g	高良姜 10g	炙鸡内金 15g
小茴香 15g	菟丝子 30g	白芥子 10g	降香 5g

3片姜、3枚枣为引,14剂,水煎,早晚温服。

四诊:2013年8月2日。患者精神爽快,气力增加,现体重45kg,能坚持连续步行2.5km,现觉大便无力,时间久,肠鸣音增多,肠中常辘辘有声,无腹胀,纳可。处方调整如下:

西洋参 10g	炙黄芪 80g	炒白术 30g	炒山药 30g
陈皮 10g	紫苏梗 10g	肉苁蓉 30g	浙贝母 20g
玄参 30g	生牡蛎 25g	高良姜 10g	炙鸡内金 15g
小茴香 15g	菟丝子 30g	白芥子 10g	降香 5g
槟榔 10g			

3片姜、3枚枣为引,14剂,水煎,早晚温服。

五诊:2013年8月16日。患者气色佳,精神爽,满面笑容,自述服药效果理想,日能一口气步行2.5～3km。效不更法,14剂继服。

六诊:2013年9月13日。患者大便无力,质黏,2～3日一次,腹中肠鸣音较前减弱,矢气增多,味大臭秽,现已45kg。处方调整如下:

西洋参 10g	炙黄芪 80g	炒白术 30g	炒山药 30g
陈皮 10g	紫苏梗 10g	肉苁蓉 30g	浙贝母 30g
玄参 30g	生牡蛎 30g	高良姜 10g	炙鸡内金 15g
小茴香 15g	菟丝子 30g	白芥子 10g	降香 5g
槟榔 10g	乌药 25g	槟榔 20g	

3片姜、3枚枣为引,14剂,水煎,早晚温服。

【按】胃癌是消化系统最常见的恶性肿瘤之一。胃癌中晚期由于癌瘤耗伤人体气血津液,故多出现气血亏虚、阴阳两虚等病机转变,由于邪愈盛而正愈虚,病变错综复杂,病势日益深重。处方重用黄芪、西洋参益气扶正固其本,配以紫苏、砂仁、半夏等理气和胃之药恢复胃气,浙贝母、玄参及生牡蛎化痰散结祛邪治其标,使得正气复原,邪气不存,病渐愈而不易复发。由于患者久病术后,故在使用祛邪药物时采用循序渐进的方法,药量逐渐增加,使得邪祛而不伤正。

案9:左肾癌术后创口流脓久不收口案

姜某,女,69岁。初诊日期:2007年8月12日。

【**主诉**】腰痛、尿频、尿急、尿血7个月。

【**现病史**】2006年12月初无明显诱因突发头晕,如坐舟车,站立不能,被其家属送往医院急诊科救治,当时测得血压220/90mmHg,确诊为高血压(极高危),经西药对症治疗缓解出院。2007年1月无明显诱因突发高热40.08℃,再次住院治疗,各生化检查(−),经消炎、退热等对症治疗1周后,体温退至38.5℃出院。1周后体温再次高达40.06℃,腰痛、尿频、尿急、尿血,即到医院,经CT检查并取病理活检确诊为左肾癌,于2007年4月11日行左肾癌手术治疗。患者自述因属肾癌晚期无法行根治术,术后癌细胞致刀口难愈,创口流脓不止,每日流出约60ml黑黄绿色脓水,恶臭难闻,严重影响生活,患者痛苦不已。术后3个月,CT复查发现右肾转移,要求患者再行手术,患者拒绝。2007年7月肺部CT检查示肺部转移,故于2007年8月特来诊。现症见:腰痛、尿频、尿急、尿血,左少腹手术创口流脓不止,每日流出约60ml黑黄绿色脓水,恶臭难闻,胸闷咳嗽,纳少恶心,形体消瘦,大便干燥,面黄憔悴,舌质紫暗,苔白腻,脉沉涩无力。

【**辨证要点**】

1. 年老体弱,病程短,病势急。

2. 腰痛、尿频、尿急、尿血,左少腹手术创口流脓不止,形体消瘦,大便干燥,面黄憔悴。

3. 舌质紫暗,苔白腻,脉沉涩无力。

一派肾元亏虚、毒热内盛之征。

【**中医辨证**】肾虚血瘀,瘀毒痰阻。

【**西医诊断**】晚期肾癌、肺转移。

【**治则**】补肾活血,散结排毒。

【**处方**】

生地30g	熟地30g	山茱萸10g	炒山药30g
炙黄芪80g	郁金20g	西洋参10g	车前子30g
茯神30g	当归30g	乌药30g	槟榔30g
生白芍30g	怀牛膝25g	炒酸枣仁30g	煅龙骨50g
煅牡蛎50g	炙款冬花15g	浙贝母30g	玄参30g
夏枯草15g	白芥子10g	鹿角霜30g	

14剂,水煎,早晚温服。

二诊:2007年8月26日。腰痛、尿频、尿急、尿血、胸闷咳嗽、纳少恶心、形

体消瘦、大便干燥等稍有缓解,创口流脓未改善,面黄憔悴,舌脉同前。处方调整如下:

生地 30g	熟地 30g	山茱萸 10g	炒山药 30g
炙黄芪 80g	郁金 20g	西洋参 10g	车前子 30g
炙黄精 30g	当归 30g	乌药 30g	槟榔 30g
生白芍 30g	天冬 30g	炒酸枣仁 30g	煅龙骨 50g
煅牡蛎 50g	炙款冬花 15g	浙贝母 30g	玄参 30g
夏枯草 15g	白芥子 10g	鹿角霜 30g	

28 剂,水煎,早晚温服。

三诊:2007 年 9 月 26 日。腰痛、尿频、尿急、尿血、胸闷咳嗽、纳少恶心等明显减轻,大便黄软,2 日一行,创口流脓未改善,面黄憔悴,舌脉同前。处方调整如下:

熟地 30g	山茱萸 10g	炒山药 30g	炙黄芪 80g
郁金 20g	西洋参 10g	车前子 30g	当归 30g
乌药 30g	槟榔 30g	生白芍 30g	天冬 30g
炒鸡内金 20g	煅龙骨 50g	煅牡蛎 50g	炙款冬花 15g
浙贝母 30g	玄参 30g	夏枯草 15g	白芥子 10g
鹿角霜 30g			

28 剂,水煎,早晚温服。

四诊:2007 年 11 月 26 日。服中药 3 个半月,患者面色红润,气力明显增加,体重增加 4kg,大便黄软,每日一行。创口流脓明显减少,每日流出约 20ml 淡黄色脓水,恶臭减轻,舌质暗红,苔薄白少腻,脉沉细无力。处方调整如下:

白芥子 10g	熟地 30g	山茱萸 10g	炮山甲 3g
炙黄芪 80g	郁金 20g	西洋参 10g	车前子 30g
当归 30g	乌药 30g	槟榔 30g	生白芍 30g
天冬 30g	炒鸡内金 20g	煅龙骨 50g	煅牡蛎 50g
浙贝母 30g	玄参 30g	夏枯草 15g	鹿角霜 30g

60 剂,水煎,早晚温服。

五诊:2008 年 1 月 26 日。服中药 5 个半月,患者面色红润,气力进一步增加,体重增加 5kg,大便黄软,每日一行。创口流脓明显减少,每日流出约 10ml 淡黄色脓水,恶臭进一步减轻,舌质暗红,苔薄白少腻,脉沉细无力。处方调整如下:

白芥子10g	熟地30g	山茱萸10g	炮山甲3g
炙黄芪100g	郁金20g	西洋参10g	车前子30g
当归30g	炒山药30g	炒白术30g	生白芍30g
天冬30g	炒鸡内金20g	煅龙骨50g	煅牡蛎50g
浙贝母30g	玄参30g	夏枯草15g	鹿角霜30g

30剂,水煎,早晚温服。

六诊:2008年3月6日。服中药6个半月,创口仍每日流出约10ml淡黄色脓水。生活完全自理,每日徒步锻炼2h,舌质暗红,苔薄白,脉沉细无力。处方调整如下:

白芥子10g	熟地30g	山茱萸10g	炮山甲3g
炙黄芪100g	郁金20g	西洋参10g	菟丝子30g
当归30g	炒山药30g	炒白术30g	炒杜仲30g
天冬30g	炒鸡内金20g	煅龙骨50g	煅牡蛎50g
浙贝母30g	玄参30g	夏枯草15g	鹿角霜30g

50剂,水煎,早晚温服。

七诊:2008年4月26日。今患者告知创口已愈合,线头排出。体重增加5kg,面色红润,乏力减轻,精神爽快,纳香,乏力好转。3天前CT复查示:肺癌转移灶消失。处方调整如下:

白芥子10g	熟地30g	山茱萸10g	炮山甲3g
炙黄芪100g	郁金20g	西洋参10g	菟丝子30g
当归30g	炒山药30g	炒白术30g	炒杜仲30g
天冬30g	炒鸡内金20g	浙贝母30g	玄参30g
夏枯草15g	鹿角霜30g		

50剂,水煎,早晚温服。

后随症加减,共服中药300余剂,于2008年12月复查CT示:左肾缺失,右肾肿块大小基本稳定、无明显变化,肺癌转移灶消失。2014年4月17日再诊,患者6年来长期间断服用中药600余剂,生活自理,精神乐观,面色红润,纳食香甜。

【按】本案患者2006年第一次入院时,确诊为高血压(极高危),此时已是肾癌早期,因肾癌初期时病情隐匿,初次发病是以肾外表现——高血压为首发症状。患者术后3个月CT复查发现右肾转移,4个月后肺部转移,转移速度如此之快,治疗起来颇为棘手。本病以肾虚为本,风、寒、湿、热外邪客留于表。

287

本病皆因劳累或素禀肾虚,复加久病及肾,外感寒湿、湿热,阻滞经脉,络脉受损,湿热瘀结成块,久结成瘤,故腰痛腹重。治疗上以扶正为本,故方中以大剂量熟地、鹿角霜补肾,西洋参、炙黄芪益气。《医宗必读》曾指出:受病渐久,邪气较深,正气较弱,任受且攻且补。本案患者病程已属中晚期,疾病发展到正虚瘀结的阶段,故以乌药、槟榔行气止痛,浙贝母、玄参、牡蛎、白芥子等化痰抑瘤,攻补兼施,方能周全。

案10:右侧肾盂癌术后,左肾占位案

张某,男,77岁。初诊日期:2008年8月5日。

【主诉】右侧肾盂癌术后10个月,左肾转移。

【现病史】患者于2007年9月26日以"2天前无明显诱因突然出现全程肉眼血尿、小便不畅"为主诉于泌尿外科住院,经泌尿系CT确诊为双侧肾盂占位性病变,考虑肾盂癌,左肾不排除外肾盂内血凝块形成。诊断为:右侧肾盂癌,左侧肾盂占位。于2007年10月6日在全麻下行右肾、输尿管全切术,输尿管膀胱壁瓣切除术。术后病理示:肾盂鳞状细胞伴淋巴细胞浸润。患者一般情况可,好转出院。术后1个月无明显诱因出现尿频、尿急、尿痛症状。复查泌尿系CT:右肾术后缺如(术后),左肾盂内占位性病变2.6cm×1.8cm,左肾盂癌,建议患者行手术治疗,患者及其家属不同意手术,要求保守观察。近来患者症状反复、病情加重,故今日慕名来诊。现症见:疲劳乏力,腰疼畏寒怕凉,腰膝酸软,小便淋沥不畅,双下肢水肿,按之凹陷,纳差,大便不成形。

【既往史】高血压、冠心病13余年,服药后血压控制在150/85mmHg左右;慢性肾功能不全5年余。

【过敏史】磺胺类药物过敏。

【辅助检查】尿素氮20.94mmol/L(正常值2.86～7.14mmol/L),肌酐630μmol/L(正常值50～90μmol/L)。

【中医诊断】血淋。

【中医辨证】气血亏虚,脾肾阳虚。

【西医诊断】肾癌。

【治则】益肾散结,排毒缩瘤。

【处方】解氏肾癌1号方加减。

炙黄芪80g	西洋参10g	炒白术30g	车前子30g
泽泻30g	制黄精30g	熟地20g	山萸肉10g

菟丝子30g	炒杜仲30g	茯苓30g	浙贝母30g
玄参25g	生牡蛎40g	肉桂10g	木瓜25g
大腹皮30g			

7剂,水煎,早晚温服。

忌烟酒,保持乐观,防感冒,忌辣椒,低蛋白饮食。

二诊:疲劳乏力、腰疼畏寒怕凉、腰膝酸软、小便淋沥不畅有所减轻,双下肢水肿,按之凹陷,血压140/85mmHg,纳差,大便不成形。处方调整如下:

炙黄芪80g	西洋参10g	白芥子10g	车前子30g
泽泻30g	制黄精30g	熟地30g	山萸肉10g
菟丝子30g	炒杜仲30g	茯苓30g	浙贝母30g
玄参25g	生牡蛎40g	鹿茸4g	木瓜25g
大腹皮30g	怀牛膝30		

14剂,水煎,早晚温服。医嘱同前。

三诊:前症均明显减轻,血压140/80mmHg左右,尿素氮17.23mmol/L,肌酐467μmol/L,纳差,大便稀软。处方调整如下:

炙黄芪80g	西洋参10g	白芥子10g	车前子30g
泽泻30g	制黄精30g	熟地20g	山萸肉10g
菟丝子30g	炒杜仲30g	怀牛膝30g	浙贝母30g
玄参25g	生牡蛎40g	鹿茸4g	制首乌25g

21剂,水煎,早晚温服。医嘱同前。

四诊:前症进一步减轻,血压120/80mmHg,尿素氮14.21mmol/L,肌酐329μmol/L,纳食香甜,大便黄软。处方调整如下:

炙黄芪80g	西洋参10g	白芥子10g	车前子30g
鹿茸4g	制黄精30g	熟地20g	山萸肉10g
菟丝子30g	炒杜仲30g	炒鸡内金20g	浙贝母30g
玄参25g	生牡蛎40g	制首乌25g	

30剂,水煎,早晚温服。医嘱同前。

五诊:诸症消失,血压120/80mmHg,尿素氮11.87mmol/L,肌酐176μmol/L,纳食香甜,大便黄软。处方调整如下:

炙黄芪80g	西洋参10g	白芥子10g	车前子30g
炒鸡内金20g	制黄精30g	熟地20g	山萸肉10g
菟丝子30g	炒杜仲30g	怀牛膝30g	浙贝母30g

玄参25g	生牡蛎40g	鹿茸4g	制首乌25g

30剂,水煎,早晚温服。医嘱同前。

六诊:精神爽快,面色红润,体重增加3kg,乏力腰疼水肿等未再发,血压122/78mmHg,尿素氮11.34mmol/L,肌酐 169μmol/L。复查泌尿系 CT:右肾术后缺如(术后),左肾盂内占位性病变1.7cm×0.9cm,左肾盂癌。纳食香甜,大便黄软。处方调整如下:

炙黄芪80g	西洋参10g	白芥子10g	车前子30g
炒鸡内金20g	制黄精30g	熟地20g	山萸肉10g
菟丝子30g	炒杜仲30g	怀牛膝30g	浙贝母30g
玄参25g	生牡蛎40g	鹿茸4g	制首乌25g

30剂,水煎服,日1剂,早晚各1次。

患者6年来长期间断在门诊服中药数千剂,生活自理,精神爽快,体力增加,纳食香甜,每天散步1～2个小时。2012年3月4日泌尿系CT增强和平扫示:右肾术后缺如,左肾未见占位性病变(右肾术后缺如,左肾形态欠规整,肾盂肾盏无扩张,肾实质内未见明确异常密度影,增强CT扫描,未见异常强化影,腹膜后结构清晰);尿脱落细胞3次未见异常。近2年来患者一直不愿意检查,坚持服中药巩固疗效。

【按】肾癌病因病机复杂,多为寒湿、气滞、血瘀所致。本案发病机制为寒瘀蕴结,脾肾虚衰。故以健脾补肾、化痰缩瘤为治则。以肉桂、菟丝子补肾阳,以黄精、熟地、山萸肉滋肾阴,使"阴阳相济"。合黄芪、西洋参、炒白术益气健脾,"脾旺不受邪"则生化气血有源。据报道,健脾补肾中药对肿瘤成因多阶段学说中的起始与启动阶段有明确的阻断作用。肾癌为患,癥积既成,痰瘀所致,邪不祛则正难安,故以浙贝、玄参、生牡蛎化痰缩瘤。诸药合用,共奏扶正祛邪之效,达到抗癌目的。

案11:梗阻性黄疸,胰腺癌腹水案

张某,男,69岁。初诊日期:2010年5月9日。

【主诉】上腹胀痛2月余,皮肤巩膜黄染1周。

【现病史】患者2个月前无明显诱因出现上腹胀痛不适,伴有反酸烧心,即到医院诊治,经上腹CT提示胰头区占位性病变,伴胰胆管广发梗阻扩张,胆囊密度增高;胃壁增厚。抽腹水查到癌细胞,确诊为:梗阻性黄疸,胰腺癌,腹水。于2010年2月26日行经皮肝穿刺胆道引流术加胆道内支架植入术治

疗,术后予以防感染、保肝对症治疗等,病情得到一定控制。但1周前,患者出现皮肤巩膜黄染,伴茶色尿,大便浅黄,腹胀加重,于医院肝胆外科求治,但肝胆外科将其转入消化内科住院治疗,经西医对症治疗1周,病情未见好转,故于今日来诊。现症见:上腹胀痛,皮肤巩膜黄染,茶色尿,大便浅黄色,3日一行,伴有食欲减退、厌油腻及反酸烧心。近2个月来体重减轻7.5kg。舌质淡紫,左边尖瘀斑如蚕豆大小,苔黄腻,脉弦细无力。

【辨证要点】

1. 老年男性,病程短,进展快。

2. 皮肤巩膜黄染伴茶色尿,大便浅黄,腹胀。

3. 舌质淡紫,左边尖瘀斑如蚕豆大小,苔黄腻,脉弦细无力。

4. 厌食油腻,反酸烧心。

本案患者受病日久,正气亏虚,痰湿积聚,日久成瘀,病属肝胆湿热,痰湿瘀阻。

【体格检查】皮肤巩膜黄染,肝掌,未见蜘蛛痣,腹平软,腹壁未见曲张静脉,未触及肿块,剑突下及右上腹压痛,无反跳痛,无肌紧张,墨菲征阴性,移动性浊音阴性。

【辅助检查】肿瘤指标检查提示癌胚抗原8.86ng/ml;血生化提示:谷丙转氨酶60U/L,谷草转氨酶48U/L,总蛋白58.3g/L,白蛋白32.6g/L,γ-谷氨酰转移酶153U/L,碱性磷酸酶375U/L,总胆红素486.5μmol/L,直接胆红素373.6μmol/L,总胆汁酸168μmol/L。

【中医诊断】黄疸。

【中医辨证】肝胆湿热,痰湿瘀阻。

【治则】清肝利胆,涤痰散结,益气,排毒退黄。

【处方】

茵陈30g	虎杖20g	车前子30g	醋白芍40g
当归20g	柴胡15g	青皮10g	陈皮10g
香橼10g	佛手10g	清半夏15g	鸡内金20g
茯苓30g	白茅根30g	丹皮炭10g	西洋参10g
生地20g	槟榔30g		

7剂,水煎,早晚温服。

二诊:2010年5月16日。腹中矢气能转,食欲向好,精神转爽,病情好转,面黄、尿黄减轻,大便黄软,一日一行。处方调整如下:

茵陈30g	虎杖20g	车前子30g	醋白芍40g
当归20g	柴胡15g	青皮10g	陈皮10g
香橼10g	佛手10g	清半夏15g	鸡内金20g
茯苓30g	白茅根30g	丹皮炭10g	西洋参10g
生地20g	槟榔30g	炙黄芪80g	

7剂,水煎,早晚温服。

三诊:2010年5月23日。上腹胀痛、皮肤巩膜黄染、尿黄色等进一步好转,矢气转,食欲增加。查体:肝掌减轻,腹平软,剑突下及右上腹压痛(±)。舌质淡紫,左边尖瘀斑转淡,苔黄腻,脉弦细无力。处方调整如下:

茵陈30g	虎杖20g	车前子30g	醋白芍40g
当归20g	柴胡15g	青皮10g	陈皮10g
清半夏15g	鸡内金20g	焦山楂30g	炒麦芽30g
神曲30g	制鳖甲10g	茯苓30g	丹参30g
西洋参10g	生地20g	槟榔30g	炙黄芪80g

14剂,水煎,早晚温服。

四诊:2010年6月6日。上腹胀痛、皮肤巩膜黄染、尿黄色等基本恢复正常,纳食知香,气力增加。查体:肝掌进一步减轻,腹平软,剑突下及右上腹压痛(±)。舌质淡红,左边尖瘀斑进一步消退,苔薄白稍腻,脉弦细。处方调整如下:

茵陈30g	虎杖20g	车前子30g	醋白芍40g
当归20g	柴胡15g	陈皮10g	清半夏15g
鸡内金20g	焦山楂30g	炒麦芽30g	神曲30g
制鳖甲10g	茯苓30g	丹参30g	西洋参10g
炒白术20g	槟榔30g	炙黄芪80g	

14剂,水煎,早晚温服。

随症加减,共服中药60余剂,患者基本恢复正常,生活自理。为巩固疗效,控制病情,2年来又长期间断服中药400余剂,现患者仍健在,且生活自理。

【按】本案属中医黄疸、积聚的范畴,积聚的形成每与正气亏虚密切相关,凡正气充盛者,则血脉流畅,纵有外邪入侵,鲜见成积为聚;若正气不充,气血运行迟缓,复受外邪侵袭,则易气滞、血瘀、痰凝而形成积聚。基于此,余在积聚的治疗上以顾护正气首当其冲。《医宗必读》曾指出:"受病渐久,邪气较深,正气较弱,任受且攻且补。"本案患者病程已属中晚期,所以治疗上攻补兼施,以大剂量茵陈、虎杖清肝利胆退黄,西洋参、炙黄芪益气排毒为主,同时佐以柴胡、当归、丹参疏肝活血,茯苓、白术、车前子健脾祛湿,前后共服中药60余剂,患者即基本恢复正常,疗效显著。

案12:左卵巢低分化鳞癌术后复发转移案

庄某,女,63岁。初诊日期:2008年2月26日。

【**主诉**】腹部疼痛,肿块固定不移半年。

【**现病史**】患者于2006年6月因左侧卵巢低分化癌Ⅲ期,于医院行卵巢切除术,术后化疗半年,2007年1月化疗结束。近1年来胃、腰痛怕冷,喜温,食欲可,但排便时牵拉腹部疼痛,近半月腹部不适渐重,左前方触及2.5cm左右实性肿块,患者化疗后病情加重,曾昏睡8天。为求进一步中医治疗,故今日特来就诊。现症见:患者意识欠清,表情极度痛苦,已不能直立行走,完全靠人搀扶,全身疼痛(表现为癌性疼痛),呻吟不已,面色㿠白,胃脘冷痛,腰膝疼痛,遇寒加重,恶心,纳差,咳嗽,痰出后缓解。舌质瘀暗,苔白厚腻。

【**辨证要点**】

1. 患者老年女性,慢性病程。

2. 腹部疼痛,可触及肿块。

3. 意识欠清,表情痛苦,疼痛难忍,面色㿠白,胃脘冷痛,腰膝疼痛,遇寒加重,恶心,纳食差,咳嗽,痰出后缓解。

4. 舌质瘀暗,苔白厚腻。

综上,患者一派脾肾阳虚、痰气瘀阻之象。

【**体格检查**】腹部触诊为凹凸不平的结节。触之质地较硬,边沿欠清,固定不移。

【**辅助检查**】超声示:左卵巢低分化鳞癌术后复发肠壁转移、腹膜转移。盆腔左侧混合型肿物(42mm×38mm×31mm)。

【**中医诊断**】卵巢癌。

【**中医辨证**】脾肾阳虚,痰瘀阻络。

【**西医诊断**】左卵巢低分化鳞癌后复发肠壁转移、腹膜转移;贫血。

【**治则**】温补脾肾,祛瘀通络,化痰散结。

【**处方**】

西洋参10g	炙黄芪80g	炒白术30g	炒山药30g
制附片20g	小茴香15g	鹿茸3g	丝瓜络15g
红花10g	荜澄茄10g	藿香15g	砂仁10g

茯苓 30g　　　　菟丝子 30g　　　　炒杜仲 30g　　　　车前子 30g

山茱萸 10g

7剂,水煎,早晚温服。

二诊:2008年3月5日。患者病情明显好转,意识已清醒,表情痛苦,步履不能,全身疼痛,呻吟不已,面色㿠白,恶心,有痰咳吐后稍缓解,腹部触诊为凹凸不平的结节。舌质瘀暗,苔白厚腻。处方调整如下:

炙黄芪 80g　　　　炒白术 30g　　　　西洋参 10g　　　　生牡蛎 25g

紫苏 15g　　　　桑寄生 30g　　　　丝瓜络 15g　　　　玄参 20g

小茴香 10g　　　　炒鸡内金 10g　　　枳壳 15g　　　　浙贝母 20g

焦三仙各 30g　　　醋白芍 30g　　　　香橼 10g　　　　乌药 20g

槟榔 25g

7剂,水煎,早晚温服。

三诊:2008年3月12日。服药后,患者排便后仍牵拉小腹疼痛,排便欠爽,腰痛,浑身怕冷,手足心发热,神疲乏力,恶心,贫血貌,手脚发麻,舌质瘀暗,苔白厚腻。处方调整如下:

炙黄芪 80g　　　　炒白术 30g　　　　西洋参 10g　　　　生牡蛎 25g

紫苏 15g　　　　桑寄生 30g　　　　丝瓜络 15g　　　　玄参 20g

小茴香 15g　　　　炒鸡内金 20g　　　枳壳 15g　　　　浙贝母 20g

焦三仙各 30g　　　醋白芍 30g　　　　香橼 10g　　　　乌药 20g

槟榔 25g　　　　全蝎 10g

14剂,水煎,早晚温服。

四诊:2008年3月27日。病情明显好转,精神爽快,痛苦表情消失,已能诊室内直立行走,全身疼痛明显缓解,面色稍显红晕,纳食香甜,腹部肿块自觉松解,舌质暗红,苔白略厚腻。处方调整如下:

炙黄芪 80g　　　　炒白术 30g　　　　炒山药 30g　　　　西洋参 10g

紫苏 15g　　　　桑寄生 30g　　　　炒杜仲 30g　　　　丝瓜络 15g

小茴香 10g　　　　炒鸡内金 10g　　　炙龟甲 10g　　　焦神曲 30g

焦麦芽 30g　　　　佛手 20g　　　　全蝎 10g　　　　醋白芍 30g

香橼 10g　　　　乌药 20g　　　　槟榔 25g

14剂,水煎,早晚温服。

五诊:2008年4月20日。患者病情进一步好转,精神爽快,体力增加,每日可在户外行走锻炼2小时,全身疼痛基本缓解,面显红晕,纳食香甜,体重增加5kg,腹部肿块自觉明显松解,触之质地转软,边沿较清,活动度可,舌质暗红,苔白略厚腻。4月18日复查彩超示:盆腔左侧混合型肿物（21mm×28mmm×21mm）。处方调整如下:

炙黄芪80g	炒白术30g	炒山药30g	西洋参10g
紫苏15g	桑寄生30g	炒杜仲30g	丝瓜络15g
小茴香10g	炒鸡内金10g	炙龟甲10g	焦神曲30g
焦麦芽30g	佛手20g	全蝎10g	醋白芍30g
香橼10g	乌药25g	槟榔30g	

14剂,水煎,早晚温服。

后随症加减,共服中药200余剂,其间未做任何其他治疗,病情基本得到有效控制。2008年9月21日复查彩超示:盆腔左侧混合型肿物（16mm×18mm×14mm）,肿物大小较前明显缩小。体重增加6kg。后长期间断门诊服中药治疗,2014年3月2日随诊,患者一般情况良好,生活自理、有质量,病情基本稳定,带瘤生存已6年。

【按】本案患者因已行多次化疗,就诊时舌质瘀暗、苔白厚腻,可见肿瘤已经发展到晚期,元气大伤,不耐攻伐,故治以扶正培元为主。以制附子、鹿茸、杜仲温补肾阳,西洋参、黄芪健脾益气为主,佐以丝瓜络、红花、荜澄茄等化瘀通络。本案患者共服中药200余剂,病情控制平稳。

案13:鼻咽癌脑转移案

隋某,男,50岁。初诊日期:2006年3月2日。

【主诉】鼻衄伴头痛、偏瘫、失语1年。

【现病史】患者自诉,2005年3月初无明显原因晨起后从口哼出带血的鼻涕,医院给以止痛消炎止血等药物回家治疗。半个月后又哼出带血的鼻涕,头痛自觉加重,并伴有耳鸣,听力减退,耳内闭塞感,鼻塞,面麻,复视,眼睑下垂,眼球固定,舌肌萎缩和伸舌偏斜,嗜睡,恶心呕吐,偏瘫,失语,偏语,共济失调,眼震等症状。即到医院,经CT及活检确诊为鼻咽癌脑转移,行放化疗治疗1个月,白细胞降至$1.3×10^9$/L,面色㿠白,头疼,嗜睡,恶心呕吐,体力不支,被迫停止治疗,后患者辗转于各大医院治疗,均无明显疗效,症状持续,故于今日慕名来诊。现症见:鼻衄伴头痛、偏瘫、失语,面色㿠白,嗜睡,恶心呕吐,鼻塞面麻,走路不稳,溲便不调,纳差,舌瘀暗,苔白腻,脉沉涩。

【辨证要点】

1. 患者年老体衰,病情迁延不愈。

2. 鼻衄伴头痛、偏瘫、失语,面色㿠白,嗜睡,恶心呕吐,鼻塞面麻,走路不稳,溲便不调,纳差,体重减轻。

3. 舌瘀暗,苔白腻,脉沉涩。

【中医诊断】鼻咽癌。

【中医辨证】气虚血瘀,脉络阻滞。

【西医诊断】鼻咽癌脑转移。

【治则】益气通络,活血排毒缩瘤。

【处方】

炙黄芪80g	赤芍30g	当归15g	地龙30g
酒白芍50g	焦山楂10g	川芎30g	栀子炭10g
生地30g	炙黄精30g	青葙子15g	白蒺藜30g
玄参30g	全蝎10g	浙贝母30g	炒山药30g
山萸肉10g	炙甘草10g	生牡蛎30g	炒鸡内金10g

14剂,水煎,早晚温服。

二诊:2006年3月16日。患者鼻衄、头痛、耳鸣、恶心呕吐、鼻塞面麻等有所减轻;复视,眼睑下垂,眼球固定,舌肌萎缩和伸舌偏斜,嗜睡,乏力,偏瘫,语言謇涩,共济失调,眼震等症状如前。舌脉如前。处方调整如下:

炙黄芪80g	赤芍30g	当归15g	地龙30g
酒白芍50g	焦山楂10g	川芎30g	白附子10g
生地50g	炙黄精30g	青葙子15g	白蒺藜30g
玄参30g	全蝎10g	浙贝母30g	栀子炭10g
枸杞子10g	生牡蛎30g	炒鸡内金10g	郁金20g

14剂,水煎,早晚温服。

三诊:2006年3月30日。鼻衄、头痛、耳鸣、恶心呕吐、鼻塞面麻等减轻,复视,眼睑下垂,眼球固定,舌肌萎缩和伸舌偏斜,嗜睡,乏力,偏瘫,语言謇涩,共济失调,眼震等症状有所缓解。溲便不调,纳食改善,舌瘀暗,苔白腻,脉沉涩。处方调整如下:

炙黄芪80g	三七10g	当归15g	地龙30g
酒白芍50g	焦山楂10g	川芎30g	郁金20g
生地50g	炙黄精30g	青葙子15g	白蒺藜30g

| 玄参30g | 全蝎10g | 浙贝母30g | 枸杞子10g |
| 生牡蛎30g | 栀子炭10g | 炒鸡内金10g | |

14剂,水煎,早晚温服。

四诊:2006年4月13日。鼻衄、头痛、耳鸣、恶心呕吐、鼻塞面麻等进一步减轻,余症较前亦有所缓解。生活能简单自理,溲便调,纳可,但近1周来失眠,舌瘀暗,苔白腻。处方调整如下:

炙黄芪80g	赤芍30g	当归15g	地龙30g
酒白芍50g	焦山楂10g	川芎30g	僵蚕10g
姜半夏15g	生地50g	炙黄精30g	青葙子15g
白蒺藜30g	玄参30g	全蝎10g	浙贝母30g
炒山药30g	山萸肉10g	生牡蛎30g	炒鸡内金10g
炒酸枣仁30g			

14剂,水煎,早晚温服。

五诊:2006年4月27日。鼻衄、头痛、耳鸣、恶心呕吐、鼻塞面麻等基本缓解,余症状保持稳定。患者体重增加3kg,心情较前明显好转。处方调整如下:

炙黄芪80g	赤芍30g	当归15g	地龙30g
酒白芍50g	焦山楂10g	川芎30g	生地50g
炙黄精30g	青葙子15g	白蒺藜30g	玄参30g
全蝎10g	浙贝母30g	炒山药30g	山萸肉10g
炙甘草10g	乌药25g	生牡蛎30g	炒鸡内金10g

21剂,水煎,早晚温服。

六诊:2006年5月18日。鼻衄、头痛、耳鸣、恶心呕吐、鼻塞面麻等控制基本稳定,偏瘫、语言謇涩等症状自述近半月来较前好转,前日复查CT:鼻咽癌脑转移情况与前比较无明显改变。病情基本稳定,患者心情较爽,纳食香甜。处方调整如下:

炙黄芪80g	赤芍30g	当归15g	地龙30g
酒白芍50g	焦山楂10g	川芎30g	栀子10g
生地50g	炙黄精30g	青葙子15g	白蒺藜30g
玄参30g	全蝎10g	浙贝母30g	炒山药30g
山萸肉10g	炙甘草10g	乌药25g	生牡蛎30g
炒鸡内金10g	金樱子30g	炒酸枣仁30g	

21剂,水煎,早晚温服。

七诊：2006年6月8日。偏瘫、语言謇涩等症状自述好转，病情基本稳定。患者心情较爽，面色红润，体力增加，纳食香甜，二便可。处方调整如下：

炙黄芪80g	赤芍30g	当归15g	地龙30g
酒白芍50g	焦山楂10g	川芎30g	炙黄精30g
青葙子15g	白蒺藜30g	玄参30g	全蝎10g
浙贝母30g	炒山药30g	山萸肉10g	生牡蛎30g
炒鸡内金10g	九节菖蒲10g	郁金20g	

30剂，水煎，早晚温服。

后随症加减，服中药200剂，患者口眼㖞斜、半身不遂、鼻衄等皆明显缓解，生活自理。2006年9月鼻咽癌脑转移等癌肿病灶CT复查示较前减小1/4。患者及家属信心大增，为增固疗效，进一步提高生活质量，患者长期间断继服中药治疗，至2014年3月4日随诊，患者鼻咽癌脑转移等癌肿病灶CT复查基本稳定，患者生活自理、有质量。

【按】目前治疗癌症大多以"以毒攻毒"之法为主，其结果是，"毒死"一个癌细胞的同时也损伤了正常组织。本案患者经CT及活检确诊为鼻咽癌脑转移，行放化疗1个月白细胞降至1.3×10^9/L，体力不支，被迫停止治疗。此时，当务之急是大补元气，然患者羸弱，虚不受补，余认真分析患者病情的缓急后，以益气通络、活血排毒缩瘤为治则，以大剂量黄芪扶正排毒，青葙子、白蒺藜、地龙、全蝎疏肝通络，赤白芍、当归、川芎等活血化瘀，前后服中药200剂，患者病情得到明显改善。

下　篇

第一章　用药经验

一、附子临床应用

余临证重视阳气，强调扶阳，阳气若天与日，正如张景岳的《类经附翼·大宝论》所述："人是小乾坤，得阳则生，失阳则死……天之大宝，只此一丸红日；人之大宝，只此一息真阳。"中医要敢于治急重症，不要陷入只是调理身体、治疗小病的窘境中。余临床用附子治疗诸多顽疾，每获良效。

附子能上助心阳以通脉，下补肾阳以益火，挽救散失之元阳，对于阳气暴脱、元气虚衰、阳气外驰等症，余必投以大量附子，配人参、鹿茸片、地黄、高良姜煎汁频服，使神机上行而不下损，环行而不外脱，补阳护阴，可获首屈一指之功。动物实验表明，附子有抗休克作用。附子与熟地相伍，行而不散，补而不腻，为双补阴阳之妙剂。根据气得阳则化之理，治疗气虚证，往往于补气药中佐以小剂附子，有效如桴鼓之应；治疗血虚证，每于四物汤中加附子以消除补血药之滋腻。对于寒湿内停、二便不利之实证，常用附子配白术，正如张元素云："附子以白术为佐，乃除寒湿之圣药，湿药宜少加之引经。又益火之源，以消阴翳，则便溺有节，乌附是也。"阳虚外感风寒之表证，以制附片配紫苏叶、桑叶、炙黄芪、沙参、炒白术、炒山药、桂枝、生甘草等，每获佳效。对中焦虚寒、下元亏虚等里寒证，每伍高良姜、荜澄茄、小茴香、乌药等药，疗效显著。

大凡年老体弱之人，多伴肾阳亏虚。无论因何病症就诊，若见舌淡胖、脉沉弱者，投用附子可收事半功倍之效。消渴之病常以阴虚为本，燥热为标，治当滋阴清燥为法。对消渴日久，阴阳俱衰者，余常以熟地、玄参、山萸肉、黄精等补阴之中加附子（10～40g）、鹿茸，并另加以红花、丹参之属，以温阳滋阴、化瘀通络，则阴滋阳长。对阳气虚衰，水湿内盛所致肢体水肿、小便不利、四肢沉重疼痛等症，以附子温阳，同时佐以茯苓、白术等健脾利湿，取温阳利水化气之意，以行不足之水。盖水之所制者为脾，水之所行者肾也。脾家得附子，则火能生土，而水有所归矣；肾中得附子，则坎阳鼓动，而水有所摄也。阳虚水肿仅投车前子、木通以利之，罔效矣。对于虚实兼夹、阳气虚衰之证，以附子振阳滋阴祛瘀，则屡起奇功。如尿毒症患者，大凡临床有腰膝酸冷之症者，余必以制附片30～100g入方调之，此法常可使尿毒症患者起死回生，月余而使尿素氮、肌酐大降，使患者免受透析之苦，补救欲失之肾功能。余曾诊治一全身冒凉气病案，半年来患者辗转各大中西医院求治不效。患者自感如坠冰窖，五官九窍及全身均有凉气冒出，寒战，虽覆被加衣冷不得减，兼见自汗、腰膝酸软、乏力、纳差等症，舌淡苔白，脉沉细无力，此系元阳亏虚、命门火衰，即予温阳益气，制附片自40g用至120g，伍黄芪、人参、白术等药，7剂沉寒痼冷消失，30剂诸症悉平。动物实验表明，附子可扩张外周血管，使肢体转温，有抑制下丘脑单胺氧化酶活性的作用，可助阳生阳。

另外，附子虽是回阳救逆第一品，功效、主治甚广，但如果使用不当，会发生毒性反应，使用附子应因人而异。

二、炭药临床应用

中药炭药是中医临床应用中最具特色的一类药物，其应用已有两千多年的历史，中药制炭的主要目的是使药物产生或增强收敛、止血、止泻作用以及缓和药性，降低毒性。余擅长应用炭药治疗各种出血病证及内科杂病，疗效显著。

（一）活血止血功独擅

炭药的应用历史悠久，早在《五十二病方》和《内经》中就有"燔发"的记载，即今之血余炭。元代葛可久在《十药神书》中用"十灰散"治疗吐血，并有"大抵血热则行，血冷则凝，见黑则止"之说。明代李时珍认为"烧灰诸黑药皆能止血"。

活血、止血类药物炒炭后，能增强其活血、止血功能，常用药物有茜草炭、蒲黄炭、白芍炭、艾叶炭、当归炭、藕节炭、白茅根炭、棕榈炭、熟地黄炭、小蓟炭、牡丹皮炭、地榆炭、侧柏炭、槐花炭、泽兰炭、血余炭等，多用于女性癥瘕、月经不调及各种血证等。炭药用于治疗血证，不仅具有标本兼治的优点，由于"炒炭存性"，使炭药应用起来较为平和。若配伍辛温炭药，如艾叶炭等，可温经而不动血；若配伍寒凉炭药，如牡丹皮炭等，可清热而不伤胃；若配伍活血化瘀炭药，如泽兰炭等，可祛瘀而不伤血；若配伍滋补炭药，如熟地黄炭，可使其补而不腻。曾治一例8岁过敏性紫癜女童，方药中加入侧柏炭、白茅根炭、栀子炭、金银花炭、牡丹皮炭，7剂皮疹渐消退，14剂而病愈，随访半年未复发。

研究表明，药物炒炭后其表面形成碳素（活性炭），利用碳素的机械物理作用可达止血目的。因碳素表面粗糙，与血液接触后可促进血浆凝血因子激活、血小板裂解及释放出血小板因子,从而促进血液凝固;同时还可释放出一种加强平滑肌紧张性的物质,引起血管收缩,有助于止血。

另外,有些药物炒炭后,原有药物性能、归经有所改变,并产生新的功效。如生艾叶性凉,功能凉血止血,而艾叶炭性温热,功能温经止血;干姜辛热,归脾、胃、心、肺经,具有温脾肺、化饮健胃之功,而炮姜炭性味变为苦、涩、温,归脾、肝经,温热之性增强,辛散之力降低,主要功能是温中止泻、温经止血。余临证常用此两味药治疗妇女虚寒性腹痛、崩漏、痛经、胎漏及产后腹痛等,疗效显著。

(二)健胃涩肠疗效佳

余临证推崇著名医家施今墨先生之观点,认为炭药用于治疗胃肠病,其理有二:一则促进吸收水分,解毒防腐;二则分子颗粒吸附于胃黏膜,可促进炎症的吸收、溃疡的愈合。

药物炒炭后,性味变苦,燥性增加,有祛湿排毒之功,临证对于泄泻、痢疾、脱肛等胃肠病变,在辨证施治基础上,每加炭药而见奇功;常用炭药有陈皮炭、苍术炭、白术炭、诃子炭、焦楂炭、大枣炭、大蒜炭等。曾治一食管癌术后顽固性腹泻患者,方药中加红枣3枚去皮核烧炭存性,大蒜3瓣带皮烧炭存性,合乌梅炭、白术炭、焦楂炭,加减治疗21剂而病愈。

研究表明,在用健脾固涩药时,加用一些炭药,不仅可增强疗效,且能减少腹胀。如陈皮炒炭后能吸收胃肠异常气体,减少腹胀;苍术、白术焦化后可使燥湿能力增强,从而有益肠道的血液循环。《本草通玄》谓诃子:煨用则能暖胃固肠,生用则能清金行气。诃子仁中含有类蓖麻油的成分,炒炭后则成为缓和的固涩药。药物炒炭后其表面形成的碳素具有吸附收敛作用,服用后可吸附胃肠中有害物质(气体、细菌毒素等),减轻其对肠壁的过度刺激,使肠道蠕动减慢,又能收缩血管,降低其通透性,使分泌减少,从而产生止泻作用。

对于食滞不化者,余喜用焦楂炭与生山楂合用,以加强消食导滞之功。研究结果显示,炮制对山楂的有效成分和微量元素的含量都有不同程度的影响,其中作为主要有效成分的有机酸在山楂炮制品中呈降低趋势,有机酸在炮制中被破坏掉一部分,降低了酸性,缓和了刺激性,增强了消食化积的功用。

(三)清热解毒力和缓

清热类药物炒炭后,其清热作用减弱,但并未完全消失,而是较生用时和缓。对于女性经期、老人久病、阳气不足等,如有热证需用清热类药物,可使用金银花炭、栀子炭、黄芩炭、生地黄炭、白茅根炭、牡丹皮炭等,清热而不伤正。

另外,此类药用治皮肤湿疹、鼻衄、齿衄等症,取效迅速。如曾治一例

73岁鼻衄患者,方药中加入栀子炭、黄芩炭、牡丹皮炭,3剂而衄血止。

药理实验结果表明,金银花炭、栀子炭、牡丹皮炭均具有显著的止血作用,且有一定的抗炎抗菌、消炎、提高免疫力等作用。

（四）补而不腻效增强

补益类药物炒炭后不仅会使其补而不腻,而且有些药物作用会明显增强。临床常用有杜仲炭、熟地黄炭、何首乌炭等。

杜仲炭的补肝肾之力较生品强,对辨证属肝肾亏虚之崩漏、五更泻、胎动不安、胎漏等病,随证加用,疗效颇佳。曾治一习惯性流产患者,2年内曾自然流产3次,再次妊娠后出现阴道出血,方药中加入杜仲炭、艾叶炭,服药6剂血止,后足月生一男孩。

药理研究结果表明,杜仲炭在降低实验动物血压、减缓大白鼠离体子宫的自发活动、对抗垂体后叶素对子宫的作用方面,明显优于生杜仲。

三、虫类药临床应用

治疗疾病尤其是久病、疑难怪病、顽固性疾病,根据不同体质及病程酌选虫类药,常可收事半功倍之功,正如叶天士言"久则邪正混处其间,草木不能见效,当以虫蚁疏通逐邪"。

中医对虫类药物的应用有着悠久的历史,其实所谓的虫类药物并非仅指"虫",而是对动物类药物的总称,其药源广泛,疗效独特。虫类药性偏辛咸,辛能通络,咸能软坚,因而具有攻坚破积、活血化瘀、息风定痉、通阳散结等功效,并可祛风、利湿、行气,以分消有形之邪。《本草纲目》把动物分为虫、鳞、介、禽、兽五部,临床上,余不仅喜用虫部药,而且擅用介部药,其中虫部包括全蝎、蜈蚣、地龙、僵蚕、九香虫等药,介部包括龟甲、鳖甲、穿山甲、牡蛎等药,临床常获奇效。

（一）虫部

1. 全蝎、蜈蚣　全蝎味辛、性平,有毒,入肝经,功能息风止痉、攻毒散结、通络止痛;蜈蚣味辛、性温,有毒,入肝经,功能息风止痉、攻毒散结、通络止痛。治疗风寒湿痹日久不愈,筋脉拘挛,甚则关节变形之顽痹,余常于附子、黄芪、桂枝、川芎、木瓜、桑枝、杜仲、桑寄生、续断等药中加入全蝎、蜈蚣。因顽痹日久不愈致肝肾亏虚、气血不足,故以杜仲、桑寄生、续断补益肝肾而强壮筋骨;黄芪、川芎益气活血,寓"气为血之帅、血为气之母"之意;桂枝温经散寒,通利血脉,更取辛温大热之附子,余常用25g起以温散走窜、祛寒除湿、蠲痹止痛;"久病入络",加入全蝎、蜈蚣搜风通络止痛,临床获效实佳。

在治疗顽固性偏正头痛时,余喜用全蝎、蜈蚣。曾治一顽固性头痛20余年患者,辨证为肝郁肾虚,在疏肝解郁、补肾活血的同时加以全蝎或蜈蚣,取其"迅速飞走诸灵"之性,获得良效;在治疗瘰疬结核时,余常在茯苓、竹茹、浙贝母、玄参、生牡蛎、白芥子等祛湿化痰、通络散结之品中,加全蝎、蜈蚣以消坚化毒散结,盖"虫蚁搜剔之品,其穿透筋骨,通达经络,破瘀消坚之功远非草木之品所能及";治疗风中经络,余常以补阳还五汤为主方加入蜈蚣、全蝎,搜剔络中风邪瘀滞,通行血脉;治疗痉挛抽搐时,加全蝎、蜈蚣以息风止痉。

另外,余喜用蜈蚣于妇科各疾病中。如治疗月经量少,在用益母草、王不留行之时加入蜈蚣以加强活血通经之力;治疗子宫内膜异位症、子宫腺肌病、子宫肌瘤等疼痛甚、瘕块大等顽症,处方中加入蜈蚣以散结聚、破瘀血、止顽痛。正如《医学衷中参西录》云蜈蚣:"走窜之力最速,内而脏腑,外而经络,凡气血凝聚之处皆能开之。"

2. **僵蚕**　僵蚕辛咸、微温,入肺、肝经,僵而不腐,得清化之气,治风化痰,散结行经。在治疗眩晕、顽固性头痛时,脾虚痰湿中阻者多见,于半夏、白术、天麻、茯苓、白扁豆、泽泻、车前子等祛湿化痰之品中加入僵蚕、全蝎、蜈蚣、地龙等,如《临证指南医案》指出:"取虫蚁迅速飞走诸灵,俾飞者升,走者降,血无凝着,气可宣通。"飞者升,如僵蚕;地行者降,如地龙、全蝎、蜈蚣。全蝎、蜈蚣等性降、爬行而下走,能攻坚破积;僵蚕味辛气薄,僵而不腐,得清气为最,可升阳中之阳,又可降浊清滞,化瘀散结,故善治痰浊瘀血互结顽症。

僵蚕兼有化痰之功,故在治疗咽痛时加入僵蚕以化痰散结止痛,如属痰湿中阻者,加入滑石、白豆蔻、苍术、茯苓等;如属风热上攻者,加入桔梗、生甘草等。曾治疗一患者自诉无明显诱因咽痛如人掐多年,以祛湿化痰为主,加入僵蚕,以其性偏浮升且走窜化痰止痛,7剂药后咽痛明显好转。在治疗皮肤瘙痒症时,在土茯苓、苦参、荆芥、防风等祛风除湿之品中加入僵蚕以祛风通络、脱敏止痒;在治疗风中经络、痉挛抽搐时,同全蝎、蜈蚣。

另外,僵蚕味辛气薄、苦燥恶湿,故能胜风除湿、清热解郁,余常用其治疗临床症状表现为全身乏力、头重如裹、肢体困重、脘腹痞闷、纳食乏味呆滞等一派湿阻之征合并疑难病症的疾病,常合用白豆蔻、藿香、泽泻、薏苡仁、半夏等祛湿化痰之品。

3. **地龙**　地龙味咸寒,入肝、脾、膀胱经,性善走窜,具清热息风、通络、平喘、利尿之功效。余在治疗癌症患者时常加入地龙,如曾治疗一喉癌术后患者,在桔梗、木蝴蝶、射干、玄参等清热化痰、凉血利咽药品中加入地龙,取其苦寒清热、咸寒散结之功,另外,根据现代药理学研究表明,地龙有抗肿瘤的作用。

治疗肝阳上亢引起的不寐时,在柴胡、白芍、酸枣仁、琥珀、夜交藤等疏肝柔肝、安神解郁之品中加入地龙,取其清热平肝和镇静的作用。曾治疗一顽固性失眠十余年的患者,伴有烦躁、头晕、便溏,辨证为肝阳上亢,处方以柴胡15g、生白芍25g、龟甲10g、天冬25g、酸枣仁25g、琥珀10g、夜交藤25g、车前子25g、川芎15g、陈皮10g、怀牛膝20g、夏枯草10g、小茴香15g、砂仁10g、地龙25g,7剂药后睡眠质量明显改善。

治疗风痰眩晕、头痛时,常以半夏白术天麻汤为主方加入地龙,取其攻冲走窜、通畅经络之性以祛瘀涤痰、通窍镇静。治疗中风后经络不通、半身不遂或骨髓纤维化引起的双下肢无力致行走困难或进行性延髓麻痹引起的吐字不清、吞咽困难时,常加入地龙,取其力善窜走、通经活络、周行全身以行药力之功。

4.其他　九香虫,味咸、温,香散,能壮脾肾之元阳、理胸膈之凝滞,功善理气止痛、散寒行滞、温肾助阳。治疗肝胃不和之脘闷腹胀、胁肋作痛、胃脘疼痛,于党参、白术、茯苓、陈皮、木香、砂仁、紫苏等理气健脾之品中加入九香虫以温通行滞、理气止痛;治疗肾阳不足引起的肾虚阳痿、腰膝酸痛,余常加入九香虫以补肾助阳、壮阳起痿。

蝉蜕为土木余气所化,其体轻浮,其气轻虚,故能疏散风热、清热透疹,又善清肝经风热,能祛风解痉、镇静安神;质体轻清,甘寒清热,走于上,启闭开窍效果甚妙,故临床常用于治疗耳鸣。

水蛭,味咸苦气平,咸入血走血,苦泄结,咸苦并行,张锡纯认为水蛭能破瘀血而不伤新血、专入血分而不损气分,余多用于治疗妇人恶血、瘀血、月闭、血瘕积聚,并配伍路路通、泽兰等活血利水通经之品,正所谓“血蓄膀胱,则水道不通,血散而膀胱得气化之职,水道不求其利而自利矣”。

余喜用乌梢蛇配合土茯苓、苦参、荆芥、防风等治疗各类皮肤病,治疗血热毒蕴型,乌梢蛇有搜风活血除湿之效;治疗风邪引起的皮肤病,乌梢蛇具息风止痒、走窜搜风之力。曾治疗顽固性银屑病20余年的患者,以祛风化湿凉血为法,加入乌梢蛇、僵蚕、鳖甲、龟甲,服药7剂,瘙痒明显减轻。

五倍子为盐肤木叶上的虫瘿,主要由五倍子蚜寄生而成,李时珍在《本草纲目》中将其归于虫部,余在治疗习惯性流产、胎停育等各种不孕症时,喜五倍子、枸杞子、菟丝子、五味子、覆盆子合用,尤其针对肝郁肾虚型,配伍柴胡、当归、白芍、香附、郁金、桑寄生等疏肝补肾之品,临床常获喜效。

（二）介部

1.龟甲、鳖甲　龟甲,甘咸、寒,质重,入肝、肾、心经,为滋阴益肾、养血补心之佳品;鳖甲,入肝、肾经,既擅滋阴清热、潜阳息风,又擅软坚散结。两者功效相似,临床上常取单味药或两药相须为用。治疗癌症时,余常喜用龟甲、鳖甲,如解氏肝癌1号方和2号方即柴胡、当归、白芍、西洋参、炙黄芪等疏肝益气的药物中加入龟甲、鳖甲、鸡内金、牡蛎等咸寒质重之品以软坚散结。在治疗怪症如不明发热时,喜用银柴胡、胡黄连、知母、黄柏等清虚热、凉血之品加入龟甲、鳖甲、白芍滋补肝肾以退虚热。曾遇一患者1年来自觉七窍冒火、身体燥热,欲躺地为快,用生地、熟地、石膏、黄连等清热泻火、凉血生津之品加入龟甲、鳖甲以滋阴清热,7剂药后初诊诸症便有改善。治疗阴虚血热型肾炎时,在熟地、山茱萸、杜仲、茜草等滋肾止血药中加入龟甲以益肾清热止血;治疗阴虚血热型崩漏、月经过多时,加入龟甲以滋补肾阴固冲任,又能清热止血。在治疗心虚之惊悸、失眠时,加入龟甲养血补心,合煅龙齿、龙眼肉、远志、琥珀等药物相须为用,进一步促进安神。

治疗肝肾阴虚型眩晕、头痛时,余喜用龟甲、鳖甲滋补肝肾、育阴潜阳以壮水助阳。在治疗气阴两虚引起的顽固性汗症时,常在黄芪、白术、防风、麻黄根等益气固表止汗之品中加入龟甲、鳖甲,以其咸寒直入阴分,滋阴清热,入络搜邪。在治疗难治病表现为手足瘛疭时,余常辨证为肝肾阴虚致水不涵木、虚风内动,常以龟甲、鳖甲潜镇之品以滋阴潜阳、重镇息风。

2. **穿山甲** 穿山甲咸、寒,入肝、胃经,功善活血化瘀、通经下乳、消肿排脓。在治疗月经量少,甚则闭经时,余常加入穿山甲、路路通、泽兰以活血通经。治疗小儿病时,常加入穿山甲、龟甲、鸡内金。龟甲滋补肝肾,安神潜阳,敛汗;鸡内金补脾消食,《本草纲目》言"治小儿食疟,疗大人(小便)淋漓、反胃,消酒积,主喉闭、乳蛾,一切口疮,牙疳诸疮";穿山甲,性喜走窜,能"宣通脏腑,贯彻经络",健脾助运,消积杀虫,宁神益智,《日华子本草》言"治小儿惊邪……痔漏、恶疮、疥癣"。三药合用,补先后天,标本兼治。

3. **牡蛎** 牡蛎咸涩微寒,质重沉降,入肝、肾经。有生用和煅用之分,生用既为平肝潜阳之要药,又长于软坚散结;煅用既能收敛固涩而止滑脱,又能制酸止痛。在治疗脂肪瘤、肌瘤、结节及各类癌症时,余常喜用浙贝母、玄参、生牡蛎以消痰软坚散结。治疗顽固性汗症、遗精、滑精时,常使用煅牡蛎与煅龙骨相须为用,共奏收敛固涩、止汗止遗之效。另外,余还常将煅龙骨、煅牡蛎合用治疗心律失常,常获奇效,曾治疗顽固性心律失常表现为心动过速的患者,将煅龙骨、煅牡蛎用至60g,14剂药后心率恢复正常。

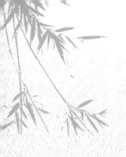

第二章　疑难病治疗重点

疑难病诊断不易,治疗更难。要解决医学家们面临的难题,医者除具有坚实的理论基础、丰富的临证经验、正确的辨证方法和思路外,还要有正确的治疗方法。

一、活血化瘀

中医学早就有"久病多瘀"之说。《素问·调经论》中说:"病久入深,营卫为之行涩,经络时疏,故不通。"在治疗中提出"疏其血气,令其条达""血实宜决之,气虚宜掣引之"。张仲景在《伤寒论》中不但提出了"蓄血""瘀血""干血"等概念,而且创制了桃核承气汤、大黄䗪虫丸、抵当汤(丸)等方,古今一直是治疗疑难杂病的常用良方。

久病顽疾,多有瘀血阻滞之势,血气不和,百病变化而生,在疑难病症中尤其如此。由于久病,正气日衰,气衰无力推动血行,血液最易成瘀,瘀成水湿亦停,致瘀、痰、湿交混而生,久之酿成顽病痼疾。凡疑难病症久治不愈者,应考虑应用活血化瘀之法。正如《普济方》中所说:"人之一身不离乎气血,凡病经多日疗治不痊,须当为之调血。"因此,活血化瘀法是针对瘀血内停、脉络瘀阻、血行失常而采取的以改善血液循环、化除体内瘀滞为基点的一种治法,也是调整机体功能,增强抗病能力的行之有效的常用法则。

大凡在疑难病中见到久痛或痛点不移,舌上有瘀斑瘀点,舌下脉络曲张或怒张、瘀紫、瘀点、脉涩等疾者,或久病顽疾而病情变化不大者,均可视为有程度不同的瘀血存在。久病、午后病情加重、经前症状加重等情况也可考虑瘀血因素的存在。对有瘀血形征的疑难病,适时恰当地运用活血祛瘀药,往往可收到较好的疗效。

在疑难病的治疗中,有瘀血表现者,应用活血化瘀法当属无疑。但也有部分久病顽疾,用他法久治不愈,瘀血形征不明显者,活血化瘀法也可适当考虑。只不过在应用时,要分清主次,注意兼夹,严格掌握好活血药量的多寡,由小到

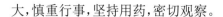

大,慎重行事,坚持用药,密切观察。

二、祛痰浊

众所周知,中医所说的痰,有广义、狭义之分。狭义的痰,咳吐而出,或黄或白,有形质可见,一般称为有形之痰。广义的痰,是指机体气机郁滞,气不化液,津液凝聚,或阳气衰微,无力蒸化敷布津液,或由于火热煎熬,瘀血阻滞,湿浊壅塞而生,或淫秽浊之气积聚,从而阻滞清窍、脉络,由于其乃病理变化而生,外无形征可察,故其"变幻百端",得病后无一定规律,症状表现离奇古怪,临床辨证疑惑难定,用药也颇感棘手。由于无形之痰常随气而行,内而脏腑,外而肌肤,无处不到,难以觉察,因而临床许多疑病、奇病、怪病多责之于痰。

关于治痰之法,清代医家喻昌说:"治痰之法,曰驱、曰导、曰涤、曰化、曰涌、曰理脾、曰降火、曰行气。"可谓治痰法之大要。但用之临床,当视具体患者而异,分别选用燥湿化痰、清热化痰、温阳化痰、理气化痰、软坚化痰、搜风化痰、逐瘀化痰等方法。痰与饮同为病理性产物,又都是致病因素。由于气滞血瘀,可致津液为痰,痰瘀胶结,深入隧络,终成痼疾,治疗颇为棘手。故有"瘀痰同源"的说法。痰瘀同见,可见于多种疑难病症,如胸痹、中风、痹病、积聚、神志异常、痰血、带下、崩漏、顽固性疼痛等。因此,痰瘀同治是治疗疑难病症的一个重要方法。

三、施虫剂

应用虫类药物治疗疑难痼疾,已成为古今医家较多运用的一种方法。疑难病中凡久治无效、百方无功、医者乏术之时,利用虫类药之药性猛烈入络搜邪的特点,往往可起沉疴痼疾,得到较好的疗效。

所谓虫类药,常用者如全蝎、蜈蚣、僵蚕、地龙、水蛭、虻虫、蝉蜕、白花蛇、乌梢蛇、蟾酥、斑蝥、䗪虫、蜣螂、穿山甲、蛴螬、蝼蛄、蟋蟀等。此类药的共同特点是,大多性燥而有毒,药性猛烈。对一些疑难痼疾,正是利用虫类药的这一特点来达到通络剔邪、化瘀止痛之目的而取效的。

应用虫类药治疗疑难病症虽然每获良效,但也不能盲目乱用,而应根据患者的病情、证候、体形等情况,在辨证后酌情使用。由于虫类药多性燥而力猛,不少药有毒,祛邪虽有力,但伤正亦不容忽视,故必须适当配合扶正养阴之品,如补气之党参、白术,养阴补血之当归、生地、麦冬之类,以纠其偏性和烈性。

虫类药多有一定毒性,有些毒力甚强,故应用时多要依法炮制。且用法上一般去头、足,不宜用煎剂,多研末冲服或装入胶囊吞服。用量上应严格掌握,一般先从小量开始,逐渐加大剂量,不要图速图快而孟浪从事。只要辨证正确,选药精当,用量准确,虫类药往往是治疗疑难病症的一个有力武器。

四、久病须扶正

疑难病症大多病程较长,缠绵难愈。有的本身发病即由于正气不足,抵抗力差,邪气乘虚而入,即所谓"邪之所凑,其气必虚"。邪入以后,由于自身不能抗邪外出,邪气留恋,正虚邪恋,致成慢性病况,有的则因为病程长,正气日耗,加之调养失当、治疗失误等原因,日渐形成正虚邪盛、正邪胶着的复杂局面。在各种疑难病症中,适量恰时地运用扶正之法,是非常重要的一招。

扶正之法在众多疑难病症之中应用十分广泛,人皆尽知。然用补的时机、用补的多少、补药的选择、剂量的大小、攻补的结合、攻补的比例,及其峻补、平补、温补、清补、补消结合、阴阳双补、气血双补等方面,均与疗效密切相关,全在临床根据实际病情,灵活决定补法的实施。如果补法用得适时、准确,攻补之间关系处理得好,那么不少疑难病症是可以转危为安的。

五、益中焦

脾胃位处中焦,职司运化,为后天之本,气血生化之源,古今医家对中焦脾胃在生老病死中的重要作用认识尤为深刻。《素问》云:"安谷则昌,绝谷则亡。"李东垣《脾胃论》说:"胃虚则五脏六腑、十二经、十五络、四肢皆不得营运之气而百病生焉。"临床上许多疑难病症都与脾胃有密切关系。或因疑难病症迁延不愈,日久累及脾胃;或由脾胃薄弱,日久气血化源不足,正气日衰,难病更难;或由误诊误治(如过燥伤阴,过苦败胃,过腻碍运,使脾胃一伤再伤);或因病中食积痰饮停积中焦,升降失常,气机阻滞,呕吐泻痢致脾胃受伤。不论何种原因,由脾胃先病累及他脏,或由他脏病而后再伤脾胃者,均不应忽视脾胃在疑难病防治中的重要作用。因为不论何病,凡内治者均要通过脾胃受纳吸收运化,药物才能发挥疗效。如脾胃虚弱或失健,任何灵丹妙药不能吸收转输脏腑经络,也无法发挥理想疗效。

临证中人们对恢复脾胃功能常局限于益气健脾、升阳行气、消积化滞几法,实则凡一切影响中焦脾胃功能的种种因素,或脾胃功能本虚者,均属调理脾胃范畴。诸如益气、温中、清热、消积、健脾、行气、升陷、降逆、燥湿、祛痰、芳化、养阴、生津、泻下、固涩等法,均直接或间接地有助于恢复中焦功能,对消除一些疑难病症有益,应注意合理、恰当地选用。

六、通二便

大便是人体排除体内糟粕和毒素等代谢产物的重要途径。通大便可以排除肠内积滞、荡涤实热、攻逐水饮寒积瘀血等。正如古今所说的"要得长生,肠中常清"。由于肺与大肠相表里,对某些肺部病变可通过利大便而获效。通下药大黄还有很好的控制胃肠出血的作用。因此,下法在疑难病症中是一个常用方法。

现已研究证实,下法可刺激胃肠道蠕动,排除胃肠积滞以及肠内异常代谢产物、细菌和毒素;可以改善胃肠道血液循环,降低毛细血管通透性,也有一定的减轻肺淤血、脑充血等作用,运用得当,对某些疑难病症有较好的疗效。

小便是排出体内病邪的又一重要通道。除了膀胱、肾本身的一些疾病,如肾炎、肾盂肾炎、膀胱炎等常用利小便方法外,其他一些疑难杂病治疗也常用此法。如针对泄泻(利小便以实大便)、癃闭、失眠(导热下行)、高血压(降低血容量)、痰饮、水肿、心脏病、口舌溃疡等病的治疗,通利小便之法均为常用,不失为某些疑难病症的重要治法。

七、解毒莫忘

中医理论认为"毒邪"致病者不在少数,内伤杂病中不少,外感热病中尤多。很多病都兼有"毒邪"或以"毒"为主要致病因素。从毒邪的来路讲,有外毒、内毒之分。外毒即外受毒气或毒邪,内毒系机体在有害因子作用下所化生的对人体的有害物质。毒可致热,又可伤阴耗气,动血腐肉,损伤脏腑,故对某些因素所致的疑难病症,正确应用解毒疗法,的确可以提高疗效。

解毒的方法甚多,举凡宣透外毒、通下解毒、疏利解毒、清热解毒、化浊解毒、化痰解毒、扶正解毒、活血解毒等,均可酌情应用。

八、补肾活血

疑难病患者大多患病日久,或素体先天不足,或久病后天失养,或年老肾气先衰,初病在经在腑,久病及脾累肾,故疑难病症久治无效者,不妨从肾立论辨证施治,多可收理想疗效。

肾虚是疑难病症常见病机,而血瘀也常伴肾虚而生。肾虚血瘀是众多疑难病病机关键所在。肾虚脾弱,阳衰阴凝,气滞血瘀,湿阻痰生,均可导致肾虚血瘀之证。行气健脾化痰利湿诸法自不可缺,但尤应抓住根本,补肾与活血相兼,余常于六味地黄丸、肾气丸诸方中加入丹参、川牛膝、川芎、赤芍、生山楂、益母草、桃仁、红花、三七等平和的活血化瘀药两三味,暂用或略加较峻猛的虫类破血药,久用可见其效。